国家卫生和计划生育委员会"十二五"规划教材

全国中等卫生职业教育教材

供农村医学专业用

农村常用医疗实践技能实训

主　编　王景舟

副主编　尹春霞　农子文

编　者（以姓氏笔画为序）

王景舟（贵州省毕节市卫生学校）

尹春霞（河南省开封市卫生学校）

龙　冰（新疆巴州卫生学校）

农子文（广东省东莞卫生学校）

许　轲（贵州省毕节市卫生学校）

李淑萍（山西省长治卫生学校）

陈剑龙（广西玉林市卫生学校）

人民卫生出版社

图书在版编目（CIP）数据

农村常用医疗实践技能实训/王景舟主编. —北京：人民卫生出版社,2015

ISBN 978-7-117-20367-8

Ⅰ.①农⋯　Ⅱ.①王⋯　Ⅲ.①农村-医疗卫生服务-中等专业学校-教材　Ⅳ.①R127

中国版本图书馆 CIP 数据核字（2015）第 048382 号

| 人卫社官网　www.pmph.com | 出版物查询，在线购书 |
| 人卫医学网　www.ipmph.com | 医学考试辅导，医学数据库服务，医学教育资源，大众健康资讯 |

农村常用医疗实践技能实训

主　　编：王景舟
出版发行：人民卫生出版社（中继线 010-59780011）
地　　址：北京市朝阳区潘家园南里 19 号
邮　　编：100021
E - mail：pmph @ pmph.com
购书热线：010-59787592　010-59787584　010-65264830
印　　刷：河北新华第一印刷有限责任公司
经　　销：新华书店
开　　本：787×1092　1/16　　印张：16
字　　数：399 千字
版　　次：2015 年 5 月第 1 版　2021 年 11 月第 1 版第 5 次印刷
标准书号：ISBN 978-7-117-20367-8/R·20368
定　　价：33.00 元

打击盗版举报电话：010-59787491　E - mail：WQ @ pmph.com
（凡属印装质量问题请与本社市场营销中心联系退换）

　　为全面贯彻党的十八大和十八届三中、四中全会精神,依据《国务院关于加快发展现代职业教育的决定》要求,更好地服务于现代卫生职业教育快速发展的需要,适应卫生事业改革发展对医药卫生职业人才的需求,贯彻《医药卫生中长期人才发展规划(2011—2020 年)》《现代职业教育体系建设规划(2014—2020 年)》文件精神,人民卫生出版社在教育部、国家卫生和计划生育委员会的领导和支持下,按照教育部颁布的《中等职业学校专业教学标准(试行)》医药卫生类(第一辑)(简称《标准》),由全国卫生职业教育教学指导委员会(简称卫生行指委)直接指导,经过广泛的调研论证,成立了中等卫生职业教育各专业教育教材建设评审委员会,启动了全国中等卫生职业教育第三轮规划教材修订工作。

　　本轮规划教材修订的原则:①明确人才培养目标。按照《标准》要求,本轮规划教材坚持立德树人,培养职业素养与专业知识、专业技能并重,德智体美全面发展的技能型卫生专门人才。②强化教材体系建设。紧扣《标准》,各专业设置公共基础课(含公共选修课)、专业技能课(含专业核心课、专业方向课、专业选修课);同时,结合专业岗位与执业资格考试需要,充实完善课程与教材体系,使之更加符合现代职业教育体系发展的需要。在此基础上,组织制订了各专业课程教学大纲并附于教材中,方便教学参考。③贯彻现代职教理念。体现"以就业为导向,以能力为本位,以发展技能为核心"的职教理念。理论知识强调"必需、够用";突出技能培养,提倡"做中学、学中做"的理实一体化思想,在教材中编入实训(实验)指导。④重视传统融合创新。人民卫生出版社医药卫生规划教材经过长时间的实践与积累,其中的优良传统在本轮修订中得到了很好的传承。在广泛调研的基础上,再版教材与新编教材在整体上实现了高度融合与衔接。在教材编写中,产教融合、校企合作理念得到了充分贯彻。⑤突出行业规划特性。本轮修订紧紧依靠卫生行指委和各专业教育教材建设评审委员会,充分发挥行业机构与专家对教材的宏观规划与评审把关作用,体现了国家卫生计生委规划教材一贯的标准性、权威性、规范性。⑥提升服务教学能力。本轮教材修订,在主教材中设置了一系列服务教学的拓展模块;此外,教材立体化建设水平进一步提高,根据专业需要开发了配套教材、网络增值服务等,大量与课程相关的内容围绕教材形成便捷的在线数字化教学资源包,为教师提供教学素材支撑,为学生提供学习资源服务,教材的教学服务能力明显增强。

　　人民卫生出版社作为国家规划教材出版基地,获得了教育部中等职业教育专业技能课教材选题立项 24 个专业的立项选题资格。本轮首批启动了护理、助产、农村医学、药剂、制药技术专业教材修订,其他中职相关专业教材也将根据《标准》颁布情况陆续启动修订。

农村医学专业编写说明

2010 年，教育部公布《中等职业学校专业目录(2010 年修订)》，新设农村医学专业，目的是培养适合农村基层医疗卫生机构的实践能力较强的技能型医学专门人才，从事常见病、多发病的医疗服务、公共卫生服务、健康管理及康复指导等工作。人民卫生出版社积极落实教育部、国家卫生和计划生育委员会相关要求，推进《标准》实施，在卫生行指委指导下，进行了认真细致的调研论证工作，规划并启动了教材的编写工作。

本轮农村医学专业规划教材与《标准》课程结构对应，设置公共基础课(含公共选修课)、专业技能课(含专业核心课、专业选修课)教材。专业核心课教材与《标准》一致共 11 种；考虑到学生参加执业助理医师资格考试及农村基层医疗卫生工作需要，专业选修课教材在《标准》建议的基础上增设为 13 种；教材中，《外科疾病防治》含皮肤病内容，《妇产科疾病防治》含优生优育内容，《公共卫生学基础》含地方病防治内容，《传染病防治》含性传播疾病内容。

本轮教材编写力求贯彻以学生为中心、贴近岗位需求、服务教学的创新教材编写理念，教材中设置了"学习目标""病例／案例""知识链接""考点提示""本章小结""目标测试""实训／实验指导"等模块。"学习目标""考点提示""目标测试"相互呼应衔接，着力专业知识掌握，提高执考应试能力。尤其是"病例／案例""实训／实验指导"模块，通过真实案例激发学生的学习兴趣、探究兴趣和职业兴趣，满足了"真学、真做、掌握真本领""早临床、多临床、反复临床"的新时期卫生职业教育人才培养新要求。

本系列教材将于 2015 年 7 月前全部出版。

护理专业

序号	教材名称	版次	主编	课程类别	配套教材
1	解剖学基础 *	3	任 晖 袁耀华	专业核心课	√
2	生理学基础 *	3	朱艳平 卢爱青	专业核心课	
3	药物学基础 *	3	姚 宏 黄 刚	专业核心课	√
4	护理学基础 *	3	李 玲 蒙雅萍	专业核心课	√
5	健康评估 *	2	张淑爱 李学松	专业核心课	√
6	内科护理 *	3	林梅英 朱启华	专业核心课	√
7	外科护理 *	3	李 勇 俞宝明	专业核心课	√
8	妇产科护理 *	3	刘文娜 闫瑞霞	专业核心课	√
9	儿科护理 *	3	高 凤 张宝琴	专业核心课	√
10	老年护理 *	3	张小燕 王春先	老年护理方向	√
11	老年保健	1	刘 伟	老年护理方向	
12	急救护理技术	3	王为民 来和平	急救护理方向	√
13	重症监护技术	2	刘旭平	急救护理方向	
14	社区护理	3	姜瑞涛 徐国辉	社区护理方向	√
15	健康教育	1	靳 平	社区护理方向	

助产专业

序号	教材名称	版次	主编	课程类别	配套教材
1	解剖学基础 *	3	代加平　安月勇	专业核心课	√
2	生理学基础 *	3	张正红　杨汎雯	专业核心课	√
3	药物学基础 *	3	张　庆　田卫东	专业核心课	√
4	基础护理 *	3	贾丽萍　宫春梓	专业核心课	√
5	健康评估 *	2	张　展　迟玉香	专业核心课	√
6	母婴护理 *	1	郭玉兰　谭奕华	专业核心课	√
7	儿童护理 *	1	董春兰　刘　俐	专业核心课	√
8	成人护理（上册）—内外科护理 *	1	李俊华　曹文元	专业核心课	√
9	成人护理（下册）—妇科护理 *	1	林　珊　郭艳春	专业核心课	√
10	产科学基础 *	3	翟向红　吴晓琴	专业核心课	√
11	助产技术 *	1	闫金凤　韦秀宜	专业核心课	√
12	母婴保健	3	颜丽青	母婴保健方向	√
13	遗传与优生	3	邓鼎森　于全勇	母婴保健方向	

护理、助产专业共用

序号	教材名称	版次	主编	课程类别	配套教材
1	病理学基础	3	张军荣　杨怀宝	专业技能课	√
2	病原生物与免疫学基础	3	吕瑞芳　张晓红	专业技能课	√
3	生物化学基础	3	艾旭光　王春梅	专业技能课	
4	心理与精神护理	3	沈丽华	专业技能课	
5	护理技术综合实训	2	黄惠清　高晓梅	专业技能课	√
6	护理礼仪	3	耿　洁　吴　彬	专业技能课	
7	人际沟通	3	张志钢　刘冬梅	专业技能课	
8	中医护理	3	封银曼　马秋平	专业技能课	
9	五官科护理	3	张秀梅　王增源	专业技能课	√
10	营养与膳食	3	王忠福	专业技能课	
11	护士人文修养	1	王　燕	专业技能课	
12	护理伦理	1	钟会亮	专业技能课	
13	卫生法律法规	3	许练光	专业技能课	
14	护理管理基础	1	朱爱军	专业技能课	

农村医学专业

序号	教材名称	版次	主编	课程类别	配套教材
1	解剖学基础 *	1	王怀生　李一忠	专业核心课	
2	生理学基础 *	1	黄莉军　郭明广	专业核心课	
3	药理学基础 *	1	符秀华　覃隶莲	专业核心课	
4	诊断学基础 *	1	夏惠丽　朱建宁	专业核心课	
5	内科疾病防治 *	1	傅一明　闫立安	专业核心课	
6	外科疾病防治 *	1	刘庆国　周雅清	专业核心课	
7	妇产科疾病防治 *	1	黎　梅　周惠珍	专业核心课	
8	儿科疾病防治 *	1	黄力毅　李　卓	专业核心课	
9	公共卫生学基础 *	1	戚　林　王永军	专业核心课	
10	急救医学基础 *	1	魏　蕊　魏　瑛	专业核心课	
11	康复医学基础 *	1	盛幼珍　张　瑾	专业核心课	
12	病原生物与免疫学基础	1	钟禹霖　胡国平	专业技能课	
13	病理学基础	1	贺平则　黄光明	专业技能课	
14	中医药学基础	1	孙治安　李　兵	专业技能课	
15	针灸推拿技术	1	伍利民	专业技能课	
16	常用护理技术	1	马树平　陈清波	专业技能课	
17	农村常用医疗实践技能实训	1	王景舟	专业技能课	
18	精神病学基础	1	汪永君	专业技能课	
19	实用卫生法规	1	菅辉勇　李利斯	专业技能课	
20	五官科疾病防治	1	王增源　高　翔	专业技能课	
21	医学心理学基础	1	白　杨　田仁礼	专业技能课	
22	生物化学基础	1	张文利	专业技能课	
23	医学伦理学基础	1	刘伟玲　斯钦巴图	专业技能课	
24	传染病防治	1	杨　霖　曹文元	专业技能课	

药剂、制药技术专业

序号	教材名称	版次	主编	课程类别	配套教材
1	基础化学 *	1	石宝珏　宋守正	专业核心课	
2	微生物基础 *	1	熊群英　张晓红	专业核心课	
3	实用医学基础 *	1	曲永松	专业核心课	
4	药事法规 *	1	王　蕾	专业核心课	
5	药物分析技术 *	1	戴君武　王　军	专业核心课	
6	药物制剂技术 *	1	解玉岭	专业技能课	
7	药物化学 *	1	谢癸亮	专业技能课	
8	会计基础	1	赖玉玲	专业技能课	
9	临床医学概要	1	孟月丽　曹文元	专业技能课	
10	人体解剖生理学基础	1	黄莉军　张　楚	专业技能课	
11	天然药物学基础	1	郑小吉	专业技能课	
12	天然药物化学基础	1	刘诗泩　欧绍淑	专业技能课	
13	药品储存与养护技术	1	宫淑秋	专业技能课	
14	中医药基础	1	谭　红　李培富	专业核心课	
15	药店零售与服务技术	1	石少婷	专业技能课	
16	医药市场营销技术	1	王顺庆	专业技能课	
17	药品调剂技术	1	区门秀	专业技能课	
18	医院药学概要	1	刘素兰	专业技能课	
19	医药商品基础	1	詹晓如	专业核心课	
20	药理学	1	张　庆　陈达林	专业技能课	

注:1. * 为"十二五"职业教育国家规划教材。
　　2. 全套教材配有网络增值服务。

前　言

为贯彻全国职业教育工作会议及《国务院关于加快发展现代职业教育的决定》精神,加强职业教育教学基本建设,促进职业教育专业教学科学化、标准化、规范化,建立健全职业教育质量保障体系,按照《中等职业学校专业教学标准(试行)》,人民卫生出版社组织编写了全国中等卫生职业教育中职农村医学专业国家卫生和计划生育委员会"十二五"规划教材,《农村常用医疗实践技能实训》属本次编写的农村医学专业教材之一。

《农村常用医疗实践技能实训》是以农村医学专业诊断学及临床专业课程中农村常见病和常用理论为基础,结合国家临床执业助理医师资格考试,培养学生的职业素养、实践操作和临床思维能力的一门课程,属于医学专业课程。本教材的编写充分体现"三基"(基本理论、基本知识、基本技能)"五性"(思想性、科学性、启发性、先进性、实用性)和"三特定"(特定对象、特定要求、特定限制)原则,采用项目教材编写体例,并注重与国家执业助理医师资格实践技能考试相结合,突出技能实训与应试。

本教材参照《国家执业助理医师资格实践技能考试大纲》分为职业素质、病史采集、病例分析、体格检查、基本操作、辅助检查等六个项目,每一个项目下分若干任务。本教材为学生技能操作实训和临床技能规范化训练提供理论依据,可作为中职农村医学专业学生参加国家执业助理医师临床实践技能考试参考用书。

本教材的编写得到各参编单位领导的大力支持和帮助,部分内容参考了各版本《诊断学》和《临床执业助理医师实践技能考试》等教材,在此表示诚挚的谢意。

由于时间仓促及参编人员经验不足,编写内容难免存在疏漏与不足,敬请同行及读者提出宝贵意见并予以批评指正。

王景舟

2015 年 2 月

目　录

项目一　职业素质培养

职业素质是劳动者对社会职业了解与适应能力的一种综合体现,其主要表现在职业兴趣、职业能力、职业个性及职业情况等方面。一名合格的医师应具备的职业素质主要体现在医德医风、沟通能力、人文关怀三个方面。职业素质是临床实践技能考试的重要内容,贯穿于考核的全过程,体现在整个医疗活动之中。

一、医德医风

医德医风是指执业医师应具有的医学道德和风尚,它属于医学职业道德的范畴。医德就是医护人员应有的职业道德。我国历代著名医学家都非常重视医德,《诸氏遗书》指出:"夫医者,非仁爱之士不可托也,非聪明理达不可任也,非廉洁淳良不可信也。"医风就是整个医护行业里应有的良好的行业风气。唐代的孙思邈曾在《千金方》中说:"若有疾厄来求救者,不得问其贵贱贫富,长幼妍媸,怨亲善友,华夷愚智,普同一等,皆如至亲至想。"

医学作为一种特殊职业,面对的是有思想、有感情的人类。执业医师担负着维护和促进人类健康的使命,关系到人的健康利益和生命,而人的健康和生命又是世界万物中最宝贵的。因此,执业医师在职业活动中,不仅在医疗技术上要逐渐达到精良,而且面对一个个的患者还需要有亲切的语言、和蔼的态度、高度的责任感和高尚的医学道德情操,只有这样才能使自己成为德才兼备的医学人才和担负起"救死扶伤,治病救人"的光荣使命,也才能成为一个受人民群众爱戴的医生。

根据《中华人民共和国医务人员医德规范及实施办法》,医德医风规范共有7项:①救死扶伤,实行社会主义的人道主义,时刻为病人着想,千方百计为病人解除病痛;②尊重病人的人格与权利,对待病人,不分民族、性别、职业、地位、财产状况,都应一视同仁;③文明礼貌服务,举止端庄,语言文明,态度和蔼,同情、关心和体贴病人;④廉洁奉公,自觉遵纪守法,不以医谋私;⑤为病人保守医密,实行保护性医疗,不泄露病人隐私与秘密;⑥互学互尊,团结协作,正确处理同行同事间的关系;⑦严谨求实、奋发进取、钻研医术、精益求精、不断更新知识,提高技术水平。

医德医风存在于医疗卫生服务活动的各个方面的各个环节,只要有医疗卫生服务,就存在有医德医风问题,在医院里可以说是"无时不有时时有,无处不有处处有"。医学生在参加执业助理医师资格考试的过程中,必须时刻想到自己就是置身于医疗卫生服务的环境中,一定要注意体现医生应具备的医德医风之风范。如衣着得体、化妆适度、语言有素、落落大方等。

二、沟通能力

医患沟通能力,即医生与患者之间的沟通能力。沟通是内涵,是素养,也是一门艺术,经过培训的沟通与未经培训的沟通有着不同的效果。沟通时医生的言语、举止、神态、衣着都会影响沟通的效果。加强医患沟通,需要医务人员具有良好的沟通能力与技巧,做到一个技巧、两个掌握、三个留意、四个避免。一个技巧,即与患者或家属沟通时要尊重对方,耐心倾听对方的倾诉。多听病人或家属说几句,尽量让病人和家属宣泄和倾诉,对患者的病情尽可能做出准确解释。两个掌握,即掌握病情、检查结果和治疗情况;掌握患者医疗费用情况及患者、家属的社会心理状况。三个留意,一是留意沟通对象的教育程度、情绪状态及对沟通的感受;二是留意沟通对象对病情的认知程度和对交流的期望值;三是留意自身的情绪反应,学会自我控制。四个避免,即避免使用刺激对方情绪的语气、语调、语句;避免压抑对方情绪、刻意改变对方的观点;避免过多使用对方不易听懂的专业词汇;避免强求对方立即接受医生的意见和事实。只有在医患双方共同、友好的参与下才能达到和谐沟通的目的。

在实践技能考试过程中,必须以身处临床实践的状态应试。要把模型人当成患者,按照规范的操作流程完成各项体格检查和基本操作。如操作前的告知、操作中的观察、操作后的关爱与嘱咐。

三、人文关怀

古人说:"医者,是乃仁术也。"医学起源于他人关怀、人类关怀的需要,人文关怀是医学永恒的主题。

医学生应加强人文学科与医学技能的学习,树立新的医学观念,培植道德情感,规范道德行为,依靠人文知识与方法发展医学技能,培养协助精神和管理能力。要树立医学人文精神的理念,即对患者生命和健康权利的敬畏,关爱其生命价值,尊重其人格与尊严,维护其自主性。

在医学人文关怀的实践中,主要的人文关怀包括:①树立以"病人为中心"的"生物-心理-社会医学模式"的理念,以整体的观点对待疾病和患者;②诊疗方式既要保证有效性,也要保证安全性,同时应考虑痛苦小、耗费少;③树立服务的理念,为患者提供热诚、负责的最优化服务。

总之,高尚的医德、精湛的技术、良好的服务是做一个好医生缺一不可的三要素。在执业助理医师实践技能考试中与临床实践活动相关的职业素养试题通常在第三站出现,基本内容都是在医疗卫生的实践工作中经常遇到的某些事例经过加工提炼,赋予一定的职业素养的内容。试题蕴藏相当深度的伦理道德、医疗法规或规章制度所涉及的内容。如:一位病人3次腹痛就诊均未缓解,再次来诊,情绪激动你该怎么办?首先,要态度和蔼,耐心解释疾病的诊断要一个过程,需进一步检查寻找证据;其次,告诉下一步要做的诊疗措施,让病人心中有数。如若不行,请示上级医生解决。

(王景舟)

项目二　病史采集

学习目标

1. 学会病史采集的方法与技巧。
2. 熟悉病史采集的内容。
3. 能根据简要病史的症状进行病史采集。

【任务描述】

病史采集是医师通过对患者或有关人员的系统询问而获取病史资料,经过综合分析作出临床判断的过程,是临床医生必须掌握的基本技能和诊断疾病的重要方法,能为体格检查和诊断性辅助检查提供依据。临床医生要通过学习病史采集内容和技巧,独立完成病史采集。忽视病史采集,容易造成漏诊和误诊。病史采集内容包括:一般项目、主诉、现病史、既往史、个人史、月经婚育史、家族史等。

【操作要点】

病史采集在临床上是通过问诊实现的,要获得一个可靠和完整的病史,必须注意问诊内容和问诊技巧两方面。在执业助理医师实践技能考试中,病史采集的试题是一个简短的病史,考生首先要仔细分析病史,从中找到病人的主要症状、伴随症状和附加信息,经过分析粗略推测这个疾病的归属系统,这样病史采集才不会出现偏差。病史采集的内容和技巧包括:

一、现病史

1. 根据主诉及相关鉴别询问
(1)病因和诱因。
(2)主要症状的特点。
(3)次要症状。
(4)伴随症状。
(5)病后的一般情况。
2. 诊疗经过
(1)是否到医院就诊? 做过何种检查?
(2)是否做过治疗? 服用何种药物及其剂量? 疗效如何?

二、相关病史

1. 药物过敏史。

2. 与该病相关的病史。

三、问诊的技巧

1. 问诊要抓住重点,要紧密围绕病情询问。
2. 问诊要条理分明,逻辑性强。
3. 注意问诊时的职业素养。

任务一 发 热

【任务目标】
学会发热病人的病史采集,能对以发热为主诉病例进行现病史及相关病史的询问。
【相关知识】

一、病因

发热的病因通常分为感染性和非感染性两类,其中以感染性更多见。

1. 感染性发热 指各种病原体引起感染导致的发热,其中细菌、病毒感染多见。
2. 非感染性发热 包括无菌性坏死物质吸收、抗原-抗体反应、内分泌代谢障碍、内分泌与代谢疾病、皮肤散热减少、体温调节中枢功能失常等引起的发热。

二、发热的分度

按口温法标准分为:①低热:37.3 ~ 38℃;②中等度热:38.1 ~ 39℃;③高热:39.1 ~ 41℃;④超高热:41℃以上。

三、临床常见热型(表2-1)

表2-1 常见热型

分型	特点	常见疾病
稽留热	体温恒定地维持在39 ~ 40℃或以上,达数天或数周,24h 内体温波动范围不超过 1℃	见于大叶性肺炎、斑疹伤寒及伤寒高热期等
弛张热	又称败血症热型。体温常在 39℃以上,24h 内波动范围超过 2℃,但最低体温在正常水平以上	见于败血症、风湿热、重症肺结核等
间歇热	体温骤升达高峰后持续数小时,又迅速降至正常水平,无热期可持续 1 天至数天,如此高热期与无热期反复交替出现	见于疟疾、急性肾盂肾炎等
回归热	体温急剧上升至 39℃或以上,持续数天后又骤然下降至正常水平。高热期与无热期各持续若干天后规律性交替	见于回归热、霍奇金病等
波状热	体温逐渐上升达 39℃或以上,数天后又逐渐下降至正常水平,持续数天后又逐渐升高,如此反复多次	见于布氏杆菌病
不规则热	发热的体温曲线无一定规律	见于结核病、风湿热、支气管肺炎、渗出性胸膜炎等

【问诊要点】

1. 起病的时间、季节,起病情况(缓急)、病因及诱因、病程等。

2. 发热的程度(热度高低)、频度(间歇性或持续性)、加重或缓解因素、病情演变情况等。

3. 有无伴随症状 如畏寒、寒战、大汗或盗汗,是否伴有咳嗽、咳痰、咯血、胸痛;腹痛、恶心、呕吐、腹泻;尿频、尿急、尿痛;皮疹、出血、头痛、肌肉关节痛等。

4. 诊疗经过 包括做过的检查、所用药物的药名、剂量及疗效。

5. 患病以来一般情况 如精神状态、食欲、体重改变、睡眠及大小便情况。

6. 相关病史 包括既往相关病史、传染病接触史、疫水接触史、手术史、流产或分娩史、服药史、职业特点、家族史等。

【考试举例】

简要病史:患者男性,45岁,1个月来发热伴两侧颈部淋巴结肿大。

本例患者最可能是恶性淋巴瘤引起发热,因此病史采集内容如下:

一、现病史

1. 根据主诉及相关鉴别询问

(1)发病诱因。

(2)发热的热度、热型,是否伴寒战。

(3)淋巴结肿大如何发现,是自己察觉还是由他人发现,有无疼痛,是否进行性肿大,其他部位还有无肿大的淋巴结。

(4)伴随症状:有无盗汗、消瘦、咽痛、流涕、咳嗽等,有无局部外伤、感染。

(5)发病以来饮食、睡眠、大小便和体重变化情况。

2. 诊疗经过

(1)是否曾到医院就诊,做过哪些检查。

(2)治疗情况:是否用过退热药,疗效如何。

二、相关病史

1. 药物过敏史。

2. 与该病有关的其他病史 结核病史,肿瘤性疾病史。

【课后作业】

简要病史:患者女性,25岁,3天来高热伴尿痛。

如何进行病史采集?

任务二 疼痛(头痛、胸痛、腹痛、腰痛、关节痛)

【任务目标】

学会头痛、胸痛、腹痛、腰痛、关节痛病人的病史采集,能对以头痛、胸痛、腹痛、腰痛、关节痛为主诉病例进行现病史及相关病史的询问。

【相关知识】

一、病因

1. 头痛　常见于颅脑病变,还可见于颅外病变、全身性疾病、神经症。

2. 胸痛　见于胸壁病变、肺及胸膜病变、心脏血管疾病(如心肌梗死、心绞痛等)、纵隔及食管疾病、膈和腹部疾病。

3. 腹痛　急性腹痛见于急性炎症、急性穿孔、空腔脏器梗阻或扩张、腹部器官破裂或扭转等;慢性腹痛见于慢性炎症、腹膜及器官包膜的牵张、肿瘤、肠寄生虫病、胃肠神经官能症等。

4. 腰痛　见于腰椎及其周围软组织的各种急慢性损伤、感染性或无菌性炎症、退行性变、先天性疾患、肿瘤等。

5. 关节痛　见于关节及其周围软组织的各种急慢性损伤、关节腔感染、变态反应和自身免疫、退行性关节病、代谢性骨病、骨关节肿瘤等。

二、临床特点

1. 头痛

(1)发病情况:急性起病并有发热者常为感染性疾病所致;慢性进行性头痛并有颅内压增高的症状应注意颅内占位性病变。

(2)头痛的部位、程度与性质:全身性或颅内感染性疾病所致的头痛,多位于全头部;偏头痛及丛集性头痛多在一侧。三叉神经痛、偏头痛及脑膜受刺激的疼痛最为剧烈;高血压性、血管性及发热性疾病常引起搏动性头痛。

(3)头痛发生的时间:颅内占位性病变往往清晨加剧;鼻窦炎的头痛也常发生于清晨或上午;丛集性头痛常在晚间发生。

(4)加重或减轻因素:咳嗽、打喷嚏、摇头、俯身可使颅内高压性头痛、血管性头痛、颅内感染性头痛及脑肿瘤性头痛加剧;丛集性头痛在直立时可缓解;慢性或职业性的颈肌痉挛所致的头痛,可因活动按摩颈肌而逐渐缓解。

2. 胸痛(表2-2)

表2-2　胸痛的临床特点

	胸痛的部位	胸痛的性质	影响因素
胸壁病变	固定于病变部位,多有压痛	肋间神经痛呈灼痛、刺痛	深呼吸、咳嗽举臂时加重
肺及胸膜病变	多在病侧,无压痛	气胸、胸膜炎者多剧烈刺痛	呼吸或咳嗽时加重
心绞痛、心肌梗死	胸骨后或心前区	压榨样,伴窒息感	活动、情绪激动加重
纵隔疾病食管疾病	胸骨后	闷痛、钻痛灼痛、灼热感	吞咽食物加剧
膈和膈下病变	右下胸部或上腹部	可向右肩放射	呼吸、进食加重

3. 腹痛

(1)起势与诱因:突然发生的腹痛常见于急性胃肠穿孔、急性胰腺炎、阑尾炎、尿道结石、内脏出血等;缓慢起病者见于溃疡病、慢性肝胆疾病、肠寄生虫病等;原有心房颤动患者的急性腹部剧痛,可由肠系膜血管栓塞引起;腹痛前饱餐者,常见于胆囊炎、胰腺炎。

(2)腹痛部位、性质与程度:腹痛的部位常为病变的所在,但应注意腹外脏器的放射痛,如心肌梗死、大叶肺炎、胸膜炎也可引起上腹部疼痛。突然发生刀割样痛多见于内脏穿孔;阵发性绞痛多为空腔脏器痉挛或梗阻;持续性剧痛多见于炎症性病变,如肝脓肿、腹膜炎、其次为癌肿晚期;持续性钝痛多见于实质性脏器肿胀,如肝淤血;慢性隐痛或烧灼痛多见于消化性溃疡。

(3)腹痛加剧或缓解因素:急性腹膜炎腹痛静卧时减轻,腹壁加压或改变体位时加重;暴食是急性胃扩张的诱因;急性出血性坏死性肠炎多见与饮食不洁有关。

4. 腰痛

(1)椎间盘突出导致腰痛常见,青壮年多见,以腰骶部易发。常有搬重物或扭伤史,主要表现为腰痛和坐骨神经痛,可有下肢麻木,冷感或间歇跛行。

(2)脊椎骨折有明显的外伤史,多为锐痛,骨折部有压痛和叩痛。

(3)脊椎炎症:增生性脊柱炎(退行性脊柱炎)多见于50岁以上患者,晨起时感腰痛、酸胀,活动腰部后疼痛好转,敲打腰部有舒适感,腰椎无明显压痛;结核性脊椎炎以腰椎最易受累,其次为胸椎,首发症状为背部疼痛,伴有低热、盗汗、乏力等结核感染症状;化脓性脊柱炎剧烈腰背痛,呈跳痛,伴畏寒高热等全身中毒症状。

(4)脊椎肿瘤:表现为顽固性腰背痛,剧烈而持续,休息和药物均难缓解,并有放射性神经根痛。

(5)腰肌劳损:常因腰扭伤治疗不彻底或累积性损伤,多为腰骶酸痛、胀痛或钝痛,休息时缓解,劳累后加重。

(6)脊神经根病变:局部疼痛剧烈,并沿脊神经后根分布区放射,可见于脊髓压迫症、蛛网膜下腔出血、腰骶神经根炎。

(7)内脏疾病引起的腰背痛有相关脏器疾病的症状和体征。

5. 关节痛

(1)外伤性关节痛:表现为活动时关节疼痛加剧并有功能障碍。

(2)感染性关节痛:常合并全身症状,病变关节红肿热痛,常见于化脓性关节炎、结核性关节炎。

(3)免疫性疾病:风湿性关节炎以膝、踝、肩和髋关节疼痛多见。病变关节出现红肿热痛,呈游走性,不留下关节僵直和畸形改变;类风湿关节炎常见手近端指间关节首发疼痛,可出现梭状肿胀、晨僵,晚期可出现畸形。

(4)痛风:常在饮酒、劳累或高嘌呤饮食后急起关节剧痛,以第1跖趾关节、足拇趾关节疼痛多见。晚期可出现关节畸形。

三、伴随症状

1. 头痛　头痛伴脑膜刺激征者提示有脑膜炎或蛛网膜下腔出血;伴剧烈呕吐者提示颅内压增高;伴眩晕者见于小脑肿瘤、椎-基底动脉供血不足;伴发热者常见于全身性感染性疾病;伴视力障碍者可见于青光眼或脑瘤;慢性头痛突然加剧并伴有意识障碍者提示可能发生脑疝;慢性进行性头痛出现精神症状者应注意颅内肿瘤。

2. 胸痛 胸痛伴有咳嗽、咳痰和发热常见于气管、支气管和肺部疾病;伴呼吸困难常提示病变累及范围较大,如大叶性肺炎、自发性气胸、渗出性胸膜炎和肺栓塞等;伴咯血主要见于肺栓塞、支气管肺癌;伴苍白、大汗、血压下降多见于心肌梗死、夹层动脉瘤、主动脉窦瘤破裂和大块肺栓塞;伴吞咽困难多提示食管疾病等。

3. 腹痛 腹痛伴发热、寒战提示有消化系统炎症存在;伴黄疸可能与肝胆胰疾病及溶血性贫血有关;伴休克同时有贫血者可能是腹腔脏器破裂,无贫血者则见于胃肠穿孔、绞窄性肠梗阻、肠扭转、急性出血坏死性胰腺炎等;伴呕吐、反酸、腹泻提示食管、胃肠病变,呕吐量大提示胃肠道梗阻;伴血尿可能为泌尿系疾病(如泌尿系结石)所致。

4. 腰痛 腰背痛伴脊柱畸形,有外伤史则多因脊柱骨折、错位所致,无外伤史则为先天性脊柱疾病所致;伴有活动受限,见于脊柱外伤、强直性脊柱炎、腰背部软组织急性扭挫伤;伴长期低热,见于脊柱结核、类风湿性关节炎;伴高热者见于化脓性脊柱炎和椎旁脓肿;伴尿频、尿急排尿不尽,见于尿路感染、前列腺炎等;腰背剧痛伴血尿见于肾或输尿管结石。

5. 关节痛 关节痛伴高热、局部红肿灼热见于化脓性关节炎;伴低热、乏力盗汗、消瘦见于结核性关节炎;小关节对称性疼痛、伴有晨僵和关节畸形见于类风湿性关节炎;关节疼痛呈游走性、伴有心肌炎见于风湿热;伴有血尿酸升高见于痛风。

【问诊要点】

1. 发病年龄、起病时间、急缓、病因和诱因、病程长短。

2. 疼痛的特点 包括部位与范围、性质、程度、发作频度(间歇性、持续性)、加重或缓解因素,是否向其他部位放射,病情演变过程。

3. 伴随症状 头痛时有无失眠、焦虑、剧烈呕吐(是否喷射性)、头晕、晕厥、出汗、抽搐、视力障碍、感觉或运动异常、精神异常、意识障碍等;胸痛时有无发热、呼吸困难、吞咽困难、心悸等症状;腹痛时有无伴发热、呕吐、腹泻、黄疸、休克、血尿等症状;腰背痛时是否有相应脏器病变的症状;关节痛时有无功能障碍、肌肉萎缩以及全身症状。

4. 诊疗经过 包括做过的检查,所用药物的药名、剂量及疗效。

5. 患病以来一般情况,如精神状态、食欲、体重改变、睡眠及大小便情况。

6. 既往相关病史、外伤史、过敏史、个人史(尤其烟酒嗜好、饮食习惯、职业特点)、用药史、家族史等。

【考试举例】

简要病史1:患者女性,58 岁,突发右侧头痛 1 小时来院。

本例患者最可能是脑出血引起头痛,因此病史采集内容如下:

一、现病史

1. 根据主诉及相关鉴别询问

(1)发病诱因:是否外伤、感染,传染病接触史等。

(2)头痛部位、性质、有无加重或减轻,持续痛还是间断痛。

(3)伴随症状:有无呕吐、意识障碍、瘫痪、发热等。

(4)饮食、睡眠、大小便及体重变化情况等。

2. 诊疗经过

(1)是否到医院就诊过,做过哪些检查。

（2）治疗情况如何。

二、相关病史

（1）是否有药物过敏史。

（2）相关疾病：有无高血压、冠心病病史及家族史，有无烟酒嗜好等。

简要病史2：患者男性，45岁，发作性胸骨后疼痛3天，加重3小时急诊就诊。

本例患者最可能是心肌梗死引起胸痛，因此病史采集内容如下：

一、现病史

1. 根据主诉及相关鉴别询问

（1）发病诱因：有无运动，情绪激动，饱餐。

（2）胸痛特点：包括性质、程度、范围、持续时间，有无放射，与活动、体位、呼吸的关系，加重或缓解因素。

（3）伴随症状：有无咳嗽，咳痰，咯血，有无发热，心悸，大汗及呼吸困难，有无反酸，烧心。

（4）发病以后饮食、睡眠、大小便及近期体重变化情况。

2. 诊疗经过

（1）是否到医院就诊做过检查：如心电图，超声心动图，胸部X线片及心肌坏死标记物。

（2）治疗情况：用药情况，疗效如何。

二、相关病史

1. 有无药物过敏史。

2. 与该病有关的其他病史　有无高血压、冠心病、糖尿病、胃食管疾病及相关家族遗传病史，有无外伤史，有无烟酒嗜好。

简要病史3：患者女性，32岁，转移性右下腹痛伴恶心1天入院。

本例患者最可能是急性阑尾炎引起腹痛，病史采集内容如下：

一、现病史

1. 根据主诉及相关鉴别询问

（1）发病诱因：有无剧烈运动，不洁饮食。

（2）腹痛特点：包括部位、性质、程度、持续时间，有无放射痛，与呼吸、体位的关系，加重或缓解因素。

（3）恶心的程度、有无呕吐、腹泻。

（4）伴随症状：有无发热、寒战，有无阴道流血，有无头晕、心悸。

（5）发病以来饮食、睡眠、大小便及体重变化情况。

2. 诊疗经过

（1）是否到医院就诊做过检查：如血常规、尿常规、腹部B超、尿妊娠试验等。

（2）治疗情况：有无应用抗生素、止痛药物，疗效如何。

二、相关病史

1. 有无药物过敏史。

2. 与该病有关的其他病史　有无类似发作史,有无结核病、泌尿系结石、溃疡病史,月经史,婚育史及妇科疾病病史。

【课后作业】

简要病史 1:患者男性,48 岁,间歇性头晕、头痛 2 年。

简要病史 2:患者男性,25 岁,低热、右侧胸痛半个月。

简要病史 3:患者女性,16 岁,寒战,高热伴右膝关节红肿热痛 5 天。

如何进行以上病史采集?

任务三　咳嗽与咳痰

【任务目标】

学会咳嗽与咳痰病人的病史采集,能对以咳嗽为主诉病例进行现病史及相关病史的询问。

【相关知识】

一、病因

1. 呼吸系统疾病　包括呼吸道疾病和胸膜疾病,呼吸道感染是最常见的原因。

2. 心血管疾病　常见于二尖瓣狭窄等所致左心衰竭引起肺淤血或肺水肿时。

3. 中枢神经因素和其他因素。

二、临床表现

1. 咳嗽的性质　干咳或刺激性咳嗽常见于急性或慢性咽喉炎、喉癌、急性支气管炎初期、支气管异物、支气管肿瘤、胸膜疾病等;湿性咳嗽常见于慢性支气管炎、支气管扩张、肺炎和空洞型肺结核等。

2. 咳嗽的时间与规律　突发性咳嗽常由于吸入刺激性气体或异物、淋巴结或肿瘤压迫气管或支气管分叉处所引起;发作性咳嗽可见于百日咳、支气管内膜结核以及变异性哮喘等;长期慢性咳嗽多见于慢性支气管炎、支气管扩张、肺脓肿及肺结核;夜间咳嗽常见于左心衰竭和肺结核。

3. 咳嗽的音色　咳嗽声音嘶哑多为声带炎症或肿瘤压迫喉返神经所致;鸡鸣样咳嗽多见于百日咳、会厌、喉部疾患或气管受压;金属音咳嗽常因纵隔肿瘤、主动脉瘤或支气管癌直接压迫气管所致;咳嗽声音低微或无力,见于严重肺气肿、声带麻痹及极度衰弱者。

4. 痰的性质和痰量　黏液性痰多见于急性支气管炎、支气管哮喘等;脓性痰见于下呼吸道化脓性感染;血性痰是由于呼吸道黏膜受侵害、损害毛细血管或血液渗入肺泡所致。痰量增多常见于支气管扩张、肺脓肿等,且排痰与体位有关,静置后可出现分层现象;恶臭痰提示有厌氧菌感染;铁锈色痰为典型肺炎球菌肺炎的特征;粉红色泡沫痰是肺水肿的特征;黄绿色或翠绿色痰,提示铜绿假单胞菌感染;痰白黏稠且牵拉成丝难以咳出,提示有真菌感染。

三、伴随症状

1. 伴发热　多见于急性呼吸道感染、肺结核、胸膜炎等。

2. 伴胸痛　常见于肺炎、胸膜炎、支气管肺癌、肺栓塞和自发性气胸等。

3. 伴呼吸困难　见于喉水肿、喉肿瘤、支气管哮喘、慢性阻塞性肺病、重症肺炎、肺结

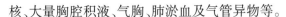

核、大量胸腔积液、气胸、肺淤血及气管异物等。

4. 伴咯血　常见于支气管扩张、肺结核、支气管肺癌、二尖瓣狭窄等。

5. 伴大量脓痰　常见于支气管扩张、肺脓肿。

【问诊要点】

1. 发病年龄、起病时间、季节、缓急、病程长短。

2. 咳嗽的性质、程度、音色，咳嗽时间的长短和节律；痰液的颜色、性状、量及气味，有无分层现象。有无对咳嗽、咳痰的影响因素。

3. 有无伴随症状如发热、胸痛、呼吸困难、咯血、大量脓痰、杵状指、进行性体重下降等。

4. 诊疗经过　包括做过的检查，所用药物的药名、剂量及疗效。

5. 患病以来一般情况，如精神状态、食欲、体重改变、睡眠及大小便情况。

6. 既往相关病史、过敏史、服药史、职业及生活环境、吸烟史、家族史等。

【考试举例】

简要病史：患者男性，20岁，反复咳嗽、咳痰1年，咳大量脓痰1周。

本例患者最可能是支气管扩张症引起咳嗽、咳痰，因此病史采集内容如下：

一、现病史

1. 根据主诉及相关鉴别询问

(1)咳嗽的性质，咳嗽出现的时间与节律(晨起或改变体位时加剧)，咳嗽的音色。

(2)痰液的颜色、性状、量、气味及与体位的关系。

(3)发作诱因及有无发热、胸痛、咯血和呼吸困难等。

(4)饮食、睡眠、大小便及体重变化情况。

2. 诊疗经过

(1)是否到过医院就诊，做过哪些检查。

(2)治疗情况如何。

二、相关病史

1. 有无药物过敏史。

2. 与该病有关的其他病史　有无百日咳、支气管肺炎、结核病病史及咯血史、吸烟史等。

【课后作业】

简要病史：患者男性，49岁，间断咳嗽，咳痰，咯血伴低热1周入院。

如何进行病史采集？

任务四　咯　　血

【任务目标】

学会咯血病人的病史采集，能对以咯血为主诉病例进行现病史及相关病史的询问。

【相关知识】

一、病因

1. 呼吸系统疾病　常见支气管疾病有支气管扩张、支气管肺癌、慢性支气管炎等；常见肺部疾病有肺结核、肺炎、肺脓肿等。

2. 心血管疾病　较常见于二尖瓣狭窄,其次为先天性心脏病所致肺动脉高压或原发性肺动脉高压。

3. 其他　血液病、某些急性传染病、风湿性疾病或气管、支气管子宫内膜异位症等。

二、临床特点

1. 发病年龄　青壮年咯血常见于肺结核、支气管扩张、二尖瓣狭窄等;中年以上有长期吸烟史、间断或持续痰中带血者应高度警惕支气管肺癌的可能;中老年出现咳砖红色胶冻样血痰时多考虑克雷白杆菌肺炎等。

2. 咯血量　大量咯血主要见于空洞性肺结核、支气管扩张和慢性肺脓肿;支气管肺癌主要表现为痰中带血,呈持续或间断性;慢性支气管炎和支原体肺炎也可出现痰中带血或血性痰,但常伴有剧烈咳嗽。

3. 颜色和性状　肺结核、支气管扩张、肺脓肿和出血性疾病所致咯血,其颜色为鲜红色;铁锈色血痰可见于典型的肺炎球菌肺炎,也可见于肺吸虫病和肺泡出血;砖红色胶冻样痰见于典型的肺炎克雷白杆菌肺炎。二尖瓣狭窄所致咯血多为暗红色;肺水肿为浆液性粉红色泡沫痰;肺栓塞引起咯血为黏稠暗红色血痰。

三、咯血与呕血的鉴别(见表2-3)

表2-3　咯血与呕血鉴别

鉴别要点	呕血	咯血
病因	溃疡病或肝硬化等	呼吸道疾病或心脏病
出血前常有症状	恶心、上腹部不适	咽喉发痒或咳嗽
出血方式	呕出	咳出
血液颜色	暗红或棕褐色	鲜红
血液内混合物	胃液、食物残渣	泡沫及痰
酸碱反应	酸性	碱性
黑便	常有,呈柏油样	如血不咽下可无
出血后痰的情况	无血痰	咯血后仍有痰中带血

四、伴随症状

1. 伴发热　多见于肺结核、肺炎、肺脓肿、支气管肺癌等。

2. 伴胸痛　多见于肺炎球菌肺炎、肺结核、肺栓塞、支气管肺癌等。

3. 伴呛咳　多见于支气管肺癌、支原体肺炎等。

4. 伴脓痰　多见于支气管扩张、肺脓肿、空洞性肺结核继发细菌感染等。

5. 伴皮肤黏膜出血　可见于血液病、风湿病及肺出血型钩端螺旋体病等。

【问诊要点】

1. 发病年龄,起病时间、诱因、缓急,病程长短。

2. 确定是否咯血,咯血量及性状,其他部位有无出血。

3. 有无伴随症状　如发热、胸痛、咳嗽、咳痰、杵状指、皮肤黏膜出血等。

4. 患病以来一般情况,如精神状态、食欲、体重改变、睡眠及大小便情况。

5. 诊疗经过　包括做过的检查,所用药物的药名、剂量及疗效。

6. 既往病史、手术史、服药史、过敏史,个人史须注意有无结核病接触史、吸烟史、职业性粉尘接触史、生食海鲜史及月经史等。

【考试举例】

简要病史:患者男性,24 岁,咯血伴发热 1 个月。

本例患者最可能是肺结核引起的咯血,因此病史采集内容如下:

一、现病史

1. 根据主诉及相关鉴别询问

(1)发热的程度、热型,有无寒战。

(2)咯血的特点:咯血发生的急骤还是缓慢,咯血量多少,咯血的颜色及性状。

(3)发病诱因与伴随症状,如咳嗽、咳痰、胸痛、盗汗、呼吸困难、心悸、血尿等。

(4)病后饮食、睡眠、大小便、体重变化的情况。

2. 诊疗经过

(1)是否到过医院就诊,做过哪些检查及结果如何。

(2)有无药物治疗,治疗情况如何。

二、相关病史

1. 有无药物过敏史。

2. 与该病有关的其他病史　如呼吸系统疾病(结核、肿瘤)、心血管疾病、有无肺结核病人密切接触史等。

【课后作业】

简要病史:患者女性,28 岁,间断性大咯血,伴脓痰 1 周。

如何进行病史采集?

任务五　呼吸困难

【任务目标】

学会呼吸困难病人的病史采集,能对以呼吸困难为主诉病例进行现病史及相关病史的询问。

【相关知识】

一、病因

1. 呼吸系统疾病　常见于气道阻塞、肺部疾病、胸壁炎症、胸廓畸形、胸膜腔疾病、神经肌肉疾病、膈运动障碍等。

2. 循环系统疾病　常见于心功能不全、心脏压塞、肺栓塞和原发性肺动脉高压等。

3. 中毒　见于糖尿病酮症酸中毒、吗啡中毒、有机磷中毒等。

4. 神经精神性疾病 见于脑出血、脑外伤、脑炎、脑肿瘤等。

5. 血液病 见于重度贫血、高铁血红蛋白血症等。

二、临床类型及其特点 (见表2-4)

表2-4 呼吸困难临床类型及特点

类型	临床特点	临床意义
肺源性呼吸困难	吸气性:吸气显著费力,重者可见三凹征	常见于喉部、气管、大支气管的狭窄与阻塞
	呼气性:呼气费力、缓慢,常伴哮鸣音	常见于喘息型慢支、慢性阻塞性肺气肿、支气管哮喘等
	混合性:吸气及呼气均感费力,呼吸频率增快、深度变浅,可伴有呼吸音异常或病理性呼吸音	常见于重症肺炎、重症肺结核、大面积肺梗死、大量胸腔积液、气胸等
心源性呼吸困难	呈混合性呼吸困难,随病情进展逐步出现劳力性呼吸困难、夜间阵发性呼吸困难、端坐呼吸,两肺底部或全肺出现湿啰音	常见于左心衰竭
中毒性呼吸困难	代谢性酸中毒引起:出现深长而规则的呼吸,可伴有鼾音	见于尿毒症、糖尿病酮症等
	药物中毒引起:呼吸缓慢、变浅伴有呼吸节律的改变	见于吗啡、巴比妥、有机磷杀虫药中毒
	化学毒物中毒引起:出现缺氧伴口唇樱桃红色或肠源性发绀	见于一氧化碳中毒,亚硝酸盐和苯胺类中毒
神经精神性呼吸困难	神经性呼吸困难:由于呼吸中枢被抑制,使呼吸变为慢而深,并常伴有呼吸节律的改变	常见于脑出血、脑炎、脑膜炎、脑外伤及脑肿瘤等
	精神性呼吸困难:主要表现为呼吸频率快而浅,伴有叹息样呼吸或出现手足搐搦	常见于癔症
血源性呼吸困难	表现为呼吸浅、心率快	常见于重度贫血、高铁血红蛋白血症等

三、伴随症状

1. 伴哮鸣音 多见于支气管哮喘、心源性哮喘;突发性重度呼吸困难见于急性喉水肿、气管异物、大面积肺栓塞、自发性气胸等。

2. 伴发热 多见于肺炎、肺结核、胸膜炎、急性心包炎等。

3. 伴一侧胸痛 见于大叶性肺炎、急性渗出性胸膜炎、肺栓塞、自发性气胸、急性心肌梗死、支气管肺癌等。

4. 伴咳嗽、咳痰 见于慢性支气管炎、肺炎、支气管扩张等;咳粉红色泡沫痰见于急性左心衰竭。

5. 伴意识障碍 见于脑出血、脑膜炎、糖尿病酮症酸中毒、尿毒症、肺性脑病、急性中毒、休克型肺炎等。

【问诊要点】

1. 呼吸困难发生的诱因、起病缓急、病程长短、减轻及加重因素。

2. 呼吸困难特点、类型、频率、节律及深度,与体位、运动的关系。

3. 有无伴随症状　如发热、咳嗽、咳痰、咯血、胸痛、头痛、意识障碍等。

4. 诊疗经过　包括做过的检查,所用药物的药名、剂量及疗效。

5. 患病以来一般情况,如精神状态、食欲、体重改变、睡眠及大小便情况。

6. 既往相关病史、用药史、过敏史、毒物摄入史、颅脑外伤史、个人史、家族史等。

【考试举例】

简要病史:患者男性,18 岁,反复喘息 16 年,加重 3 天。

本例患者最可能是支气管哮喘引起呼吸困难,因此病史采集内容如下:

一、现病史

1. 根据主诉及相关鉴别询问

(1)发病诱因:有无接触过敏原、上呼吸道感染、运动、服用阿司匹林等。

(2)喘息的特点:本次发作的严重程度、持续时间、加重或缓解因素,与体位的关系,有无夜间发作,以往喘息的发作特点(诱因,有无季节性,程度和发作频率)。

(3)伴随症状:有无咳嗽、咳痰、发绀、咯血、胸痛,有无发热、心悸、水肿、大汗、意识障碍。

(4)发病以来饮食、睡眠、大小便及体重变化情况。

2. 诊疗经过

(1)是否到医院就诊做过检查:如血常规、胸部 X 线片、肺功能、心电图、血气分析等。

(2)治疗情况:有无使用抗生素,吸入糖皮质激素和支气管舒张剂,疗效如何。

二、其他相关病史

1. 有无药物过敏史。

2. 与该病有关的其他病史,有无过敏性鼻炎病史、慢性肺部疾病、心脏病、肝病、肾病及糖尿病病史,工作性质及环境,有无烟酒嗜好。

【课后作业】

简要病史:患者男性,65 岁,活动后气短 3 年,加重 1 周入院,既往有冠心病(心肌梗死)病史 4 年。

如何进行病史采集?

任务六　心　悸

【任务目标】

学会心悸病人的病史采集,能对以心悸为主诉病例进行现病史及相关病史的询问。

【相关知识】

一、病因

1. 心脏搏动增强　生理性见于健康人在剧烈运动、精神过度紧张、饮酒、喝浓茶或咖啡后。病理性者见于引起心室肥大疾病、甲状腺功能亢进、贫血、发热、低血糖等。

2. 心律失常　心动过速、过缓或其他心律失常时,均可出现心悸。

3. 心脏神经症

二、临床特点

1. 心慌,多为心率加快;心跳加重感,多为心率减慢。

2. 心律失常除以上表现外还可有心前区不适感,心电图出现明显改变。

3. 心脏神经症者心脏本身并无器质性病变,除心悸外尚常有心率加快、心前区或心尖部隐痛,以及疲乏、失眠、头晕、头痛、耳鸣、记忆力减退等神经衰弱表现,且在焦虑、情绪激动等情况下更易发生。

三、伴随症状

1. 伴心前区痛　见于冠心病(心绞痛或心肌梗死)、心肌炎、心包炎等。

2. 伴发热　见于风湿热、心肌炎、心包炎、感染性心内膜炎等。

3. 伴晕厥或抽搐　见于三度房室传导阻滞、心室颤动或阵发性室性心动过速、病态窦房结综合征等。

4. 伴贫血　见于急性失血(通常还伴有虚汗、脉搏微弱、血压下降或休克);慢性贫血,心悸多在劳累后较明显。

5. 伴呼吸困难　见于急性心肌梗死、心包炎、心力衰竭、重症贫血等。

6. 伴消瘦及出汗　见于甲状腺功能亢进。

【问诊要点】

1. 起病时间、发作诱因,起病缓急、发作频率及病程。

2. 心悸发作方式(间断性或阵发性),与体力活动的关系,持续时间,缓解因素,进展情况。

3. 有无伴随症状　如心前区疼痛、发热、头晕、头痛、晕厥、抽搐、呼吸困难、消瘦及多汗、失眠、焦虑等。

4. 诊疗经过　包括做过的检查,所用药物的药名、剂量及疗效。

5. 患病以来一般情况,如精神状态、食欲、体重改变、睡眠及大小便情况。

6. 既往相关病史　有无外伤史、过敏史、服药史,有无精神刺激史,有无嗜好浓茶、咖啡、烟酒情况,家族史等。

【考试举例】

简要病史:患者男性,30 岁,间歇性心悸 1 年,再次发作半小时。

本例患者最可能是阵发性室上性心动过速引起心悸,因此病史采集内容如下:

一、现病史

1. 根据主诉及相关鉴别询问

(1)心悸发作诱因。

(2)心悸发作的间隔时间和持续时间,发作时心率、心律、脉率和脉律如何,是否突发突止,如何恢复(如大吸气后憋住用力呼气或恶心、眼压球等),血压如何。

(3)发作时伴随症状有无发热、心前区疼痛、头晕、贫血、呼吸困难等。

(4)病后精神状态、饮食、睡眠、大小便、体重变化情况。

2. 诊疗经过

（1）是否到过医院就诊,做过哪些检查。

（2）治疗情况如何,每次如何缓解。

二、相关病史

1. 有无药物过敏史。

2. 与该病有关的其他病史　高血压、心脏病、甲亢等病史和精神应激史,吸烟史及饮酒情况。

【课后作业】

简要病史:患者女性,35 岁,面色苍白半年,心悸 1 个月。

如何进行病史采集?

任务七　水　　肿

【任务目标】

学会水肿病人的病史采集,能对以水肿为主诉病例进行现病史及相关病史的询问。

【相关知识】

一、病因

1. 全身性水肿

（1）心源性水肿:见于右心衰竭。

（2）肾源性水肿:可见于各型肾炎和肾病。

（3）肝源性水肿:见于肝硬化失代偿期。

（4）营养不良性水肿:见于慢性消耗性疾病、长期营养缺乏、蛋白丢失性胃肠病、重度烧伤等。

（5）其他原因的全身性水肿:可有黏液性水肿、经前期紧张综合征、药物性水肿、特发性水肿等。

2. 局部性水肿　见于局部静脉、淋巴回流受阻或毛细血管通透性增加所致。

二、临床表现

1. 心源性水肿　首先出现于身体下垂部位,能活动者最早出现于胫骨前和踝内侧,休息后减轻或消失;卧床者以腰骶部为明显。水肿为对称性、凹陷性。

2. 肾源性水肿　晨起眼睑与颜面水肿明显,以后发展为全身水肿。

3. 肝源性水肿　主要表现为腹水。

4. 营养不良性水肿　水肿常从足部开始逐渐蔓延至全身,水肿发生前常有消瘦、体重减轻等表现。

5. 其他原因的全身性水肿　①黏液性水肿:为非凹陷性水肿,颜面及下肢较明显;②经前期紧张综合征:月经前 7 ~ 14 天出现眼睑、踝部及手部轻度水肿,可伴乳房胀痛及盆腔沉重感,月经后水肿逐渐消退;③药物性水肿:服用糖皮质激素、雄激素、雌激素、胰岛素、甘草制剂等药物引起;④特发性水肿:多见于妇女,主要表现在身体下垂部位,立卧位

17

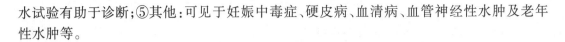

水试验有助于诊断;⑤其他:可见于妊娠中毒症、硬皮病、血清病、血管神经性水肿及老年性水肿等。

三、伴随症状

1. 伴颈静脉怒张、肝大　　见于右心衰竭。
2. 伴重度蛋白尿、高血压　　见于肾炎、肾病综合征、肾衰竭等。
3. 伴肝功能减退和门脉高压表现　　见于肝硬化。
4. 伴呼吸困难与发绀　　常提示心脏病、上腔静脉阻塞综合征等。
5. 伴消瘦、体重减轻　　可见于营养不良。

【问诊要点】

1. 水肿发生的时间、急缓,有无诱因以及有无前驱症状。
2. 水肿出现的部位、发生顺序及速度,是全身性或局部性、是否对称性、是否凹陷性,与体位变化及活动的关系。
3. 有无伴随症状　　如心悸、气促、肝大、颈静脉怒张、咳嗽、咳痰、咯血、头痛、腹胀、腹痛、食欲、体重及尿量变化等。
4. 诊疗经过　　包括做过的检查,所用药物的药名、剂量及疗效。
5. 患病以来一般情况,如精神状态、食欲、体重改变、睡眠及大小便情况。
6. 既往相关病史、过敏史、服药史、手术史、个人史、家族史等。

【考试举例】

简要病史:患者男性,15 岁,颜面水肿 3 天

本例患者最可能是急性肾小球肾炎引起水肿,因此病史采集内容如下:

一、现病史

1. 根据主诉及相关鉴别询问
(1)发病诱因。
(2)颜面部水肿发生的时间,是否下肢或全身水肿。尿的变化,包括少尿、血尿等。
(3)有无腰痛、心慌、气短等伴随症状。
(4)病后精神状态、饮食、睡眠、大小便及体重变化情况。
2. 诊疗经过
(1)是否到过医院就诊,做过哪些检查。
(2)治疗情况如何。

二、相关病史

1. 有无药物过敏史。
2. 与该病有关的其他病史　　心、肝、肾、内分泌疾病及咽部疾病史和营养状况。

【课后作业】

简要病史:患者女性,22 岁,全身水肿 1 周。

如何进行病史采集?

任务八　恶心与呕吐

【任务目标】

学会恶心、呕吐病人的病史采集,能对以恶心、呕吐为主诉病例进行现病史及相关病史的询问。

【相关知识】

一、病因

1. 反射性呕吐　见于咽部受刺激、消化系统疾病、急性心肌梗死早期、心力衰竭等。

2. 中枢性呕吐　见于神经系统疾病(颅内感染、脑血管疾病、颅脑损伤等)、全身性疾病(如尿毒症、肝性脑病、糖尿病酮症酸中毒、甲亢危象等)、某些药物(如某些抗生素、抗癌药、洋地黄等)、中毒(乙醇、重金属、一氧化碳、有机磷农药等)、精神因素。

3. 前庭障碍性呕吐　常见于迷路炎、梅尼埃病、晕动病。

二、临床表现

1. 呕吐的时间　晨起呕吐见于早孕反应,亦可见于尿毒症、慢性乙醇中毒或功能性消化不良;晚上或夜间呕吐见于幽门梗阻。

2. 呕吐与进食的关系　进食过程中或餐后即刻呕吐,可能为幽门管溃疡或精神性呕吐;餐后 1 小时以上呕吐,提示胃张力下降或胃排空延迟;餐后较久或数餐后呕吐,见于幽门梗阻,呕吐物可有隔夜宿食;餐后近期呕吐,特别是集体发病者,多由食物中毒所致。

3. 呕吐的特点　进食后立刻呕吐,恶心很轻或无,吐后又可进食,多为神经官能性呕吐。喷射状呕吐多为颅内高压性疾病。

4. 呕吐物的性质　有发酵、腐败气味提示胃潴留;有粪臭味提示低位小肠梗阻;不含胆汁说明梗阻平面多在十二指肠乳头以上,含多量胆汁则提示在此平面以下;上消化道出血常呈咖啡色样呕吐物。

三、伴随症状

1. 伴腹痛、腹泻　多见于急性胃肠炎、细菌性食物中毒、霍乱、副霍乱及各种原因的急性中毒。

2. 伴右上腹痛及发热、寒战或有黄疸者　考虑胆囊炎或胆石症。

3. 伴头痛及喷射性呕吐者　常见于颅内高压症或青光眼。

4. 伴听力障碍、眩晕　考虑前庭障碍性呕吐。

【问诊要点】

1. 发作的年龄及性别、诱因、起病急缓。

2. 呕吐的时间、间歇或持续、是否与饮食或活动等有关;呕吐物的特征及呕吐物性状、量及气味;症状发作频率、持续时间、严重程度,加重与缓解因素。

3. 有无腹痛、腹泻、发热、黄疸、头痛、眩晕等伴随症状。

4. 患病以来一般情况。

5. 诊治情况　包括做过的检查,所用药物的药名、剂量及疗效。

6. 有无胃肝胆病史、药物过敏史、用药史,有无酗酒史、晕车晕船史以及以往同样的发作史、腹部手术史、月经史等。

【考试举例】

简要病史:患者男性,40 岁,反复上腹胀满 2 个月,伴呕吐 1 周。

本例患者最可能是幽门梗阻引起呕吐,因此病史采集内容如下:

一、现病史

1. 根据主诉及相关鉴别询问

(1)呕吐的诱因。

(2)呕吐时间、次数及与腹胀关系,呕吐物的性质、气味和量。

(3)有无口渴、尿少、乏力、手足抽搐等伴随症状。

(4)发病后进食、睡眠、二便及体重变化情况。

2. 诊疗经过

(1)上消化道造影,胃镜检查结果。

(2)内科治疗情况。

二、相关病史

1. 有无胃、肝、胆病史。

2. 有无药物过敏史。

【课后作业】

简要病史:患者女性,36 岁,呕吐伴上腹痛 1 天。

如何进行病史采集?

任务九　呕血与便血

【任务目标】

学会呕血、便血病人的病史采集,能对呕血、便血以为主诉病例进行现病史及相关病史的询问。

【相关知识】

一、病因

1. 呕血　可见于各种消化系统疾病、上消化道邻近器官或组织的疾病及全身性疾病引起出血由消化道经口呕出。呕血的原因以消化性溃疡引起最为常见,其次为食管或胃底静脉曲张破裂,再次为急性糜烂性出血性胃炎和胃癌。

2. 便血　除能引起呕血的原因均可引起便血外,还见于下消化道的出血性疾病。

二、临床表现

1. 呕血与黑便　呕血前常有上腹不适和恶心,随后呕吐血性胃内容物。出血量多、在胃内停留时间短、出血位于食管则血色鲜红或混有凝血块;出血量较少或在胃内停留时间长,呕吐物可呈咖啡渣样,为棕褐色。呕血的同时因部分血液经肠道排出体外,可形成黑便。

2. 失血性周围循环衰竭 出血量占循环血容量 10% 以下时,病人一般无明显临床表现;出血量占循环血容量 10% ~20% 时,可有头晕、无力等症状,多无血压、脉搏等变化;出血量达循环血容量的 20% 以上时,则有冷汗、四肢厥冷、心慌、脉搏增快等急性失血症状;若出血量在循环血容量的 30% 以上,则有神志不清、面色苍白、心率加快、脉搏细弱、血压下降、呼吸急促等急性周围循环衰竭的表现。大量呕血时还可出现氮质血症、发热等表现。

3. 便血 若出血量多、速度快则呈鲜红色;若出血量小、速度慢,血液在肠道内停留时间较长,则可为暗红色。粪便可全为血液或混合有粪便,也可仅黏附于粪便表面或于排便后肛门滴血。隐血便见于消化道出血每日在 5ml 以下者。

三、伴随症状

1. 伴慢性反复发作的上腹痛 有节律性多为消化性溃疡;无明显规律性并伴有厌食、消瘦或贫血者,应警惕胃癌。

2. 伴肝脾大、蜘蛛痣、肝掌、腹壁静脉曲张或有腹水,见于肝硬化;还伴肝区疼痛、甲胎蛋白阳性者多为肝癌。

3. 伴黄疸、寒战、发热 见于胆道疾病。

4. 伴皮肤黏膜出血 见于肝硬化、流行性出血热、白血病、过敏性紫癜、血友病等。

5. 伴脓血便 见于细菌性痢疾、阿米巴痢疾或溃疡性结肠炎。

6. 伴发热 常见于传染性疾病,如败血症、流行性出血热、钩端螺旋体病或肠道淋巴瘤、白血病等。

【问诊要点】

1. 起病时间、病因及诱因、缓急。

2. 确定是否为呕血,注意呕血和便血的性状、颜色、量及伴随呕吐物,有无头晕、眼花、心慌、出汗等血容量不足表现。

3. 呕血是否伴随上腹痛、肝脾大、肝区疼痛、黄疸、发热、意识障碍、出血倾向等,便血是否伴随腹痛、里急后重、发热、出血倾向、蜘蛛痣及肝掌、腹部肿块等。

4. 诊疗经过 包括做过的检查,所用药物的药名、剂量及疗效等。

5. 患病以来一般情况,如精神状态、食欲、体重改变、睡眠及小便情况。

6. 既往相关病史、传染病接触史、手术史、服药史、是否饮食不节、酗酒史、职业特点、家族史等。

【考试举例】

简要病史:患者男性,55 岁,呕血、黑便 5 小时急诊入院,既往有"乙型肝炎"病史 18 年。本例患者最可能是肝硬化引起呕血和黑便,因此病史采集内容如下:

一、现病史

1. 根据主诉及相关鉴别询问

(1)发病诱因,有无饮酒,进食生硬或带渣涩食物,服用药物。

(2)呕血的颜色(鲜红、暗红或咖啡色)、量。

(3)黑便的性状、次数、量。

(4)伴随症状有无腹痛、腹胀、反酸、烧心,有无发热、心悸、大汗、头晕、少尿、意识障碍。

(5)发病以后饮食、睡眠、小便及近期体重变化情况。

2. 诊疗经过

（1）是否到医院就诊及做过检查如血常规、大便常规、肝功能、腹部 B 超检查等。

（2）治疗情况：用药情况及疗效如何。

二、其他相关病史

1. 有无药物过敏史。

2. 与该病有关的其他病史，有无类似发作史，乙型肝炎诊治情况。有无消化性溃疡，胆道疾病病史，有无烟酒嗜好，有无肿瘤家族史。

【课后作业】

简要病史：患者男性，30 岁，大便带鲜血 3 天。

如何进行病史采集？

任务十　腹　　泻

【任务目标】

学会腹泻病人的病史采集，能对以腹泻为主诉病例进行现病史及相关病史的询问。

【相关知识】

一、病因

1. **急性腹泻**　见于肠道病原体感染、急性中毒、全身性感染、变态反应性肠炎、过敏性紫癜、服用某些药物、甲亢危象等。

2. **慢性腹泻**　见于消化系统疾病（如胃部疾病、肠道感染及非感染性病变、肠道肿瘤、胰腺疾病、肝胆疾病）、全身性疾病（如内分泌及代谢障碍疾病；系统性红斑狼疮、尿毒症）、药物副作用等。

二、临床表现

1. **起病及病程**　急性腹泻起病骤然，多为感染或食物中毒所致。慢性腹泻起病缓慢，病程较长，多见于慢性感染、非特异性炎症、吸收不良、消化功能障碍、肠道肿瘤等。

2. **腹泻次数及粪便性质**　急性感染性腹泻常有不洁饮食史，于进食后 24 小时内发病，每天排便数次甚至数十次，多呈糊状或水样便。慢性腹泻表现为每天排便次数增多，可为稀便，亦可带黏液、脓血，见于慢性痢疾、炎症性肠病及结肠、直肠癌等。阿米巴痢疾的粪便呈暗红色或果酱样，粪便中带黏液而无病理成分者常见于肠易激综合征。

3. **腹泻与腹痛的关系**　急性腹泻常有腹痛，尤以感染性腹泻较为明显。小肠疾病的腹泻疼痛常在脐周，便后腹痛缓解不明显；结肠病变疼痛多在下腹，便后疼痛常可缓解；分泌性腹泻往往无明显腹痛。

三、伴随症状

1. **伴发热**　可见于急性细菌性痢疾、伤寒或副伤寒、肠结核、肠道恶性淋巴瘤、克罗恩病、溃疡性结肠炎、败血症等。

2. **伴里急后重**　提示病变以结肠直肠为主，如痢疾、直肠炎、直肠肿瘤等。

3. 伴明显消瘦　多提示病变位于小肠,如胃肠道恶性肿瘤、肠结核及吸收不良综合征。

4. 伴皮疹或皮下出血者　见于败血症、伤寒或副伤寒、麻疹、过敏性紫癜、糙皮病等。

5. 伴腹部包块　见于胃肠恶性肿瘤、肠结核、克罗恩病等。

【问诊要点】

1. 腹泻的起病,是否有不洁饮食、旅行、聚餐等诱因,是否与摄入脂肪餐有关,或与紧张、焦虑有关。

2. 腹泻的次数,排泄物的量、性状及气味,加重或缓解的因素。

3. 是否伴恶心、呕吐、发热、里急后重、明显消瘦、皮疹、皮下出血、腹部包块、脱水、关节痛等。

4. 患病以来一般情况,如精神状态、食欲、体重改变、睡眠及小便情况。

5. 诊疗经过,包括辅助检查、药物及剂量、疗效等。

6. 是否有消化系统病史、过敏史、传染病接触史、疫水接触史、服药史等,同食者群体发病史及地区和家族中的发病情况。

【考试举例】

简要病史:患者男性,28 岁,发热,腹泻,下腹痛 3 天。

本例患者最可能是急性肠炎引起腹泻,因此病史采集内容如下:

一、现病史

1. 根据主诉及相关鉴别询问

(1)发病诱因:有无不洁饮食,近期有无旅游。

(2)发热的程度、热型,有无寒战。

(3)腹泻的次数,大便的性状、量、气味,有无里急后重。

(4)腹痛的部位、性质、程度及持续时间,有无放射痛,加重或缓解因素。

(5)伴随症状有无头痛、恶心、呕吐、口干等。

(6)发病以后饮食,睡眠,小便及近期体重变化情况。

2. 诊疗经过

(1)是否到医院就诊做过检查:血、尿、大便常规,大便细菌培养,肛门指诊。

(2)治疗情况:是否用过抗生素,疗效如何。

二、其他相关病史

1. 有无药物过敏史。

2. 与该病有关的其他病史,有无类似疾病,慢性消化系统疾病病史,有无疫区疫水接触史。

【课后作业】

简要病史:患者女性,58 岁,间断左下腹痛,腹泻 2 年,加重 3 天。

如何进行病史采集?

任务十一　黄　疸

【任务目标】

学会黄疸病人的病史采集,能对以黄疸为主诉病例进行现病史及相关病史的询问。

【相关知识】

一、病因

1. 溶血性黄疸　见于各种溶血性贫血、异型输血后的溶血,以及蚕豆病、蛇毒、毒蕈、阵发性睡眠性血红蛋白尿等引起的溶血。

2. 肝细胞性黄疸　见于各种使肝细胞严重损害的疾病,如病毒性肝炎、肝硬化、中毒性肝炎、钩端螺旋体病、败血症等。

3. 胆汁淤积性黄疸　见于胆总管结石、狭窄、炎性水肿、肿瘤及蛔虫等阻塞所引起。

二、临床表现

1. 溶血性黄疸　黄疸一般为轻度,呈浅柠檬色。急性溶血时可有发热、寒战、头痛、呕吐、腰痛,并有不同程度的贫血和血红蛋白尿(尿呈酱油或茶色),严重者可有急性肾衰竭;慢性溶血多为先天性,除伴贫血外尚有脾大。

2. 肝细胞性黄疸　皮肤、黏膜浅黄至深黄色,可伴有轻度皮肤瘙痒,其他为肝脏原发病的表现,如疲乏、食欲减退,严重者可有出血倾向、腹水、昏迷等。

3. 胆汁淤积性黄疸　皮肤呈暗黄色,完全阻塞者颜色更深,甚至呈黄绿色,并有皮肤瘙痒及心动过速,尿色深,粪便颜色变浅或呈白陶土色。

三、三种黄疸实验室检查鉴别要点(见表2-5)

表2-5　黄疸的实验室检查鉴别

类型	血结合胆红素 (CB)	血非结合胆红素 (UCB)	尿胆原	尿胆红素
溶血性	轻度增高	明显增高	明显增高	阴性
肝细胞性	中度增高	中度增高	中度增高	阳性
胆汁淤积性	明显增高	轻度增高	减低或无	强阳性

四、伴随症状

1. 伴发热　见于急性胆管炎、肝脓肿、钩端螺旋体病、败血症。病毒性肝炎或急性溶血可先有发热而后出现黄疸。

2. 伴上腹剧烈疼痛　可见于胆道结石、肝脓肿或胆道蛔虫病;右上腹剧痛、寒战高热和黄疸为夏科三联征,提示急性化脓性胆管炎。持续性右上腹钝痛或胀痛可见于病毒性肝炎、肝脓肿或原发性肝癌。

3. 伴肝大　见于病毒性肝炎、肝硬化、肝癌、急性胆道感染或胆道阻塞。

4. 伴胆囊大　提示胆总管有梗阻,常见于胰头癌、壶腹癌、胆总管癌、胆总管结石等。

5. 伴脾大　见于病毒性肝炎、钩端螺旋体病、败血症、疟疾、肝硬化、各种原因引起的溶血性贫血及淋巴瘤等。

6. 伴腹水　见于重症肝炎、肝硬化、肝癌等。

【问诊要点】

1. 黄疸的起病时间、缓急。

2. 确定是否黄疸,巩膜有无黄染及尿色有无改变、黄疸波动情况。

3. 是否伴皮肤瘙痒、发热、上腹剧烈疼痛、肝大、胆囊肿大、腹水等。

4. 诊疗经过,包括做过的检查、所用药物的药名、剂量及疗效等。

5. 患病以来一般情况,如精神状态、食欲、体重改变、睡眠及大小便情况。

6. 既往相关病史、传染病接触史、疫水接触史、服药史,有否群集发病、外出旅游史,有无长期酗酒,职业特点及家族史等。

【考试举例】

简要病史:患者男性,47 岁,皮肤黄染伴食欲减退 3 天,HBsAg 阳性 22 年。

本例患者最可能是肝硬化引起黄疸,因此病史采集内容如下:

一、现病史

1. 根据主诉及相关鉴别询问

(1)发病诱因:有无不洁饮食,服用特殊药物,饮酒。

(2)黄疸发生的速度、程度及大小便的颜色。

(3)食欲减退及饮食情况。

(4)伴随症状有无发热,皮肤瘙痒,恶心,呕吐,腹痛。

(5)发病以后睡眠及近期体重变化情况。

2. 诊疗经过

(1)是否到医院就诊做过检查:血、尿、粪常规,肝肾功能和腹部 B 超检查。

(2)治疗情况:接受过何种治疗,疗效如何。

二、其他相关病史

1. 有无药物过敏史。

2. 与该病有关的其他病史,HBsAg 阳性诊治情况,有无输血史,有无胆道疾病,血吸虫病病史,有无特殊药物服用史,大量饮酒史,疫水接触史,家族中有无类似疾病病史。

【课后作业】

简要病史:患者女性,56 岁,巩膜皮肤进行性黄染一个月,陶土色大便 10 天。

如何进行病史采集?

任务十二 消 瘦

【任务目标】

学会消瘦病人的病史采集,能对以消瘦为主诉病例进行现病史及相关病史的询问。

【相关知识】

一、病因

1. 单纯性消瘦 与遗传、营养不良、运动过度、生活和饮食习惯、心理等方面有关。

2. 继发性消瘦 与内分泌疾病、消化吸收障碍、消化性疾病、慢性感染、恶性肿瘤、神经性厌食、药物、重度创伤与烧伤等有关。

二、临床表现

1. 消瘦标准　实际体重低于标准体重的10%以上,严重消瘦称恶病质。

2. 内分泌及代谢性疾病　甲状腺功能亢进症表现为大便增多或腹泻,易饥多食而体重下降;糖尿病出现多尿、多饮、多食、消瘦;腺垂体功能减退乏力、消瘦、食欲减退,伴尿崩症,重者可出现脱水。

3. 消化与吸收障碍　见于口腔、咽部及食管局部炎症、溃疡等摄食不足造成营养不良、体重下降;胃及肠道疾病可有腹痛、腹胀、反酸、嗳气、厌食、恶心、呕吐、腹泻等导致营养不良,低蛋白血症、贫血、慢性消耗而体重下降;肝脏、胆道和胰腺疾病也有食欲不振、消化不良、腹痛、腹泻等。

4. 慢性消耗性疾病　感染性、传染性疾病、恶性肿瘤、血液病等除原发病表现外,消瘦是主要临床表现之一。

5. 其他　自身免疫性疾病、神经性厌食、某些药物等也常出现消瘦。

三、伴随症状

1. 伴多尿、多饮、多食　见于糖尿病。

2. 伴心悸、多汗、易怒、食欲亢进　见于甲状腺功能亢进症。

3. 伴食欲不振、进食或吞咽困难、腹胀、腹泻　见于消化系统疾病。

【问诊要点】

1. 起病时间、病程、病因及诱因。

2. 体重减轻程度(如有无衣服变宽松、皮下脂肪减少和皮肤松弛等)、体重下降的程度和快慢。

3. 有无伴随症状　如食欲亢进或减退、乏力、心慌、怕热多汗、口渴多饮、皮肤色素沉着、消化不良、恶心、呕吐、腹痛、腹泻等。

4. 诊疗经过　包括做过的检查,所用药物的药名、剂量及疗效。

5. 患病以来一般情况,如精神状态、食欲、睡眠及大小便情况。

6. 是否有甲亢、糖尿病、慢性胃肠疾病、肿瘤等病史,有无传染病史、过敏史、手术和外伤史、服药史,家族史等。

【考试举例】

简要病史:患者男性,54岁,消瘦、多尿半个月。

本例患者最可能是糖尿病引起消瘦,因此病史采集内容如下:

一、现病史

1. 根据主诉及相关鉴别询问

(1)体重下降多少,饮食每日多少,比平时增加多少,体重与饮食的关系。

(2)每日尿量多少(多尿指每日尿量多于2500ml),多尿与饮水的关系如何?

(3)诱发因素及有无心悸、怕热、性情改变等伴随症状。

(4)大便、睡眠情况。

2. 诊疗经过

(1)是否到过医院就诊,做过哪些检查。

(2)治疗情况如何。

二、相关病史

1. 有无药物过敏史。
2. 与该病有关的其他病史及家族史。

【课后作业】

简要病史:患者女性,28 岁,消瘦伴烦躁易怒 3 个月入院。
如何进行病史采集?

任务十三　无尿、少尿与多尿

【任务目标】

学会无尿、少尿与多尿病人的病史采集,能对以无尿、少尿与多尿为主诉病例进行现病史及相关病史的询问。

【相关知识】

一、病因

1. 少尿、无尿　分为肾前性(见于凡引起血容量不足的全身性疾病)、肾性(见于各种肾脏疾病)、肾后性(见于各种尿路梗阻)。
2. 多尿　分为暂时性多尿(见于短时间摄入水过多或使用利尿剂后)、持续性多尿(见于肾脏疾病、尿崩症、糖尿病等)。

二、伴随症状

1. 少尿
(1)伴大量蛋白尿、水肿、高脂血症和低蛋白血症:见于肾病综合征。
(2)伴心悸、气促、胸闷不能平卧:见于心功能不全。
(3)伴血尿、蛋白尿、高血压和水肿:见于急性肾炎、急进性肾炎。
(4)伴有乏力、纳差、腹水和皮肤黄染:见于肝肾综合征。
(5)伴肾绞痛:见于肾动脉血栓形成或栓塞、肾结石。
(6)伴有发热腰痛,尿频尿急尿痛:见于急性肾盂肾炎。
2. 多尿
(1)伴有烦渴多饮、尿比重低:见于尿崩症。
(2)伴有多饮多食、消瘦、尿比重高:见于糖尿病。
(3)伴有高血压、低血钾和周期性瘫痪:见于原发性醛固酮增多症。

【问诊要点】
1. 起病原因及时间、诱因、缓急。
2. 24 小时总尿量、全天水摄入量、少尿和多尿的持续时间、病程长短。
3. 少尿时有无肾区疼痛、发热、心悸气促、高血压、水肿、蛋白尿、腹水、排尿困难等;多尿时有无烦渴多饮、多食、消瘦、高血压等。
4. 诊疗经过,包括做过的检查,所用药物的药名、剂量及疗效。
5. 患病以来一般情况,如精神状态、食欲、体重改变、睡眠及大便情况。

6. 是否有泌尿系统疾病史、心衰病史、肝硬化病史,过敏史、服药史、家族史等。

【考试举例】

简要病史:患者男性,21 岁,多尿,烦渴 2 个月。

本例患者最可能是尿崩症引起多尿,因此病史采集内容如下:

一、现病史

1. 根据主诉及相关鉴别询问

(1)每日尿量多少,昼夜变化情况,是持续性多尿还是间歇性多尿。

(2)尿量与烦渴多饮的关系,每日饮水量。

(3)有无颅脑外伤等诱发因素及有无失眠、心烦、多食、消瘦、低钾、高钙等伴随症状。

(4)大便、睡眠、体重改变。

2. 诊疗经过

(1)是否到过医院就诊,做过哪些检查。

(2)治疗情况如何。

二、相关病史

1. 有无药物过敏史。

2. 与该病有关的其他病史　有无颅内肿瘤或全身肿瘤病史,慢性肾脏病史,有无家族遗传病史。

【课后作业】

简要病史:患者男性,65 岁,输血后腰痛、无尿 6 小时。

如何进行病史采集?

任务十四　尿频、尿急与尿痛

【任务目标】

学会尿频、尿急与尿痛病人的病史采集,能对以尿频、尿急与尿痛为主诉病例进行现病史及相关病史的询问。

【相关知识】

一、病因

1. 尿频　见于多尿性尿频(糖尿病、尿崩症、精神性多饮和急性肾衰多尿期),炎症性尿频(膀胱炎、尿道炎、前列腺炎等),神经性尿频(癔症、神经源性膀胱),膀胱容量减少性尿频(膀胱占位性病变、妊娠子宫增大或卵巢囊肿等压迫膀胱)。

2. 尿急　见于膀胱或尿道炎症、结石和异物、肿瘤、神经源性、高尿酸等。

3. 尿痛　同尿急病因。

二、临床表现

1. 尿频

(1)多尿性尿频:排尿次数增多而每次尿量不少,全日总尿量增多。

（2）炎症性尿频：尿频而每次尿量少，多伴有尿急和尿痛，尿液镜检可见炎性细胞。

（3）神经性尿频：尿频而每次尿量少，不伴尿急尿痛，尿液镜检无炎性细胞。

（4）膀胱容量减少性尿频：表现为持续性尿频，药物治疗难以缓解，每次尿量少。

2. 尿急　膀胱炎或尿道炎时尿急特别明显；前列腺炎尿急时常伴排尿困难，尿线细和尿流中断。

3. 尿痛　疼痛部位多在耻骨上区、会阴部和尿道内，尿痛性质可为灼痛或刺痛。尿道炎多在排尿开始时出现疼痛；后尿道炎，膀胱炎和前列腺炎常出现终末性尿痛。

三、伴随症状

1. 伴有双侧腰痛　见于肾盂肾炎。

2. 伴有会阴部、腹股沟和睾丸胀痛　见于急性前列腺炎。

3. 伴有血尿、午后低热、乏力盗汗　见于膀胱结核。

4. 尿频不伴尿急和尿痛，但伴有多饮多尿和口渴　见于精神性多饮、糖尿病和尿崩症。

5. 尿频尿急伴无痛性血尿　见于膀胱癌。

6. 伴有尿线细、进行性排尿困难　见于前列腺增生。

【问诊要点】

1. 起病原因、诱因，病程长短。

2. 尿频程度（单位时间排尿频率）、每次排尿间隔时间和每次排尿量；尿痛的部位、性质、时间。

3. 尿频是否伴有尿急和尿痛，是否伴血尿、排尿困难、尿流突然中断、发热畏寒、多饮口渴、腹痛腰痛、乏力盗汗、精神抑郁、肢体麻木等。

4. 诊疗经过　包括做过的检查，所用药物的药名、剂量及疗效。

5. 患病以来一般情况，如精神状态、食欲、体重改变、睡眠及大便情况。

6. 有无慢性病史，如结核病，糖尿病，肾炎和尿路结石；有无尿路感染的反复发作史；是否接受导尿、尿路器械检查或流产术，过敏史、手术史、服药史、家族史等。

【考试举例】

简要病史：患者女性，38岁，尿频、尿急、尿痛3天。

本例患者最可能是急性肾盂肾炎引起尿急、尿急、尿痛，因此病史采集内容如下：

一、现病史

1. 根据主诉及相关鉴别询问

（1）发病诱因：有无劳累，受凉或憋尿。是否为月经期，是否接受导尿，尿道器械检查或流产术。

（2）排尿频率，每次排尿间隔及尿量。

（3）尿痛特点：部位、性质、出现的时相（初始段、终末端）。

（4）伴随症状有无尿色改变、排尿困难，有无发热、寒战、盗汗，有无腰痛、腹痛。

（5）发病以后饮食、睡眠、大便及近期体重变化情况。

2. 诊疗经过

（1）是否到医院就诊，做过哪些检查，如血、尿常规，尿培养，肾功能检查等。

（2）治疗情况：是否用过抗生素，疗效如何。

二、其他相关病史

1. 有无药物过敏史。

2. 与该病有关的其他病史,有无尿路感染的反复发作史,检查和治疗情况,有无结核病、糖尿病、尿路结石、盆腔疾病病史,有无手术史,月经婚育史。

【课后作业】

简要病史:患者女性,60 岁,反复尿频、尿急、尿痛半年。

如何进行病史采集?

任务十五 血 尿

【任务目标】

学会血尿病人的病史采集,能对以血尿为主诉病例进行现病史及相关病史的询问。

【相关知识】

一、病因

1. 泌尿系统疾病 见于肾小球疾病、间质性肾炎、尿路感染,泌尿系统结石、结核、肿瘤等。

2. 全身性疾病 感染性疾病、血液病、免疫和自身免疫性疾病可引起肾损害。

3. 尿路邻近器官疾病 见于急慢性前列腺炎、急性盆腔炎或脓肿、宫颈癌、直肠和结肠癌等。

4. 化学物品或药品对尿路的损害 如磺胺药、吲哚美辛、甘露醇、汞、铅、镉等重金属对肾小管的损害;环磷酰胺引起的出血性膀胱炎;抗凝剂如肝素过量也可出现血尿。

二、临床表现

1. 尿颜色的改变 一般血尿时红色随血液量增多而加深。服用某些药物如大黄、利福平,或进食某些红色蔬菜也可排红色尿,但镜检无红细胞。肾脏出血时,尿与血混合均匀,尿呈暗红色;膀胱或前列腺出血尿色鲜红,有时有血凝块;尿呈暗红色或酱油色见于血红蛋白尿。

2. 分段尿异常 起始段血尿提示病变在尿道;终末段血尿提示出血部位在膀胱颈部、三角区或后尿道的前列腺和精囊腺;三段尿均呈红色即全程血尿,提示血尿来自肾脏或输尿管。

3. 镜下血尿 镜下红细胞大小不一、形态多样为肾小球性血尿,见于肾小球肾炎;镜下红细胞形态单一、与外周血近似,为均一型血尿,提示血尿来源于肾后,见于肾盂肾盏、输尿管、膀胱和前列腺病变。

4. 症状性血尿 伴有肾区钝痛或绞痛提示病变在肾脏,膀胱和尿道病变则常有尿频尿急和排尿困难。

5. 无症状性血尿 见于肾结核、肾癌或膀胱癌等早期。

三、伴随症状

1. 伴肾绞痛 见于肾或输尿管结石。

2. 伴尿流中断 见于膀胱和尿道结石。

3. 伴尿流细和排尿困难 见于前列腺炎、前列腺癌。

4. 伴有水肿、高血压、蛋白尿　见于肾小球肾炎。

5. 伴有皮肤黏膜及其他部位出血　见于血液病和某些感染性疾病。

【问诊要点】

1. 起病原因及诱因、时间、起病缓急、病程。是否进食引起红色尿的药品或食物,是否为女性的月经期间,以排除假性血尿;

2. 血尿的颜色、出现时段、是否全程血尿,有无血块

3. 是否伴有肾绞痛、尿流中断、排尿困难、尿频尿急尿痛、水肿、高血压、蛋白尿、肾肿块、皮肤黏膜出血、乳糜尿等。

4. 患病以来一般情况,如精神状态、食欲、体重改变、睡眠及大便情况。

5. 诊治经过　包括做过的检查,所用药物的药名、剂量及疗效。

6. 是否有高血压和肾炎史,有无腰腹部新近外伤和泌尿道器械检查史,过敏史、服药史、职业特点、家族史等。

【考试举例】

简要病史:患者男性,64 岁,间歇无痛肉眼血尿 2 个月。

本例患者最可能是肾癌引起血尿,因此病史采集内容如下:

一、现病史

1. 根据主诉及相关鉴别询问

(1)血尿特点(全程、初始或终末,有无血块及诱因)。

(2)是否伴有腰腹肿块,疼痛或肾绞痛。

(3)是否伴有低热、盗汗、高血压。

(4)病后食欲、大便、睡眠、体重变化情况。

2. 诊疗经过

(1)体格检查情况(肾区肿块,有无精索静脉曲张)。

(2)影像学诊断情况。

(3)药物治疗情况及效果。

二、相关病史

(1)有无有家族肿瘤病史。

(2)有无结核病史、尿路结石史。

(3)有无药物过敏史。

【课后作业】

简要病史:患者男性,48 岁,左侧腰痛伴血尿 3 个月入院。

如何进行病史采集?

任务十六　抽搐与惊厥

【任务目标】

学会抽搐与惊厥病人的病史采集,能对抽搐与惊厥以为主诉病例进行现病史及相关病史的询问。

【相关知识】

一、病因

1. 脑部疾病　见于脑部感染、外伤、肿瘤、血管疾病、寄生虫病等。

2. 全身性疾病　见于全身各种感染、中毒、心血管疾病、代谢障碍、风湿病、突然撤停安眠药或抗癫痫药,还可见于热射病、溺水、窒息、触电等。

3. 神经症　如癔症性抽搐和惊厥。

二、临床表现

1. 全身性抽搐　以全身骨骼肌痉挛为主要表现,典型者为癫痫大发作,表现为患者突然意识模糊或丧失,全身强直、呼吸暂停,继而四肢发生阵挛性抽搐,呼吸不规则,大小便失控,发作约半分钟自行停止,也可反复发作或呈持续状态。发作时可有瞳孔散大,对光反射消失或迟钝、病理反射阳性等。发作停止后不久意识恢复。由破伤风引起者为持续性强直性痉挛,伴肌肉剧烈疼痛。

2. 局限性抽搐　以身体某一局部连续性肌肉收缩为主要表现,大多见于口角、眼睑、手足等。而手足搐搦症则表现间歇性双侧强直性肌痉挛,以上肢手部最典型,呈"助产士手"表现。

三、伴随症状

1. 伴发热　多见于小儿的急性感染,也可见于胃肠功能紊乱、重度失水等。

2. 伴血压增高　可见于高血压病、肾炎、子痫、铅中毒等。

3. 伴脑膜刺激征　可见于脑膜炎、脑膜脑炎、蛛网膜下腔出血等。

4. 伴瞳孔扩大与舌咬伤　见于癫痫大发作。

5. 惊厥发作前有剧烈头痛　可见于高血压、急性感染、蛛网膜下腔出血、颅脑外伤、颅内占位性病变等。

6. 伴意识丧失,见于癫痫大发作、重症颅脑疾病等。

【问诊要点】

1. 发病年龄、病程,发作的诱因、是否孕妇。

2. 抽搐与惊厥发作持续时间、部位,是全身性还是局限性、性质呈持续强直性还是间歇阵挛性,发作时意识状态。

3. 有无大小便失禁、舌咬伤、肌痛等,是否伴发热、血压增高、脑膜刺激征、瞳孔扩大、剧烈头痛、意识丧失等。

4. 诊疗经过　包括做过的检查,所用药物的药名、剂量及疗效。

5. 患病以来一般情况,如精神状态、食欲、体重改变、睡眠及大小便情况。

6. 有无脑部疾病、全身性疾病、癔症、毒物接触、外伤等病史,病儿应询问分娩史、生长发育异常史。

【考试举例】

简要病史:患者男性,3岁,高热2天,惊厥发作半小时。

本例患者最可能是上呼吸道感染引起高热惊厥,因此病史采集内容如下:

一、现病史

1. 根据主诉及相关鉴别询问

(1)发病诱因。

(2)惊厥表现(全身抽搐),发作时间(常在体温骤升的 24 小时内),发作持续时间(一般 10 ~ 15 分钟),发作过后意识状况(很快恢复),共发作次数。

(3)体温多少,是否持续发热,有无寒战。

(4)有无呼吸系统和消化系统等感染症状。

(5)生长发育、喂养状况。

2. 诊疗经过

(1)是否到过医院就诊,做过哪些检查。

(2)治疗情况如何。

二、相关病史

1. 有无药物过敏史。

2. 与该病有关的其他病史　既往惊厥病史、传染病接触史,接种史,出生情况。

【课后作业】

简要病史:患者男孩,2 岁,发热 1 天,惊厥 1 次急诊入院。

如何进行病史采集?

任务十七　意识障碍

【任务目标】

学会意识障碍病人的病史采集,能对以意识障碍为主诉病例进行现病史及相关病史的询问。

【相关知识】

一、病因

1. 重症急性感染　如败血症、肺炎、中毒型菌痢、伤寒、斑疹伤寒、颅脑感染(脑炎、脑膜脑炎、脑型疟疾)等。

2. 颅脑非感染性疾病　见于脑血管疾病、高血压脑病、脑肿瘤、脑脓肿、颅脑损伤等。

3. 内分泌与代谢障碍　见于尿毒症、肝性脑病、肺性脑病、甲状腺危象、甲状腺功能减退、糖尿病性昏迷、低血糖、妊娠中毒症等。

4. 水、电解质平衡紊乱　如低钠血症、低氯性碱中毒、高氯性酸中毒等。

5. 中毒　如安眠药、有机磷杀虫药、一氧化碳、乙醇和吗啡等中毒。

6. 物理性及缺氧性损害　如中暑、触电、高山病等。

二、临床表现

1. 嗜睡　是最轻的意识障碍,是一种病理性倦睡,患者陷入持续的睡眠状态,可被唤醒,并能正确回答和做出各种反应,但当刺激去除后很快又再入睡。

2. **意识模糊**　是较嗜睡为深的一种意识障碍,患者能保持简单的精神活动,但对时间、地点、人物的定向能力发生障碍。

此外,还有一种以兴奋性增高为主的中枢急性活动失调状态,称为谵妄。表现为意识模糊、定向力丧失、感觉错乱(幻觉、错觉)、躁动不安、言语杂乱。

3. **昏睡**　是接近于人事不省的意识状态,患者处于熟睡状态,不易唤醒。强烈刺激下(如压迫眶上神经,摇动患者身体等)可被唤醒,但很快又再入睡。醒时答话含糊或答非所问。

4. **昏迷**　是严重的意识障碍,表现为意识持续的中断或完全丧失。按其程度可分为三阶段。

(1)轻度昏迷:意识大部分丧失,无自主运动,对声、光刺激无反应,对疼痛刺激尚可出现痛苦的表情或肢体退缩等防御反应。角膜反射、瞳孔对光反射、眼球运动、吞咽反射等可存在。

(2)中度昏迷:对周围事物及各种刺激均无反应,对于剧烈刺激可出现防御反射。角膜反射减弱,瞳孔对光反射迟钝,眼球无转动。

(3)深度昏迷:全身肌肉松弛,对各种刺激全无反应。深、浅反射均消失。

三、伴随症状

1. **伴发热**　先发热然后有意识障碍,可见于重症感染性疾病;先有意识障碍然后有发热,见于脑出血、蛛网膜下腔出血、巴比妥类药物中毒等。

2. **伴呼吸缓慢**　提示呼吸中枢受抑制,可见于吗啡、巴比妥类、有机磷杀虫药等中毒。

3. **伴瞳孔散大**　可见于颠茄类、乙醇、氰化物等中毒以及癫痫等。

4. **伴瞳孔缩小**　可见于吗啡类、巴比妥类、有机磷杀虫药等中毒。

5. **伴心动过缓**　可见于颅内高压、房室传导阻滞以及吗啡类、毒蕈等中毒。

6. **伴高血压**　可见于高血压脑病、脑血管意外、肾炎、尿毒症等。

7. **伴低血压**　可见于各种原因的休克。

8. **伴出血点、淤斑和紫癜**　可见于严重感染和出血性疾病。

9. **伴脑膜刺激征**　见于脑膜炎、蛛网膜下腔出血等。

【问诊要点】

1. 起病时间、发病前后情况、诱因。

2. 意识障碍的病程、程度。

3. 有无伴随症状　如发热、头痛、呕吐、腹泻、皮肤黏膜出血、呼吸缓慢、瞳孔变化、心动过缓、血压变化、皮肤黏膜改变、脑膜刺激征及感觉与运动障碍等。

4. 患病以来一般情况,如精神状态、食欲、体重改变、睡眠及大小便情况。

5. 诊治经过,包括做过的检查、使用药物及剂量、疗效等。

6. 有无急性感染休克、高血压、动脉硬化、糖尿病、肝肾疾病、肺源性心脏病、癫痫、颅脑外伤、肿瘤等病史,有无服毒及毒物接触史,手术史、服药史、职业特点,家族史等。

【考试举例】

简要病史:患者女性,32岁,农民,昏迷伴呕吐,呕吐物大蒜味3小时。

本例患者最可能是有机磷农药中毒引起意识障碍,因此病史采集内容如下:

一、现病史

1. 根据主诉及相关鉴别询问

(1)昏迷起病方式(被人发现),昏迷发生前病人情况,昏迷时的现场和周围情况(如农药瓶、衣物及呼吸气味)。

(2)有无自杀意图,毒物来源、品种、数量及中毒途径。

(3)昏迷伴随症状,如呕吐、出汗、呼吸急促等。

(4)有无大小便失禁和外伤情况。

2. 诊疗经过

(1)是否进行过急救处理。

(2)治疗情况如何。

二、相关病史

1. 有无药物过敏史。

2. 与该病有关的其他病史　既往有无类似情况,有无精神异常。

【课后作业】

简要病史:患者女性,65 岁,突然头痛、昏迷 4 小时。

如何进行病史采集?

（尹春霞）

项目三 病 例 分 析

 学习目标

1. 掌握病例分析的方法。
2. 熟悉病例分析的内容和流程。
3. 学会病例分析的分析思路。

【任务描述】

病例分析主要是检测分析者综合医学知识和实践经验的能力和水平,分析者根据提供的简要病史资料,应用正确的临床思维方法,进行分析,作出诊断和鉴别诊断并写出依据,提出进一步诊治方法。

【分析要点】

一、诊断

1. 依据病例中的病史、症状、体征和辅助检查的内容进行诊断。
2. 先抓住特征性症状或体征,再参照其他线索。
3. 诊断要写全,要主次有序。

二、诊断依据

根据病史及辅助检查中给的资料,按诊断的顺序对应列出。

三、鉴别诊断

1. 围绕主要症状考虑鉴别诊断。
2. 围绕主要诊断考虑鉴别诊断。
3. 病史资料不能排除的有关疾病要做鉴别诊断
4. 只要求写出需要鉴别的疾病名称。

四、进一步检查

1. 需要鉴别排除诊断的项目需进一步检查。
2. 可能出现的并发症需进一步检查。
3. 与明确诊断有关的项目需进一步检查。
4. 需要动态了解疾病变化的项目需进一步检查。

五、治疗

治疗原则,要主次分明。包括一般治疗,内科治疗,外科治疗。

任务一 慢性阻塞性肺病

【任务要点】

1. 掌握慢性阻塞性肺疾病的病因、临床表现、诊断及治疗原则。

2. 熟悉慢性阻塞性肺疾病的鉴别诊断。

3. 学会对慢性阻塞性肺疾病的病例分析。

【相关知识】

慢性阻塞性肺疾病(COPD)是一种具有气流受限特征的疾病,气流受限不完全可逆、呈进行性发展,肺功能检查对确定气流受限有重要意义。COPD 起病缓慢、病程较长。一般均有咳、痰、喘、炎等慢支炎的症状,其标志性症状是进行性呼吸困难。急性加重期痰量增多,进一步加重通气功能障碍,使胸闷、气促加剧,严重时可出现呼吸衰竭的症状等。早期可无异常体征,随疾病进展出现阻塞性肺气肿的体征,并发感染时肺部可有湿啰音。肺功能检查、胸部 X 线检查、血气分析有助于诊断。肺功能检查 FEV_1/FVC 是 COPD 的一项敏感指标,对诊断有重要价值。COPD 应与支气管哮喘、支气管扩张症等病相鉴别。COPD 稳定期治疗原则包括加强疾病教育及戒烟、支气管舒张药、家庭氧疗及康复治疗等;急性加重期治疗原则包括控制性氧疗、抗生素、支气管舒张药、糖皮质激素短期应用、并发症治疗等。

【分析思路】

1. 从所给病例资料中找出符合 COPD 诊断的依据

(1)病史:如老年患者、吸烟史、患慢性支气管炎等病因或诱因。

(2)症状:包括起病缓慢、病程较长,有慢性咳嗽、咳痰等慢支的症状;进行性加重的气短或呼吸困难;严重时可出现呼吸衰竭等症状。

(3)体征:主要有桶状胸,呼吸运动减低,语颤减弱,叩诊过清音,肺下界下移,听诊呼吸音普遍减弱,呼气延长。并发感染时肺部可有湿啰音。

(4)辅助检查:肺功能检查 FEV_1/FVC 是 COPD 的一项敏感指标。胸部 X 线检查早期胸片可无异常变化,随病情进展可出现两肺纹理增粗、紊乱,合并肺气肿可见胸廓扩张,肋间隙增宽,两肺野透亮度增加。血气分析对确定发生低氧血症、高碳酸血症、酸碱平衡失调以及判断呼吸衰竭的类型有重要价值。合并细菌感染时,血白细胞升高,痰培养可检出病原菌。

2. 对病例严重程度的分级及分期

(1)分级标准:根据 FEV_1/FVC、FEV1 预计值可分为 Ⅰ、Ⅱ、Ⅲ、Ⅳ级。

(2)分期:病程可分为急性加重期和稳定期。

3. 根据病例提出需要鉴别的疾病 COPD 主要与支气管哮喘、支气管扩张症、肺结核、间质性肺疾病、肺癌等疾病鉴别。

4. 制定治疗原则

(1)稳定期治疗:加强疾病教育,戒烟;支气管舒张药、家庭氧疗、康复治疗等。

(2)急性加重期治疗:控制性氧疗、抗生素、支气管舒张药、糖皮质激素短期应用。

(3)并发症治疗。

【考试举例】

患者男性,64 岁。咳嗽、咳痰、喘息 30 余年,活动后气促 10 余年,下肢水肿 1 周。30 年来每年冬季咳嗽、咳痰、喘息,持续 3~4 个月,经抗感染及平喘治疗症状有所缓解。近 10 余年来于症状加重时出现活动后心悸、气促。1 周前因感冒症状加重,并出现少尿、下肢水肿,抗感染治疗效果不佳。发病以来食欲差,有时夜间发作呼吸困难,体重无明显变化。既往曾吸烟 30 年,每日 20 支。查体:T 37.5℃,P 110 次/分,R 26 次/分,BP 135/70mmHg,神志清,口唇略发绀,颈静脉怒张,桶状胸,双肺叩诊过清音,双肺呼吸音弱,呼气延长,双肺散在哮鸣音,肺底部可闻及少许湿性啰音,心界缩小,剑突下可见心尖搏动。肝肋下 2cm,触痛阳性,肝颈静脉回流征阳性,脾肋下未及,移动性浊音可疑阳性。双下肢水肿(++)。

辅助检查:WBC 5×10^9/L,N 92%。

要求:根据以上病史摘要,请将诊断及诊断依据、鉴别诊断、进一步检查与治疗原则写在答题纸上(注:本项目内其他考试举例均按此要求答题)。

一、诊断及诊断依据(8 分)

(一) 诊断

1. 慢性喘息性支气管炎急性发作;

2. 阻塞性肺气肿;

3. 慢性肺源性心脏病;

4. 心功能不全失代偿期。

(二) 诊断依据

1. 慢性喘息性支气管炎急性发作 ①长期大量吸烟史;②慢性咳、痰、喘病史,咳嗽、咳痰症状加重,伴发热;③双肺干湿性啰音;④中性粒细胞比例升高。

2. 阻塞性肺气肿 ①活动后气促 10 年;②肺气肿体征。

3. 慢性肺源性心脏病、心功能失代偿期 ①右心扩大体征;②右心功能衰竭的临床表现。

二、鉴别诊断(5 分)

支气管哮喘、冠心病、心肌病、心包积液、肺癌等。

三、进一步检查(4 分)

1. 血气分析、电解质、肝肾功能、痰培养+药敏;

2. 胸片、超声心动图;

3. 心电图检查。

四、治疗原则(3 分)

1. 一般治疗 持续低流量吸氧、休息;

2. 抗感染治疗 联合使用抗生素,或广谱抗生素;

3. 化痰、止咳、平喘;

4. 纠正心力衰竭;

5. 康复治疗。

【课后作业】

患者,57 岁。7 年前因受凉出现发热、咳嗽,无胸痛、咯血,经治疗后缓解,但以后每冬春季节,咳嗽、咳痰反复发作,多在夜间和晨起咳嗽明显,活动不受限,能正常进行体力劳动。患者自发病来,多次在当地医院使用抗生素和止咳药物效果均不明显。既往体健,无慢性病史,长期吸烟 15 年,每日 5~6 支,无酗酒。查体:T 36.5℃,P 75 次/分,R 30 次/分,BP 140/80mmHg,双肺呼吸音粗,未闻及明显干湿啰音,未闻及胸膜摩擦音,心界不大,心率 75 次/分,律齐,腹软,肝脾未及。辅助检查:WBC 7.5×10^9/L,淋巴细胞 0.74,血红蛋白 126g/L,PLT 134×10^9/L,血生化检查正常,胸部 HRCT:肺气肿、肺大泡、主动脉硬化。心电图:正常腹部超声:轻度脂肪肝,肝囊肿。肺功能:正常。

要求:根据以上病史摘要,请将诊断及诊断依据、鉴别诊断、进一步检查与治疗原则写在答题纸上。(**注:本项目内其他课后作业均按此要求答题**)

任务二　支气管哮喘

【任务要点】

1. 掌握支气管哮喘的病因、临床表现、诊断及治疗原则。

2. 熟悉支气管哮喘的鉴别诊断。

3. 学会对支气管哮喘的病例分析。

【相关知识】

支气管哮喘(简称哮喘),是一种以嗜酸性粒细胞、肥大细胞反应为主的气道变应性炎症和气道高反应性为特征的疾病。临床表现为反复发作性伴有哮鸣音的呼气性呼吸困难、胸闷或咳嗽,可自行或治疗后缓解。临床上分为外源性哮喘和内源性哮喘。虽气道阻塞症状可逆,但重症哮喘时可危及生命。哮喘发作时可有嗜酸性粒细胞增高;胸部 X 线检查可见两肺透亮度增加,呈过度充气状态;相关呼气流速的全部指标(FEV_1、FEV_1/$FVC\%$、MMFR、PEFR 等)均显著下降。若长期反复发作可发展成为阻塞性肺气肿。反复发作,弥漫性哮鸣音、症状可逆,排除其他引起哮喘的疾病是诊断典型哮喘的要点。主要须与心源性哮喘、喘息型慢性支气管炎、支气管肺癌相鉴别。治疗目的是控制症状、减少发作、提高生活质量,尽量防止形成不可逆气流受阻、维持正常的肺功能和避免哮喘导致的死亡。

【分析思路】

1. 从所给病例资料中找出符合哮喘诊断的依据

(1)病史:如发病年龄、接触变应原、冷空气、上呼吸道感染、运动等诱因。

(2)症状:反复发作性伴有哮鸣音的呼气性呼吸困难、胸闷或咳嗽,可自行或治疗后缓解。

(3)体征:发作时可在双肺闻及哮鸣音,呼气相延长;严重时可出现肺气肿征。并发感染时肺部可有湿啰音。

(4)辅助检查:①血嗜酸性粒细胞增高。②胸部 X 线检查发作时双肺透亮度增加。③不典型或轻症哮喘可用激发试验证实气道高反应性的存在。支气管激发试验或运动试验阳性;支气管舒张试验阳性;昼夜峰流速变异率≥20%。④特异性变应原检测和特异过敏原的补体试验。

2. 对病例严重程度的分级及分期

(1)分级标准:根据日常生活影响及 PaO_2、SaO_2 值可分为轻度、中度、重度、极重度。

(2)分期:病程可分为急性发作期和慢性持续期。

3. 根据病例提出需要鉴别的疾病　哮喘主要与心源性哮喘、喘息型慢性支气管炎、支气管肺癌等疾病鉴别。

4. 制定治疗原则

急性加重期治疗原则为控制性氧疗、抗生素、支气管舒张药、糖皮质激素短期应用。

(1)消除病因:应避免接触过敏原、避免上呼吸道感染等,去除各种诱发因素。

(2)控制急性发作:解痉、抗炎、去除气道黏液栓,保持呼吸道通畅,防止继发感染。

(3)巩固治疗、改善肺功能、防止复发、提高病人的生活质量。

稳定期治疗原则为加强疾病教育,戒烟;支气管舒张药、家庭氧疗、康复治疗等。

并发症治疗如并发严重呼吸衰竭的患者可使用机械通气治疗。

【考试举例】

患者女性,23 岁,反复喘息发作 10 年,复发 3 天。其 6 岁时在进食鱼虾后突然发生呼吸困难,喉中哮鸣有声,不能平卧,经治疗缓解。后常因饮食不当或受凉而发作,不能自行缓解。3 天前因劳累、受凉而出现呼吸困难、喉中哮鸣有声,痰鸣如吼,呼吸急促,胸闷,时有咳嗽和白色黏液痰,头痛。查体:T 36.5℃,P 90 次/分,R 22 次/分,BP 120/80mmHg。营养中等,发育正常,双肺呼吸音粗,满布哮鸣音,尤以呼气时明显。心脏未见异常。腹式呼吸运动明显。血常规:WBC 11×10^9/L,中性粒细胞80%,嗜酸性粒细胞8%。胸片平片见双肺透亮度增加,肺纹理增多。动脉血气分析:PaO_2 80mmHg,$PaCO_2$ 30mmHg,pH 7.41。

一、诊断及诊断依据(8 分)

(一) 诊断

支气管哮喘

(二) 诊断依据

1. 反复发作呼吸困难伴有哮鸣音。

2. 发作时双肺可闻及弥漫性哮鸣音,尤以呼气时明显。

3. 辅助检查　胸片平片双肺透亮度增加,肺纹理增多;血常规 WBC 11×10^9/L,中性粒细胞80%,嗜酸性粒细胞8%。

二、鉴别诊断(5 分)

心源性哮喘、急性支气管炎、COPD、嗜酸性粒细胞肺浸润症等。

三、进一步检查(4 分)

1. 肺功能(支气管激发试验或舒张试验);

2. 血气分析;

3. 心电图检查;

4. 血清 IgE 检测;

5. 过敏原皮试。

四、治疗原则(3分)

1. 联合使用支气管舒张剂(β_2 受体激动剂、茶碱、抗胆碱药物)。

2. 吸入糖皮质激素。

3. 抗感染治疗。

4. 病情监测和健康教育。

【课后作业】

患者男性,35 岁。咳嗽、发热 2 周,喘息 5 天。2 周前受凉后出现咽痛、咳嗽、发热,以干咳为主,最高体温37.8℃。口服"感冒药"后发热症状明显改善,但咳嗽症状未改善。5 天前出现喘息,夜间明显,自觉呼吸时有"喘鸣音"。常常于夜间憋醒。接触冷空气或烟味后症状可加重。既往患"过敏性鼻炎"5 年,经常使用"抗过敏药物"。无烟酒嗜好。其父患湿疹多年。查体:T 36.2℃,P 80 次/分,R 24 次/分,BP 110/70mmHg,意识清楚,口唇无发绀,颈静脉无充盈。双肺可闻及散在哮鸣音。心界不大,HR 80 次/分,律齐,未闻及杂音。腹软,肝脾肋下未触及,双下肢无水肿,未见杵状指。辅助检查:血常规:WBC 7.6×10^9/L,N 75%,L 12%,E 10%(正常值 0.5%～5%),Hb 135g/L,PLT 240×10^9/L。胸片未见明显异常。

任务三 肺 炎

【任务要点】

1. 掌握肺炎的病因、临床表现、诊断及治疗原则。

2. 熟悉肺炎的鉴别诊断。

3. 学会对肺炎的病例分析。

【相关知识】

肺炎是指由病原微生物、理化因素、免疫损伤、过敏及药物所致的终末气道、肺泡和肺间质的炎症。肺炎按解剖部位可分为大叶性肺炎、小叶性肺炎、间质性肺炎;按病因可分为细菌性肺炎、病毒性肺炎、非典型病原体所致肺炎、真菌性肺炎、其他病原体所致的肺炎、理化因素所致的肺炎、化学性肺炎、过敏性肺炎、药物所致的肺炎;按患病环境可分为社区获得性肺炎(CAP)、医院获得性肺炎(HAP)。肺炎球菌肺炎最常见,好发于健康的青壮年,有受凉、淋雨或上呼吸道感染等诱因。X 线胸片对诊断有帮助。本病应与急性肺脓肿、其他病原体引起的肺炎、肺结核等相鉴别。治疗重点是积极有效的抗菌治疗,首选青霉素 G。如出现休克给予抗休克治疗。

【分析思路】

1. 从所给病例资料中找出符合肺炎诊断的依据

(1)病史:如青壮年、有受凉淋雨或上呼吸道感染等诱因。

(2)症状:急性起病,高热、寒战、咳嗽、咳铁锈色痰或黏液脓性痰、气急、胸痛。感染重者可出现感染性休克。

(3)体征:具备肺实变的体征。

(4)辅助检查:①白细胞总数增高或中性粒细胞比例增高。②X 线胸片可见叶、段性均匀的大片密度增高阴影。③血或痰培养出肺炎链球菌。

2. 根据病例提出需要鉴别的疾病　主要与急性肺脓肿、传染性非典型肺炎、其他病原体引起的肺炎、肺结核、支气管肺癌、肺血栓栓塞症等相鉴别。

3. 制定治疗原则　抗生素治疗、对症支持治疗、并发症防治。

【考试举例】

患者男性,25 岁。因高热、咳嗽 3 天急诊入院。患者 3 天前淋雨后出现寒战,体温高达 40.2℃,伴咳嗽、咳痰,痰少呈铁锈色,无痰中带血,无胸痛。门诊给口服头孢拉定及止咳、退热剂 3 天后不见好转,体温仍波动于 38.5 ~ 40.2℃。查体:T 39.3℃,P 100 次/分,R 20 次/分,BP 120/80mmHg。急性病容,神志清楚,咽(–),气管居中。左中上肺语颤增强,叩诊浊音,可闻及湿性啰音。心脏叩诊心界不大,心率 100 次/分,律齐,无杂音。腹平软。实验室检查:Hb 145g/L,WBC 12.5 ×10⁹/L,N 85%,L 15%,PLT 200 ×10⁹/L;尿常规(–);粪便常规(–)。

一、诊断及诊断依据(8 分)

(一) 诊断

肺炎球菌性肺炎。

(二) 诊断依据

1. 青年男性,急性病程。

2. 淋雨后突发寒战、高热、咳嗽、咳铁锈色痰。

3. 查体　体温 39.3℃,急性病容,左中上肺叩浊音,语颤增强,可闻及湿性啰音。

4. 辅助检查　血 WBC 增高,中性粒细胞比例增高。

二、鉴别诊断(5 分)

其他类型肺炎:肺炎克雷白杆菌肺炎、葡萄球菌肺炎、肺炎衣原体肺炎,肺结核、急性肺脓肿、肺癌等。

三、进一步检查(4 分)

1. X 线胸片;

2. 痰检　直接涂片、痰培养 + 药敏、痰找结核菌及肿瘤细胞。

四、治疗原则(3 分)

1. 抗生素治疗;

2. 对症支持治疗。

【课后作业】

患者男性,68 岁。发热、咳嗽 5 天。患者 5 天前洗澡受凉后,出现寒战,体温高达 40℃,伴咳嗽、咳痰,痰量不多,为白色黏痰。无胸痛,无痰中带血,无咽痛及关节痛。门诊用双黄连及退热止咳药后,体温仍高,在 37.8 ~ 39.6℃之间波动。体检:T 38.5℃,P 100 次/分,R 20 次/分,BP 135/85mmHg。咽无充血,颈静脉无怒张,气管居中,胸廓无畸形,呼吸平稳,左上肺叩浊,语颤增强,可闻湿性啰音,心界不大,心率 100 次/分,律齐,无杂音,腹软,肝脾未及。实验室检查:Hb 130g/L,WBC 11.7 ×10⁹/L,分叶 79%,嗜酸性粒细胞 1%,淋巴细胞 20%,PLT 210 ×10⁹/L。尿常规(–),便常规(–)。

任务四 肺 结 核

【任务要点】

1. 掌握肺结核的临床表现、诊断及治疗原则。

2. 熟悉肺结核的鉴别诊断。

3. 学会对肺结核的病例分析。

【相关知识】

肺结核是由结核分枝杆菌感染引起的,主要累及肺实质的慢性传染性疾病。传染源主要是排菌的肺结核患者(尤其是痰菌阳性、未经治疗者),呼吸道传染是最重要的传播途径。肺结核基本病变包括渗出性病变、增生性和变质性三种,其特征性病理改变是结核结节和干酪样坏死。典型肺结核起病缓慢,病程较长。可有结核中毒症状和呼吸道症状。肺病变范围较广时,叩诊呈浊音,听诊闻及支气管呼吸音和细湿啰音。结核病分五型:原发型肺结核(Ⅰ型)、血行播散型肺结核(Ⅱ型)、浸润型肺结核(Ⅲ型)、慢性纤维空洞型肺结核(Ⅳ型)、结核性胸膜炎(Ⅴ型)。X 线检查是诊断肺结核的重要方法,痰结核菌检查是确诊肺结核的主要依据。肺结核应与支气管肺癌、肺炎、肺脓肿等仔细鉴别。化学药物治疗对结核病的控制起着决定性作用,合理的化疗必须遵循早期、联合、规则、适量、全程的原则,其中以规则用药最为重要。

【分析思路】

1. 从所给病例资料中找出符合肺结核诊断的依据

(1)病史:如结核病患者接触史。

(2)症状:可有午后低热、盗汗、乏力、食欲减退等结核中毒症状和咳嗽、咳痰及咯血等呼吸道症状。

(3)体征:可因临床类型不同而异,如叩诊呈浊音,听诊闻及支气管呼吸音和细湿啰音等。

(4)辅助检查:胸部 X 线检查是诊断肺结核的重要方法,可对其病灶部位、范围、性质、病变演变及治疗效果作出判断。痰结核菌检查是确诊肺结核的主要依据,也是考核疗效、随访病情的重要指标。结核病的诊断应明确结核病的分类、痰菌检查结果、化疗史、病变范围及部位等。

2. 根据病例提出需要鉴别的疾病　与支气管肺癌、肺炎、肺脓肿等疾病鉴别。

3. 制定治疗原则

(1)合理化学药物治疗,必须遵循早期、联合、规则、适量、全程的原则,其中以规则用药最为重要。

(2)对症支持治疗。

【考试举例】

患者男性,30 岁。因低热伴咳嗽 1 年来就诊。患者于 1 年前受凉后出现低热,下午明显,体温最高不超过 38℃。咳嗽,咳少量白色黏痰,无咯血和胸痛,自认为"感冒",服用抗感冒药和止咳药后无明显好转,未去医院检查,但逐渐乏力,工作力不从心,有时伴夜间盗汗。病后进食和睡眠稍差,体重稍有下降(具体未测量),二便正常。既往体健,平时不吸烟,有肺结核接触史。查体:T 37.8℃,P 86 次/分,R 20 次/分,BP 120/80mmHg。神清,无皮疹,浅表淋巴结无肿大,巩膜无黄染,咽(−)、气管居中。右上肺叩诊稍浊,语颤稍增强,可闻及支气管肺泡呼吸音和少量湿性啰音,心腹检查未见异常。实验室检查:Hb 130g/L,WBC 9.0×10^9/L,N 68%,L 32%,PLT 138×10^9/L,ESR 35mm/h;尿常规(−),粪便常规(−),PPD 试验强阳性。

一、诊断及诊断依据(8分)

(一)诊断
浸润型肺结核。

(二)诊断依据
(1)青年男性,慢性病程,既往有肺结核接触史。

(2)有午后低热、盗汗、咳嗽、咳痰及咯血等结核中毒症状和呼吸道症状。

(3)查体 T 37.8℃,右上肺叩诊稍浊,语颤稍增强,可闻及支气管肺泡呼吸音和少量湿性啰音。

(4)辅助检查白细胞不高,ESR 增高,PPD 试验强阳性。

二、鉴别诊断(5分)

肺癌、肺炎球菌肺炎、肺脓肿等。

三、进一步检查(4分)

(1)X 线胸片或胸部 CT;

(2)痰找结核杆菌,痰培养;

(3)纤维支气管镜检查;

(4)其他检查:如结核抗原及抗体、肿瘤标记物检测,痰中找肿瘤细胞等。

四、治疗原则(3分)

(1)抗结核化疗:原则是早期、联用、适量、规律和全程用药。

(2)对症治疗。

【课后作业】

患者男性,57 岁。2 年前不明原因反复咳嗽,无痰或者少量白色黏液痰,咳嗽无明显的时间和季节特点,患者自述在夜间明显,无胸痛、胸闷,无憋喘,活动耐力下降。曾多次在当地医院使用抗生素和止咳药物效果均不明显。既往体健,无慢性病史,长期吸烟 15 年,每日 5～6 支,无酗酒。查体:T 38℃,P 75 次/分,R 30 次/分,BP 140/80mmHg,神志清楚,查体合作,发育正常,营养中等,皮肤黏膜无黄染及皮疹,浅表淋巴结无肿大,右上肺呼吸音粗,未闻少量湿啰音,未闻及胸膜摩擦音。心前区无隆起,叩诊心界不大,心率 75 次/分,律规整,心音有力,未闻及杂音,腹软无压痛及反跳痛,肝脾肋下未及移动性浊音阴性,双下肢无水肿,神经系统检查未见异常。辅助检查:WBC 7.5×10^9/L,淋巴细胞 0.74,血红蛋白 126g/L,PLT 134×10^9/L;胸部 X 线检查显示"云絮状"阴影;心电图正常。

（尹春霞）

任务五 血胸和气胸

【任务要点】

1. 掌握气胸、血胸的分类、症状、体征、辅助检查、治疗原则。

2. 熟悉血胸和气胸的鉴别诊断。

3. 学会对血胸和气胸疾病的病例分析。

【相关知识】

(一) 气胸

伤后空气进入胸膜腔,胸膜腔内积气称为气胸,分为闭合性气胸、开放性气胸和张力性气胸三类。

(二) 血胸

胸部损伤引起胸膜腔内积血,称为损伤性血胸。血胸发生后,如出血量大可出现失血性休克。同时胸膜腔内积血增多,伤侧肺受压萎陷,并将纵隔推向健侧,可造成呼吸与循环功能障碍。由于肺、膈肌与心脏运动有去纤维蛋白作用,胸膜腔内少量积血多不凝固。若出血快且量多,则去纤维蛋白作用则不完全,积血凝固成块,称为凝固性血胸。血块机化后,形成纤维组织束缚肺和胸廓,限制了呼吸运动,使肺功能受损。

【分析思路】

1. 从所给病例资料中找出符合气胸或血胸诊断的依据

(1)病史:有外伤或出血等病因或诱因。

(2)症状:出现胸闷、气促或呼吸困难,重者有发绀或休克表现。

(3)体征:伤侧胸廓饱满,肋间隙增宽,呼吸运动减弱,气管可向健侧移位。叩诊呈鼓音,听诊呼吸音减弱或消失。或胸壁可见伤口与胸膜腔相通,并能听到随呼吸气体进出胸膜腔的响声。或出现面色苍白、脉搏细弱、呼吸急促、血压下降等失血性休克表现等。

(4)辅助检查:胸部 X 线检查显示不同程度积气与肺萎陷,或纵隔移位;或胸部 X 线检查显示肋膈角变钝,或伤侧胸膜腔有大片积液阴影,纵隔向健侧移位。胸膜腔穿刺抽出血液。

2. 根据病例提出需要鉴别的疾病 气胸和血胸主要与肋骨骨折、心包堵塞等疾病鉴别。

3. 制定治疗原则

(1)闭合性气胸:小量气胸,无需特殊治疗。大量气胸,须胸膜腔穿刺抽气,或行胸膜腔闭式引流术,促使肺复张。同时应用抗生素预防胸膜腔感染。

(2)开放性气胸:需紧急处理,应迅速封闭胸壁伤口,使开放性气胸变为闭合性气胸。

(3)张力性气胸:是致死性的危急重症,紧急抢救是立即排气,迅速降低胸膜腔内压力。

(4)非进行性小量血胸:可自行吸收,较多者早期胸腔闭式引流;进行性血胸防低血容量性休克的同时剖胸探查止血;凝固性血胸尽快手术清除血块,以防止感染和机化。

【考试举例】

男性,30 岁,15 分钟前左上胸被汽车撞伤,胸痛,憋气。尤其在深呼吸、咳嗽或变换体位时胸痛加剧。既往体健,查体:T 36.8℃,P 125 次/分,R 37 次/分,BP 85/60mmHg,神清合作,痛苦状,呼吸急促,吸氧下呼吸紧迫反而加重,伴口唇发绀,颈静脉怒张不明显。气管右侧移位。左胸廓饱满,肋间隙增宽,呼吸运动较右胸弱。左胸壁骨擦音(第5、6肋),局部压痛明显。皮下气肿,颈部至胸部可触及皮下积气感。左胸叩鼓音,呼吸音消失,未闻及啰音。左心界叩诊不清,心律齐,心率125 次/分,心音较弱,未闻及杂音。腹部平软,无压痛或肌紧张,肠鸣音正常,四肢活动正常,未引出病理反射。

一、诊断及诊断依据(8分)

(一)诊断

1. 左侧胸部闭合性损伤伴休克。
2. 左侧张力性气胸。
3. 左胸部多发肋骨骨折。

(二)诊断依据

1. 左胸部外伤史,血压下降、脉率增快等休克体征。
2. 外伤后左胸第5、6肋有骨擦音,局部压痛明显,提示多发肋骨骨折。
3. 外伤性肋骨骨折,休克,呼吸困难、口唇发绀、皮下气肿、气管右侧移位、左胸叩鼓音,呼吸音消失等症状和体征,均提示有张力性气胸。

二、鉴别诊断(5分)

1. 闭合性气胸。
2. 多根多处肋骨骨折。
3. 血胸。
4. 心包积血。

三、进一步检查(4分)

1. 立即胸穿,闭式引流,检查与紧急处理结合。
2. 胸部X线正、侧位片。
3. 心电图,血压持续监测,做血气分析。

四、治疗原则(3分)

1. 纠正休克,输血补液,保持呼吸道的通畅,吸氧。
2. 胸腔穿刺,闭式引流,密切观察病情,必要时开胸探查。
3. 使用抗生素防止感染,同时对症处理。

【课后作业】

患者,男性,32岁。40分钟前被尖刀刺伤右侧前胸,咳血痰、呼吸困难。

查体:T 36.5℃,P 96 次/分,R 30 次/分,BP 107/78mmHg。神志清楚,查体合作,烦躁不安。右前胸有小面积皮下气肿,右锁骨中线第4肋间可见3cm长创口,随呼吸有气体进出伤口响声。伤侧胸部叩诊呈鼓音,听诊呼吸音减弱或消失。

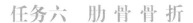

任务六　肋　骨　骨　折

【任务要点】

1. 掌握肋骨骨折的临床表现、诊断及治疗。

2. 熟悉肋骨骨折的病理生理。

3. 学会对肋骨骨折的病例分析。

【相关知识】

在胸部损伤中,肋骨骨折最为常见。肋骨骨折主要病因是外来暴力撞击胸部所致。根据暴力程度与作用部位不同,可分为单根或多根肋骨骨折,同一肋骨可发生一处或多处骨折。表现为伤处胸壁疼痛,尤其在深呼吸、咳嗽或变换体位时疼痛加剧。根据伤情的轻重及肋骨骨折的范围大小可出现不同程度的呼吸困难和循环障碍。查体时,受伤胸壁明显压痛、肿胀。可有骨摩擦感、胸廓挤压试验阳性。多根多处肋骨骨折可有胸廓变形、胸壁软化及反常呼吸运动。肋骨骨折断端刺破胸膜壁层、肺脏、肋间血管,可出现皮下气肿、气胸、血胸等相应体征。胸部 X 线摄片是肋骨骨折重要的检查方法,不仅可以明确骨折的诊断,同时可以判断有无合并气胸、血胸。治疗重点是镇痛、固定、防治并发症。

【分析思路】

1. 从所给病例资料中找出符合肋骨骨折诊断的依据

(1)病史:有直接暴力或间接暴力作用于机体的病因。

(2)症状:伤处胸壁疼痛,可出现不同程度的呼吸困难和循环障碍。

(3)体征:受伤胸壁明显压痛、肿胀。可有骨摩擦感、胸廓挤压试验阳性。可出现皮下气肿、气胸、血胸等体征。

(4)辅助检查:胸部 X 线检查可见骨折断裂线或肋骨断端错位。

2. 制定治疗原则　治疗重点是镇痛、固定、防治并发症。镇痛可酌情使用口服或肌注镇静、镇痛药物,或使用患者自控止痛装置(镇痛泵)、肋间神经阻滞,甚至硬膜外置管镇痛。固定胸廓的方法因肋骨骨折的损伤程度和范围不同而异。鼓励患者咳嗽排痰,早期下床活动,减少呼吸系统的并发症。

【考试举例】

男性,37 岁,不慎从高处跌落,右胸撞伤,自觉胸痛,尤其在深呼吸、咳嗽或变换体位时疼痛加剧。既往体健,查体:T 37℃,P 100 次/分,R 32 次/分,BP 125/70mmHg,神清合作,痛苦状,呼吸急促,伴口唇轻度发绀。右侧胸壁畸形伴明显压痛,胸廓挤压试验阳性,右胸壁有骨擦音(第 4、5、6 肋)。右胸壁可见反常呼吸运动,右肺呼吸音减弱。腹部平软,无压痛或肌紧张,肠鸣音正常,四肢活动正常,未引出病理反射。

一、诊断及诊断依据(8 分)

(一) 诊断

1. 右侧胸部闭合性损伤;

2. 右胸多根多处肋骨骨折伴休克。

(二) 诊断依据

1. 胸部外伤史,脉率快、口唇轻度发绀等早期休克体征。

2. 右侧胸壁畸形伴明显压痛,胸廓挤压试验阳性,右胸壁有骨擦音(第 4、5、6 肋),右胸壁可见反常呼吸运动,提示多根多处肋骨骨折。

二、鉴别诊断(5 分)

需与气胸、血胸、血气胸鉴别。

三、进一步检查(4 分)

1. 胸部 X 线正、侧位片;
2. 心电图;
3. 电解质、血压持续监测,做血气分析。

四、治疗原则(3 分)

1. 镇痛,保证呼吸道通畅。
2. 处理胸壁软化,消除反常呼吸运动,改善呼吸与循环功能。
3. 应用抗生素抗感染治疗。
4. 鼓励患者咳嗽排痰,早期下床活动,减少呼吸系统的并发症。

【课后作业】

患者男性,25 岁,10 分钟前因急刹车左上胸被汽车方向盘撞伤,自觉胸痛,尤其在深呼吸、咳嗽或变换体位时疼痛加剧。既往体健,查体:T 36.8℃,P 90 次/分,R 30 次/分,BP 125/70mmHg,神清合作,痛苦状,呼吸急促,伴口唇轻度发绀,颈静脉怒张不明显。左侧胸壁畸形伴明显压痛,胸廓挤压试验阳性,无骨擦音,未见反常呼吸运动,右肺呼吸音稍粗。腹部平软,无压痛或肌紧张,肠鸣音正常,四肢活动正常,未引出病理反射。

任务七 慢性心力衰竭

【任务要点】
1. 掌握慢性心力衰竭的病因、临床表现、诊断及治疗原则。
2. 熟悉慢性心力衰竭的鉴别诊断。
3. 学会对慢性心力衰竭的病例分析。

【相关知识】

慢性心力衰竭是指静脉回流正常的情况下,由于心脏收缩力下降,导致心脏排血量减少,不能满足机体代谢需要,同时出现肺循环和(或)体循环淤血,以及组织与器官灌注不足等表现的一组临床综合征。是多种心脏疾病的最终归宿和主要死亡原因。心力衰竭通常有明显的病因和诱因。心衰患者的临床表现除原有心脏病的临床表现外,左心衰主要是肺循环淤血所致,早期表现为劳力性呼吸困难,典型时表现为夜间发作性呼吸困难(心源性哮喘),晚期表现为端坐呼吸。右心衰主要是体循环淤血所致,下肢水肿、颈静脉充盈或怒张、肝大、肝颈静脉回流征阳性、胸或腹水、黄疸、营养不良甚至恶病质等是其典型体征。全心衰竭则同时有左、右心衰表现的综合临床表现,但通常由于肺淤血减轻而呼吸困难也明显减轻。辅助检查如 X 线、UCG 等对诊断有一定帮助。心力衰竭应与支气管哮喘、心包积液和缩窄性心包炎、肝硬化并水肿或腹水等疾病鉴别。治疗原则是去除病因和诱因、减轻心脏负荷、增强心肌收缩力。

【分析思路】

1. 从所给病例资料中找出符合心力衰竭诊断的依据 心力衰竭的诊断是综合病因和诱因、症状与体征及客观检查而决定。

(1)病史:①如高血压、冠心病、心肌炎或心肌病、心瓣膜病、糖尿病、甲亢、重症贫血等原发疾病的病史;②疾病的诱因:如各种感染、情绪激动或过度疲劳、心律失常、补液量过多或过快、妊娠与分娩、治疗不当、便秘等。

(2)症状:肺循环淤血所致呼吸困难、咳嗽、咳痰等症状是左心衰竭重要依据。右心衰症状有上腹胀、恶心与呕吐、食欲下降;夜尿增加、少尿等。

(3)体征:左心衰竭体征有脉搏加快,或心尖搏动向左下移位,双下肺可闻及细小水泡音,严重者双肺可出现弥漫性干湿性啰音。右心衰典型体征包括下肢水肿、颈静脉充盈或怒张、肝大、肝颈静脉回流征阳性、胸或腹水、黄疸、营养不良甚至恶病质等。

(4)辅助检查:血常规可有贫血、WBC 总数及其分类的变化;水、电解质与酸碱平衡紊乱;肝肾功能和心肌酶学检查异常(Tn、CPK、LDH);X 线有心脏外形改变与肺淤血的表现;UCG 可提示有心室扩大、心律失常;B 超可显示肝大、腹水或胸腔积液等。

2. 心功能分级(NYHA) 依据心脏病病人对不同程度体力活动的耐受程度分为四级。

3. 根据病例提出需要鉴别的疾病 心力衰竭主要与支气管哮喘、心包积液和缩窄性心包炎、肝硬化并水肿或腹水等疾病鉴别。

4. 制定治疗原则

(1)一般治疗:包括休息与活动、饮食、吸氧等。

(2)ACEI 或 ARB 制剂、β 受体阻滞剂的应用。

(3)减轻水钠潴留:间歇或交替性使用利尿剂。以口服为主,必要时可静脉注射给药。

(4)血管扩张剂的应用:硝酸酯类药物、硝普钠缓慢静脉滴注。

(5)洋地黄制剂的应用:以地高辛维持量口服为主,病情需要可予毛花苷丙稀释后静脉注射。

(6)原发病的治疗及支持疗法。

【考试举例】

患者女性,31 岁。因心慌,气促逐渐加重 3 年,不能平卧,下肢水肿 1 周入院。患者于 3 年前开始,每当体力劳动时,出现心慌、气促、休息后好转,未予注意。以后症状逐渐加重,近 1 年来稍活动即感心慌,气促,但休息后很快缓解。一周前因"感冒"发热,T 39℃,心慌,气促加剧,不能平卧,咳嗽、咳痰,并出现下肢水肿,尿量减少,食欲不振,恶心,右上腹胀痛,曾于当地医院注射"青霉素",无效而急诊入院。15 年前曾有膝关节疼痛,天气变化时加重。体检:T 39℃,P 100 次/分,R 30 次/分,BP 124/80mmHg。神清,半坐位,痛苦表情,口唇轻度发绀,颈静脉怒张,气管居中。胸廓对称,双侧呼吸动度相等,语颤正常,叩诊呈清音,肺下界正常,两肺可闻及散在的小水泡音。心尖搏动在左侧第五肋间左锁骨中线外 2cm,范围 3cm×3cm,可触及舒张期震颤,心界向左右扩大,心率 126 次/分,心律不齐,心音强弱不等,心尖区可闻及响亮的雷鸣样舒张期杂音和 3 ~ 4 级收缩期吹风样杂音,向左腋下传导。肝肋下 4cm、剑突下 6cm,表面光滑,轻压痛,肝颈静脉回流征阳性,余检查未发现异常。

辅助检查:Hb 90g/L,WBC 16×10^9/L,N 0.86,L 0.14;尿蛋白(＋),血沉 46mm/h,抗 "O"1:800 阳性;ECG 提示心房纤颤;X 线胸片示心脏向两侧扩大,心腰隆起。

一、诊断及诊断依据(10分)

(一) 诊断

1. 风湿性心脏病

二尖辨狭窄并关闭不全

心房纤颤

心功能四级(心衰Ⅲ度)

2. 肺部感染

(二) 诊断依据

1. 发病前有明显的上呼吸道感染为诱发因素;

2. 有明显呼吸困难、咳嗽、咳痰等心力衰竭症状;

3. 有典型的心尖区可闻雷鸣样舒张期杂音和收缩期吹风样杂音、肺部啰音、肝大、肝颈静脉回流征阳性等阳性体征;

4. 有膝关节疼痛的风湿病史;

5. 辅助检查结果　ECG 提示心房纤颤;胸片显示心脏扩大,心腰隆起。

二、鉴别诊断(5分)

高血压性心脏病、冠状动脉粥样硬化性心脏病、肺源性心脏病等。

三、进一步检查(4分)

1. 超声心动图检查;

2. 有创性血流动力学检查;

3. 心肌酶学检查。

四、治疗原则(3分)

1. 去除病诱因　如原发病的治疗和控制感染等;

2. 减轻心脏负荷　包括休息、吸氧、使用利尿剂等;

3. 增强心肌收缩力　应用洋地黄制剂。

【课后作业】

患者女性,30 岁。因心慌,气促 1 个月,加重不能平卧,下肢水肿 2 周入院。患者于 1 个多月前因被雨淋"感冒"发热,T 38℃,"感冒"症状消失后约 3 周始出现心慌、气促、休息后好转,未予注意。近 1 个月来,常于活动即感心慌,气促,但休息后仍能缓解,2 天前心慌,气促加剧,夜间睡着后突然清醒,不能平卧,并出现咳嗽、咳痰,同时伴随下肢水肿,尿量减少,食欲不振,在本地医院治疗无效(用药不详)而求诊入院。既往身体健康。体检:T 38℃,P 103 次/分,律齐,R 20 次/分,BP 120/78mmHg。半坐位,口唇轻度发绀,颈静脉明显怒张。胸廓对称,双肺语颤正常,叩诊呈清音,两肺可闻及多量的小水泡音。心尖搏动在左侧第五肋间左锁骨中线外 2cm,心尖搏动范围扩大,心率 103 次/分,心律齐,

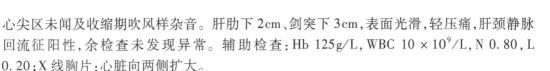

心尖区未闻及收缩期吹风样杂音。肝肋下 2cm、剑突下 3cm，表面光滑，轻压痛，肝颈静脉回流征阳性，余检查未发现异常。辅助检查：Hb 125g/L，WBC 10×10^9/L，N 0.80，L 0.20；X 线胸片：心脏向两侧扩大。

任务八 冠 心 病

心 绞 痛

【任务要点】

1. 掌握心绞痛的病因、临床表现、诊断及治疗原则。

2. 熟悉心绞痛的鉴别诊断。

3. 学会对心绞痛的病例分析。

【相关知识】

心绞痛是由于冠状动脉供血不足，心肌急剧的、暂时的缺血与缺氧所引起的、以发作性胸骨后压榨样疼痛或心前区不适为主要表现的临床综合征。主要病因是冠状动脉粥样硬化引起痉挛或管腔狭窄。心绞痛常有典型的临床表现。X 线检查、静息心电图、心电图运动负荷试验、24 小时动态心电图检查及放射性核素心脏显影、选择性冠状动脉造影等对诊断有帮助。心绞痛要与心脏神经症、急性心肌梗死、或其他疾病引起的心绞痛，如严重主动脉瓣狭窄或关闭不全、肥厚型心肌病等疾病鉴别。治疗原则是改善冠脉供血，减轻心肌耗氧，缓解症状，避免各种诱因，纠正易患因素，预防再发作。

【分析思路】

1. 从所给病例资料中找出符合心绞痛诊断的依据

（1）病史：易患因素有高血压、高血脂、高血糖、高年龄（一般 40 岁以上）、高体重与肥胖，即谓"五高"因素。主要诱因包括体力劳动、情绪激动或精神刺激、饱餐或受寒、排便用力等。

（2）症状：典型的表现为疼痛，部位多位于胸骨中上段，呈压榨性，多在激动时或劳动时发作，持续 3 ~ 5 分钟，一般不超过 15 分钟，休息和含服硝酸甘油，可在 1 ~ 2 分钟内缓解。

（3）体征：发作时面色苍白、心率加快、血压上升、心脏杂音、心音分裂等体征。

（4）辅助检查：X 线检查可发现心脏扩大；静息心电图在发作时常显示 ST 段降低、T 波低平或倒置，心电图运动负荷试验（如活动平板或踏车运动试验），24 小时动态心电图检查可发现 ST-T 或 T 波改变；放射性核素心脏显影显示心肌缺血区、选择性冠状动脉造影可观察冠状动脉管腔狭窄程度。

2. 根据病例提出需要鉴别的疾病 心绞痛主要鉴别的疾病有：①心脏神经症；②急性心肌梗死；③其他疾病引起心绞痛，如严重主动脉瓣狭窄或关闭不全、肥厚型心肌病等疾病。

3. 制定治疗原则

（1）发作时的治疗：立即停止一切活动或去除一切诱因；使用硝酸酯制剂，舌下含服硝酸甘油（嚼碎后含服效果更好）3 ~ 5 分钟后可缓解。

（2）缓解期的治疗：①避免各种诱发因素：如劳累、激动、吸烟等。②去除易患因素：如积极治疗高血压、血脂异常、肥胖、糖尿病。③药物治疗：包括硝酸酯制剂、β 受体阻滞剂、钙通

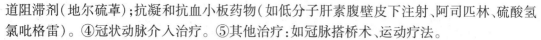

道阻滞剂(地尔硫䓬);抗凝和抗血小板药物(如低分子肝素腹壁皮下注射、阿司匹林、硫酸氢氯吡格雷)。④冠状动脉介入治疗。⑤其他治疗:如冠脉搭桥术、运动疗法。

【考试举例】

患者男性,56岁。发作性胸痛2个月,加重1小时入院。

2个月前开始在骑车上坡时感心前区痛,并向左肩放射,经休息可缓解,2天来走路快时亦有类似情况发作,每次持续3~5分钟,含硝酸甘油迅速缓解。今天胸痛再次发作,加重1小时入院。既往有高血压病史5年,血压150~180/90~100mmHg,无冠心病史,吸烟20多年,1~2包/天。体检:T 36.5℃,P 84次/分,R 18次/分,BP 180/100mmHg,一般情况好,无皮疹,浅表淋巴结未触及,巩膜不黄,心界不大,心率84次/分,律齐,无杂音,肺部叩诊呈清音,无干、湿性啰音,腹平软,肝脾未触及,下肢不肿,其他检查无异常。

一、诊断及诊断依据

(一)诊断

1. 冠心病 不稳定性心绞痛。

2. 3级高血压病。

(二)诊断依据

1. 冠心病 典型心绞痛发作,既往无心绞痛史,在一个月内新出现的由体力活动所诱发的心绞痛,休息和用药后能缓解。查体:心界不大,心律齐,无心力衰竭表现。

2. 3级高血压病 血压达到3级,高血压标准(收缩压≥180mmHg)而未发现其他引起高血压的原因,有心绞痛。

二、鉴别诊断

需与急性心肌梗死、反流性食管炎、心肌炎、心包炎、夹层动脉瘤等鉴别。

三、进一步检查

1. 反复进行常规心电图检查或动态电图检查;

2. 病情稳定后,可作核素运动心肌显像;

3. 生化检查如血脂、血糖、肾功能、心肌酶谱等;

4. 眼底检查,超声心动图,必要时冠状动脉造影。

四、治疗原则

1. 休息,心电监护;

2. 药物治疗 硝酸甘油、硝酸异山梨酯、抗血小板聚集药;

3. 抗凝治疗;

4. 必要时冠状动脉介入治疗。

【课后作业】

患者男性,57岁。因反复胸骨后疼痛3年,再发伴窒息感10分钟入院。3年前,病人在参加劳动时,发生胸骨后中上段疼痛,为压榨样,同时放射至左上肢尺侧直至小指与无名指。当时被迫停止活动,休息3~5分钟即可缓解,但未重视。以后时有发作,发作时表现基本相同,曾在当地卫生所诊治,服用"复方丹参片"治疗,但无明显疗效。今因急速上楼梯而再次发作,其表现同前,含服硝酸甘油片 0.3mg,约 5 分钟后缓解。发病以来,精神和睡眠尚好,食欲佳,体重偏胖。既往体健,无家族特殊病史。体检:体温 36.7℃,脉搏 80 次/分,呼吸 22 次/分,血压 114/80mmHg。心界不大,心律规整,心率 80 次/分。腹平软。辅助检查:心电图提示正常心电图。

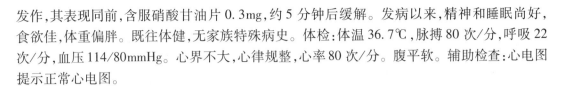

心 肌 梗 死

【任务要点】

1. 掌握心肌梗死的病因、临床表现、诊断及治疗原则。

2. 熟悉心肌梗死的鉴别诊断。

3. 学会对心肌梗死的病例分析。

【相关知识】

急性心肌梗死(AMI)是由于冠状动脉阻塞,血流急剧减少或中断,使相应的心肌因严重而持久的缺血、缺氧,发生部分心肌变性、坏死。主要表现为胸痛、发热、心律失常、心力衰竭、休克等。心电图检查对本病的确诊、定位、梗死范围与预后的估计有重要价值。心肌酶学检查异常,其中 CK 的同工酶 CK-MB 特异性最高。心肌梗死主要与心绞痛、急性心包炎、急性肺动脉栓塞、急腹症等疾病鉴别。治疗原则为保持和维护心功能,尽快恢复心肌的血液灌注,有效止痛,及时处理各种并发症,防止猝死。

【分析思路】

1. 从所给病例资料中找出符合心肌梗死诊断的依据

(1)病史:主要病因是冠状动脉粥样硬化引起痉挛或管腔狭窄。其易患因素有高血压、高血脂异常、高血糖、高年龄(一般 40 岁以上)、高体重与肥胖,即谓"五高"因素。主要诱因包括体力劳动、情绪激动或精神刺激、饱餐或受寒、排便用力等。

(2)症状:①胸痛,持续时间长达数小时甚至数天,用硝酸甘油无效。②发热。③胃肠道症状。④心律失常。⑤心力衰竭。⑥休克。

(3)体征:如心律失常、休克、心力衰竭等体征。

(4)辅助检查:①心电图检查有助于本病确诊、定位、梗死范围与预后的估计。特征性心电图改变有深而宽的 Q 波或 QS 波、ST 段呈弓背向上抬高、T 波倒置。②心肌酶学检查异常,其中 CK 的同工酶 CK-MB 特异性最高。③选择性冠状动脉造影和左心室造影检查可以观察到病变的确切部位、范围、病变血管的狭窄程度和侧支循环的情况。

2. 根据病例提出需要鉴别的疾病 心肌梗死主要与心绞痛、急性心包炎、急性肺动脉栓塞等疾病鉴别。

3. 制定治疗原则

(1)监护与一般治疗。

(2)有效止痛:应用哌替啶或吗啡。

(3)再灌注心肌:可进行介入治疗(PCI);溶栓治疗;主动脉-冠状动脉旁路移植术。

(4)各种并发症的处理:纠正心律失常、治疗心衰和抗休克等。

【考试举例】

患者男性,60 岁,阵发性胸痛 3 天,再发 3 小时急诊入院。3 天前出现活动后自觉心前区钝痛、放散至咽部,伴轻度出汗,持续 10 多分钟后自行好转,未予诊治。3 小时前由于饮酒而再发心前区疼痛,有压迫感,伴胸闷、大汗、恶心,无呕吐。自服"速效救心丸",胸痛仍不缓解由家人送来急诊。无糖尿病、高血压病史,无药物过敏史,吸烟 30 年,1~2 包/日。查体:T 36.8℃,P 108 次/分,R 22 次/分,BP 130/70mmHg,神志清,双肺底可闻及细湿啰音,心界不大,心率 108 次/分,律不齐,可闻及期前收缩 5 次/分,心音稍低,未闻及杂音。腹平软,肝脾未触及。辅助检查:心电图示 V_2~V_5 导联 ST 段弓背向上抬高 0.3mV~0.5mV,有提前出现的宽大畸形的 QRS 波群。CK 及 CK-MB 正常,肌钙蛋白 T 0.96ng/ml(正常值<0.05ng/ml)。

一、诊断及诊断依据

(一)诊断
冠心病、急性广泛前壁心肌梗死、室性期前收缩。

(二)诊断依据
1. 急性广泛前壁心肌梗死 ①有冠心病家族史,吸烟;②急性起病,有先兆胸痛,压迫感,用药后不缓解;③查体:心音低;④辅助检查:心电图:V_1 导联 ST 段弓背向上抬高。
2. 室性期前收缩 听诊心律不齐,心电图可见提前出现的宽大畸形的 QRS 波群。

二、鉴别诊断

不稳定性心绞痛、肺栓塞、急性心包炎、急性胰腺炎等。

三、进一步检查

1. 动态观察心电图,观察梗死范围变化及心律失常的发展;
2. 动态观察血清心肌酶;
3. 血气分析,凝血功能检查;
4. 血常规、电解质,血脂、血糖、淀粉酶、腹部 B 超等检查;
5. 超声心动图;
6. 胸部 X 片;
7. 冠状动脉造影。

四、治疗原则

1. 一般治疗 休息,吸氧,监测和护理;
2. 解除疼痛 如应用吗啡,硝酸酯制剂;
3. 抗凝及抗血小板药物 如阿司匹林;
4. 再灌注治疗 溶栓和(或)介入治疗;
5. 对症治疗 控制心律失常,改善心功能。

【课后作业】
患者男性,54 岁。因反复胸骨后疼痛 7 年,再发伴窒息感 1 天入院。7 年前,病人因胸痛在当地医院诊治,诊断为"冠心病",服用"丹参片"治疗。今晨因家庭纠纷而再次发作,胸痛持续数小时,含服硝酸甘油片无效而紧急求医入院。既往有高血压 8 年病史。体检:体温 36.8℃,脉搏 108 次/分,呼吸 22 次/分,血压 90/60mmHg。烦躁,四肢发冷,无贫血貌,心界不大,心音有力,心律规整,心率 108 次/分。腹平软。辅助检查:心电图提示 V_2~V_4 导联有深而宽的异常 Q 波、ST 段呈弓背向上抬高、T 波倒置。

任务九 高血压病

【任务要点】

1. 掌握高血压病的临床表现、诊断及治疗原则。

2. 熟悉高血压病的鉴别诊断。

3. 学会对高血压病的病例分析。

【相关知识】

原发性高血压以动脉血压升高为特征,常伴有心、脑、肾和视网膜等器官器质性改变的一种全身性疾病,是多种心脑血管疾病的重要原因及其危险因素,也是其主要死因之一。高血压的病因尚未完全清楚。高血压一般起病隐匿,进展缓慢。早期病人可无任何症状,部分仅在测量血压或出现重要器官损害的表现时才被发现。后期可有包括心、脑、肾、视网膜等重要器官功能损害或衰竭的表现。高血压急症包括:急进性高血压、高血压危象、高血压脑病。X线、心电图、超声心动图等检查对诊断有所帮助。需与急慢性肾炎、肾动脉狭窄等引起的肾性高血压鉴别。治疗原则是早期治疗、坚持终身治疗、注意个体差异,以改善生活行为为基础,合理选用降压药物,防止和减少重要器官的损害,降低病死率和病残率。

【分析思路】

1. 从所给病例资料中找出符合高血压病诊断的依据

(1)病史:原因不明的血压升高,起病隐匿,进展缓慢。可有情绪变化或精神创伤、心身过劳、寒冷刺激、睡眠不足、饮酒过量等诱发因素。

(2)症状:早期病人可无任何症状,少数出现头晕、头痛、心悸、耳鸣,也可有视力模糊、鼻出血等表现。后期可有心、脑、肾、视网膜等重要器官功能损害或衰竭的表现。

(3)体征:早期无体征,后期出现相应器官损害的体征。

(4)辅助检查:尿常规(蛋白尿)、生化检测(电解质、肝肾功能、血脂、血糖异常);X线、心电图提示左心室肥厚;超声心动图(动脉粥样硬化斑块或心脏结构与功能的变化)、24小时动态血压监测。必要时进行内分泌的相关检查以排除继发性高血压。

2. 血压分类和标准(表3-1)

表3-1 血压水平的定义与分类(单位:mmHg)

类别	收缩压		舒张压
正常血压	<120	和	<80
正常高值血压	120~139	和(或)	80~89
高血压	≥140	和(或)	≥90
1级高血压(轻度)	140~159	和(或)	90~99
2级高血压(中度)	160~179	和(或)	100~109
3级高血压(重度)	≥180	和(或)	≥110
单纯收缩期高血压	≥140	和	<90

注:当收缩压和舒张压属不同分级时,以较高的级别作为标准。以上标准适用于任何年龄的成年男性和女性

3. 根据病例提出需要鉴别的疾病　主要是排除下列继发性高血压：肾脏实质病变，如急、慢性肾炎，动脉狭窄，如肾动脉狭窄、主动脉狭窄，嗜铬细胞瘤、原发性醛固酮增多症、库欣综合征等。

4. 制定治疗原则

（1）改善生活行为；

（2）合理选用降压药物。

（3）高血压危重症的治疗：①迅速降压。可选用硝普钠、硝酸甘油、尼卡地平等药物静脉滴注。②减轻脑水肿。可用甘露醇、利尿剂静脉滴注或静脉推注。③控制抽搐。可用地西泮静脉注射等。

【考试举例】

患者男性，62 岁。头痛、头昏 10 多年，心悸、气促 1 周。患者 10 年前不明原因出现轻度的头昏，诊断为"高血压"。近年来，出现头痛、失眠、健忘、注意力不集中。近 1 周来活动后上述症状加重。吸烟 20 年，每天 1 包，嗜酒，每天约半斤，有高血压病家族史。体检：BP 162/98mmHg。肥胖，体重 80kg。心界向左下扩大，心率 106 次/分，律齐，A2 > P2 心尖区闻及 3/6 级收缩期吹风样杂音。腹平软，肝脾未触及，移动性浊音阴性，四肢与脊柱无异常，双下肢无水肿，神经系统检查正常。辅助检查：血常规：Hb 130g/L，WBC 10×10^9/L，N 0.71，L 0.29；X 线胸片：双肺影片无特殊阴影，心界向左下扩大，呈"靴形心"；ECG：左室肥厚；尿常规：蛋白（＋），WBC 0～2 个/HP。

一、诊断及诊断依据

（一）诊断

1. 原发性高血压病，2 级高血压；

2. 高血压性心脏病（代偿期）。

（二）诊断依据

1. 老年，肥胖及吸烟、嗜酒等易患因素和发病的诱因；

2. 有头痛、头昏、失眠、健忘等症状；

3. 反复测量血压都超过正常；

4. 有高血压病家族史；

5. 辅助检查　X 线胸片提示心界向左下扩大，呈"靴形心"；ECG 提示左室肥厚。

二、鉴别诊断

与冠状动脉粥样硬化性心脏病、肺源性心脏病、肥厚型心肌病鉴别。

三、进一步检查

1. 生化检测（电解质、肝肾功能、血脂、血糖等）；

2. 超声心动图检查。

四、治疗原则

1. 改善生活行为　合理膳食、适当运动；

2. 降压药物　根据患者的具体情况单独选用或联合应用血管紧张素转换酶抑制剂

（ACEI）、钙通道阻滞剂（CCB）等。

3. 防止并发症。

【课后作业】

患者男性，62岁。头痛、头昏12年，心悸、气促2周入院。患者，于12年前不明原因出现轻度的头昏，医生测量血压时发现患有"高血压"，坚持服用降压药（卡托普利），症状缓解，血压稳定。近1年多来，血压也波动较大，多次测血压多在160/100mmHg以上，紧张时常有头痛、头昏，伴有失眠、健忘、注意力不集中。近2周来，出现明显的头痛、头昏伴有少尿及夜尿增多、下肢水肿、心悸、气促等症状。吸烟30年，每天1~2包，嗜酒。体查：BP 162/98mmHg。一般情况好，肥胖，体重85kg，颈软，颈静脉怒张，甲状腺不大，气管居中，双肺少量干、湿性啰音。心界向左下轻度扩大，心率100次/分，律齐，心尖区闻及2~3级收缩期吹风样杂音。腹平软，无压痛，肝肋下2cm，移动性浊音阳性，双下肢轻度水肿，神经系统检查正常。辅助检查：血常规：Hb 130g/L，WBC $110×10^9$/L，N 0.73，L 0.27；X线胸片：双肺显示小斑点阴影，左心室肥大。

（农子文）

任务十　食　管　癌

【任务要点】

1. 掌握食管癌的临床表现、诊断及治疗。

2. 熟悉食管癌的鉴别诊断。

3. 学会对食管癌的病例分析。

【相关知识】

食管癌是常见的一种消化道恶性肿瘤，发病年龄多在40岁以上。食管癌早期症状多不明显，在咽下粗硬食物时可有不同程度不适或哽噎感；胸骨后烧灼样、针刺样或牵拉摩擦样疼痛；有异物感或滞留感；中、晚期典型症状为进行性吞咽困难。持续性胸背部疼痛为晚期癌肿外侵或转移压迫纵隔神经或肋间神经的征象，若肿瘤侵及邻近器官可引起相应的症状。食管吞钡X线检查是诊断食管癌的常用重要手段，可作定位诊断。纤维胃镜检查是诊断食管癌的可靠方法。治疗原则是以手术为主综合治疗，包括手术、放疗、化疗、中医中药及生物治疗。手术治疗是治疗食管癌首选方法，其他治疗作为辅助治疗措施。

【分析思路】

1. 从所给病例资料中找出符合食管癌诊断的依据

（1）病史：与不良的饮食习惯，食物中致癌物质及遗传易感等因素有关。

（2）临床表现：早期在咽下粗硬食物时的不适或哽噎感；胸骨后疼痛；中、晚期典型症状为进行性吞咽困难。晚期有癌肿外侵或转移压迫的症状及恶病质，应特别注意锁骨上淋巴结有无肿大，腹部有无包块和有无胸腔积液、腹水等远处转移体征。

（3）辅助检查：①食管吞钡X线检查：早期X线表现为食管壁局部僵硬，管黏膜皱襞紊乱、迂曲或中断；中、晚期表现为食管僵硬、成角，食管轴移位，蠕动减弱，可见不规则的龛影、软组织块影。②胃镜检查及活检，是早期食管癌及肿瘤定性、鉴别诊断首选方法。③计算机断层扫描（CT）。④超声内镜检查（EUS）：可判断食管癌的浸润层次，向外扩展深度及有无纵隔、淋巴结或腹内脏器转移等。

2. 根据病例提出需要鉴别的疾病　应与食管炎、食管憩室、食管静脉曲张、食管良性肿瘤、贲门失弛缓症、食管良性狭窄等相鉴别。

3. 制定治疗原则　手术、放疗、化疗及内镜治疗。

【考试举例】

患者男性,60 岁,吞咽困难 2 个月入院。

患者 2 个月前较快进食后出现哽噎,感胸骨后灼痛,梗塞不适,停止进食饮水后症状缓解。后症状反复发生,时轻时重。因进食干的固体食物后症状明显,被迫以流质或半流质饮食为主。近 1 个月来病情逐渐加重,目前仅能进食流质饮食。发病以来体重减轻 5 公斤,进食少,每日大便 1 次,小便尚可。既往体健,家族中无类似疾病患者。查体:T 37℃,P 84 次/分,R 22 次/分,BP 125/80mmHg。一般情况较差,营养不良,锁骨上淋巴结未触及,两肺呼吸音稍低,律齐,心率 84 次/分,腹部平软,无压痛或肌紧张,肠鸣音正常,四肢活动正常,未引出病理反射。实验室检查:Hb 102g/L,WBC 5.3×10^9/L,大便潜血(-)。

一、诊断及诊断依据(8 分)

(一)诊断

食管癌

(二)诊断依据

1. 老年男性,进行性加重的吞咽困难;

2. 体重减轻,营养不良。

二、鉴别诊断(5 分)

需与贲门失弛缓症、良性食管狭窄、食管良性肿瘤鉴别。

三、进一步检查(4 分)

1. 食管吞钡 X 线检查;

2. 食管内镜检查;

3. 胸片、CT。

四、治疗原则(3 分)

1. 积极术前准备,尽早手术治疗;

2. 术后配合放疗、化疗。

3. 支持治疗。

【课后作业】

患者男性,65 岁,吞咽困难进行性加重 1 个月就诊。患者 1 个月前无明显诱因出现吞咽困难,进行性加重,目前仅能进食半流质饮食。既往体健,无过敏史,无明确的胃病史,家族中无类似疾病患者。

查体:T 36.8℃,P 80 次/分,R22 次/分,BP 140/90mmHg。未发现其他异常体征。

辅助检查:上消化道造影可见食管管腔狭窄,黏膜紊乱。

(龙 冰)

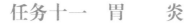

任务十一 胃 炎

【任务要点】

1. 掌握胃炎的病因、临床表现、诊断及治疗原则。

2. 熟悉胃炎的鉴别诊断。

3. 学会对胃炎的病例分析。

【相关知识】

胃炎是多种不同病因引起的胃黏膜急性和慢性炎症,常伴有上皮损伤、黏膜炎症反应和上皮再生。按临床发病的缓急和病程长短,一般将胃炎分为急性胃炎和慢性胃炎。不同胃炎的临床表现会有所不同,常见的临床表现有腹痛腹胀、嗳气、食欲不振、反酸、恶心、呕吐、乏力、便秘或腹泻等。检查时有上腹压痛,少数患者可有消瘦及贫血。胃镜检查是诊断胃炎的主要方法。其次胃液分析、胃蛋白酶原测定、血清胃泌素测定、免疫学检查有助于胃炎诊断。治疗原则包括:一般治疗,戒烟忌酒,避免使用损害胃黏膜的药物,饮食宜规律,避免刺激性食物;药物治疗:①保护胃黏膜;②制酸抑酸;③调整胃肠运动功能;④清除 Hp 等。

【分析思路】

1. 从所给病例资料中找出符合胃炎诊断的依据(以慢性胃炎为例)

(1)病史:各型胃炎其表现不尽相同。本病进展缓慢,常反复发作,中年以上好发病,并有随年龄增长而发病率增加的倾向。部分患者可无任何症状,多数患者可有不同程度的消化不良症状,体征不明显。

(2)症状:①浅表性胃炎,可有慢性不规则的上腹隐痛、腹胀、嗳气等,尤以饮食不当时明显,部分患者可有反酸,上消化道出血,此类患者胃镜证实糜烂性及疣状胃炎居多。②萎缩性胃炎,不同类型、不同部位其症状亦不相同。胃体胃炎一般消化道症状较少,有时可出现明显厌食、体重减轻、舌炎、舌乳头萎缩、可伴有贫血。

(3)体征:慢性胃炎大多无明显体征,有时可有上腹部轻压痛。

(4)辅助检查:X 线检查一般只有助于排除其他胃部疾病;胃镜检查及胃黏膜活组织检查有确诊价值。多数患者在胃黏膜中可找到幽门螺杆菌。

2. 根据病例提出需要鉴别的疾病 慢性胃炎主要与胃癌、消化性溃疡、慢性胆道疾病等疾病相鉴别。

3. 制定治疗原则

(1)消除病因:祛除各种可能致病的因素,如清除 Hp 等。

(2)对症治疗:保护胃黏膜、制酸抑酸、调整胃肠运动功能等。

【考试举例】

患者女性,60 岁,反复性上腹隐痛 6 年。患者曾于 6 年前因进食过量出现上腹部胀痛,伴恶心,但无呕吐及腹泻等,自服中成药后症状好转。此后每当饮食不慎时即出现上腹隐痛,感上腹部闷胀不适,症状时轻时重,有时伴嗳气、偶有胃灼热感、反酸。患病以来,患者食欲尚可,无剧烈腹痛发作史,亦无呕血、黑便及体重下降等症状。既往体健,无慢性肝炎、糖尿病和高血压等疾病史,无腹部手术史,亦无特殊烟酒嗜好。钡餐检查:胃窦黏膜粗糙,迂曲。

一、诊断及诊断依据(8分)

(一)诊断

慢性浅表性胃炎

(二)诊断依据

1. 反复性上腹胀痛,病程迁延。

2. 轻度左上腹部压痛。

3. 钡餐检查示胃窦黏膜粗糙、迂曲。

二、鉴别诊断(5分)

与慢性胆囊炎、胆石症、胃溃疡、慢性活动性肝炎等鉴别。

三、进一步检查(4分)

1. 胃镜及活组织检查;

2. 幽门螺杆菌(HP)检测;

3. 腹部 B 超检查;

4. 胸片检查;

5. 心电图检查。

四、治疗原则(3分)

1. 消除病因　避免对胃黏膜刺激的饮食和药物、根除 Hp(质子泵抑制剂、胶体铋剂合并两种抗生素)。

2. 解除症状　抑酸、改善胃动力、保护胃黏膜、补充消化酶等。

3. 防止复发　防止症状复发或发展为萎缩性胃炎,后者应定期内镜随访。

【课后作业】

患者女性,54 岁,间断腹胀、腹痛 4 年余,再发 7 天伴心悸、乏力、头晕。自诉近 4 年多来无明显诱因常感剑突下上腹间断性饱胀,钝痛,无反射痛,疼痛无明显规律,进食后加重,热敷后减轻,患者神志清,精神差,饮食及睡眠差,夜尿 3~4 次/日,大便如常,体力明显受限,体重变化不详。

任务十二　消化性溃疡

【任务要点】

1. 掌握消化性溃疡的病因、临床表现、诊断及治疗原则。

2. 熟悉消化性溃疡的鉴别诊断。

3. 学会对消化性溃疡的病例分析。

【相关知识】

消化性溃疡主要是指发生于胃和十二指肠的慢性溃疡,胃黏膜防御屏障的破坏是黏膜组织被胃酸和胃蛋白酶消化而形成溃疡的主要原因。幽门螺杆菌感染、胃酸分泌过多和胃黏膜保护作用减弱等因素是引起消化性溃疡的主要环节。胃排空延缓和胆汁反流、胃肠肽

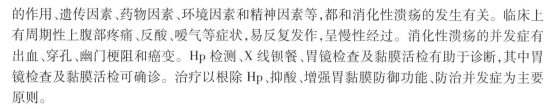

的作用、遗传因素、药物因素、环境因素和精神因素等,都和消化性溃疡的发生有关。临床上有周期性上腹部疼痛、反酸、嗳气等症状,易反复发作,呈慢性经过。消化性溃疡的并发症有出血、穿孔、幽门梗阻和癌变。Hp 检测、X 线钡餐、胃镜检查及黏膜活检有助于诊断,其中胃镜检查及黏膜活检可确诊。治疗以根除 Hp、抑酸、增强胃黏膜防御功能、防治并发症为主要原则。

【分析思路】

1. 从所给病例资料中找出符合消化性溃疡诊断的依据

(1)病史:慢性上腹部疼痛病史。

(2)症状:上腹痛是消化性溃疡的主要症状。其疼痛性质、部位、疼痛时间、持续时间等是诊断的依据。疼痛具有慢性、周期性和节律性,胃溃疡典型节律为进食-疼痛-缓解。十二指肠溃疡病人疼痛为饥饿痛或空腹痛,其疼痛节律为疼痛-进食-缓解。

(3)体征:发作时可有上腹部局限性压痛点。并发出血、穿孔、幽门梗阻、癌变时可出现相应体征。

(4)辅助检查:①胃镜检查与黏膜活检可直接观察溃疡病变部位、大小、性质,并可进行幽门螺杆菌检测,对消化性溃疡有确诊价值。②X 线钡餐检查直接征象为龛影,是诊断溃疡的重要依据。③幽门螺杆菌(Hp)检测是消化性溃疡的常规检查的项目。④胃液分析,胃溃疡病人胃酸分泌正常或稍低于正常,十二指肠溃疡病人则常有胃酸分泌过高。⑤粪便潜血试验,活动性十二指肠溃疡或胃溃疡常有粪便潜血试验阳性,一般经治疗 1~2 周内转阴,若胃溃疡病人粪便潜血试验持续阳性,应考虑有癌变可能。

2. 根据病例提出需要鉴别的疾病 消化性溃疡主要与慢性胃炎、功能性消化不良、胃癌、十二指肠炎、慢性胆囊炎与胆石症等疾病相鉴别。

3. 治疗原则 治疗目的在于消除病因、解除症状、愈合溃疡、防止复发和避免并发症。

(1)一般治疗:适当休息,合理饮食,生活规律。

(2)药物治疗:药物治疗主要包括根除 Hp、抑制胃酸分泌及保护胃黏膜。治疗 DU 重点在根除 Hp 与制酸,GU 则重点在于保护胃黏膜。

【考试举例】

患者男性,75 岁,间断上腹痛 10 年,加重 2 周,呕血、黑便 6 小时。10 年前开始无明显诱因间断上腹胀痛,餐后半小时明显,持续 2~3 小时,可自行缓解。2 周来加重,纳差,服中药后无效。6 小时前突觉上腹胀、恶心、头晕,先后两次解柏油样便,并呕吐咖啡样液 1 次,约 200ml,此后心悸、出冷汗。查体:T 36.7℃,P 108 次/分,R 22 次/分,BP 90/70mmHg,神清,面色稍苍白,四肢湿冷,无出血点和蜘蛛痣,巩膜无黄染,心肺无异常。腹平软,未见腹壁静脉曲张,上腹正中轻压痛,无肌紧张和反跳痛,全腹未触及包块,肝脾未及,腹水征(-),肠鸣音 10 次/分,双下肢不肿。

化验:Hb 82g/L,WBC 5.5×10^9/L,分类 N 69%,L 28%,M 3%,PLT 300×10^9/L,大便潜血强阳性。

一、诊断及诊断依据(8 分)

(一)诊断

1. 胃溃疡并上消化道出血;

2. 失血性贫血,失血性休克(早期)。

（二）诊断依据

1. 周期性、节律性上腹痛；

2. 呕血、黑便，大便隐血阳性；

3. 上腹正中压痛，四肢湿冷，脉压变小；

4. Hb 82g/L（小于 120g/L）；

二、鉴别诊断（5分）

与胃癌、肝硬化食管胃底静脉曲张破裂出血、出血性胃炎等鉴别。

三、进一步检查（4分）

1. 胃镜检查；

2. X 线钡餐检查（出血停止后）；

3. Hp 检测；

4. 动态观察血红蛋白和大便潜血的变化。

四、治疗原则（3分）

1. 对症治疗；

2. 促进溃疡愈合和止血；

3. 必要时内镜止血、手术治疗；

【课后作业】

患者男性，20 岁。因黑便 3 天，呕血 3 小时入院。3 天前无明显诱因出现黑便，1 次/日，量约 250g/次，未诊治。3 小时前突然恶心，呕出咖啡色液体，量约 300ml，伴黑便、头昏、乏力，查大便 OB（＋），Hb 78g/L，门诊以"上消化道出血"急诊入院。既往史、个人史及家族史无特殊。查体：生命体征平稳，神志清楚，查体合作，皮肤巩膜无黄染，浅表淋巴结不大，心肺（－），腹软，无压痛、反跳痛及肌紧张，肝脾未及，移动性浊音（－），双下肢不肿。入院后胃镜检查：十二指肠球部可见一大小约 0.5cm×0.5cm 溃疡，溃疡底附白苔，周围黏膜明显充血水肿，查 Hp（－）。

（许 轲）

任务十三　消化道穿孔

【任务要点】

1. 掌握消化道穿孔的病因、临床表现、诊断及治疗。

2. 熟悉消化道穿孔的鉴别诊断。

3. 学会对消化道穿孔的病例分析。

【相关知识】

消化道穿孔中最常见的是胃、十二指肠穿孔。胃溃疡穿孔常见于胃小弯，十二指肠溃疡穿孔常见于球部前壁。急性穿孔后引起腹膜炎，可发生感染性休克。

多数患者既往有胃、十二指肠溃疡病史，穿孔前常有溃疡症状加重，在暴食、进刺激性食物、情绪激动、过度劳累等诱因下，多在夜间空腹或饱食后突然发生剑突下、上腹部刀割样持续性剧痛,常伴有恶心、呕吐,很快波及脐周,以至全腹,并有轻度休克症状。查体时有腹膜刺激征,严重时可出现"板状腹"。肝浊音界缩小或消失,肠鸣音明显减弱或消失。X 线立位检查可见膈下半月形游离气体影。

根据溃疡病史和穿孔后持续剧烈腹痛及显著的急性弥漫性腹膜炎表现,X 线检查有膈下游离气体,即能确立诊断。非手术疗法主要是禁食禁饮,持续胃肠减压,维持水、电解质和酸碱平衡,加强营养代谢支持,全身应用广谱抗生素和使用抑酸药物等综合治疗。如 6~8 小时后,症状体征不见好转反而加重,应立即手术治疗。

【分析思路】

1. 从所给病例资料中找出符合消化道穿孔诊断的依据

(1)病史:既往有胃、十二指肠溃疡病史,穿孔前常有溃疡症状加重,暴食、进刺激性食物、情绪激动、过度劳累等诱因。

(2)症状:多在夜间空腹或饱食后突然发生剑突下、上腹部刀割样持续性剧痛,常伴有恶心、呕吐,很快波及脐周,以至全腹,并有轻度休克症状。

(3)体征:全腹有明显的压痛、反跳痛和肌紧张等腹膜刺激征,以上腹最明显,严重时可出现"板状腹"。肝浊音界缩小或消失,肠鸣音明显减弱或消失。

(4)辅助检查:①X 线立位检查可见膈下半月形游离气体影。②白细胞计数及中性粒细胞增高。

2. 根据病例提出需要鉴别的疾病 主要与急性胰腺炎、胆石症、急性胆囊炎、急性阑尾炎等疾病鉴别。

3. 制定治疗原则

(1)非手术治疗:禁食禁饮,持续胃肠减压,维持水、电解质和酸碱平衡,加强营养代谢支持,应用广谱抗生素和使用抑酸药物等综合治疗。治疗过程中应严密观察,如 6~8 小时后,症状体征不见好转,反而加重,应立即手术治疗。

(2)手术治疗:视情况可采用常规开腹手术或经腹腔镜施行手术。主要手术方式有:穿孔修补术、胃大部切除术等。

【考试举例】

患者男性,46 岁,因上腹部疼痛 2 小时就诊。患者 2 小时前饮少许酒后,突感上腹部刀割样剧痛,随即波及全腹,呼吸时加重。既往因"十二指肠溃疡"常感上腹痛,进食后缓解,未作特殊处理。查体:T 38℃,P 100 次/分,R 28 次/分,BP 140/85mmHg。急性病容,痛苦状,侧卧屈膝位,心肺未见异常,板状腹,全腹明显压痛、反跳痛,肠鸣音弱,肝浊音界叩诊不满意。辅助检查:Hb 120g/L,WBC 13×10⁹/L,K⁺4.0mmol/L,Na⁺135mmol/L,Cl⁻105mmol/L,立位腹部 X 线平片:右膈下可见游离气体。

一、诊断及诊断依据(8 分)

(一)诊断

1. 十二指肠溃疡穿孔;

2. 急性弥漫性腹膜炎。

(二)诊断依据

1. 既往有"十二指肠溃疡",慢性上腹痛,突发上腹部刀割样剧痛,随即波及全腹,呼吸时加重。

2. 板状腹,全腹明显压痛、反跳痛,肠鸣音弱。

3. 立位腹部X线平片提示右膈下可见游离气体。

二、鉴别诊断(5分)

需与急性胰腺炎、胆石症、急性胆囊炎鉴别。

三、进一步检查(4分)

1. 必要时诊断性腹腔穿刺;

2. 腹部B超。

四、治疗原则(3分)

1. 禁食、胃肠减压、抗炎、抗休克治疗。

2. 纠正水、电解质和酸碱失衡,抑制胃酸分泌。

3. 做好术前准备,必要时行穿孔修补术。

【课后作业】

患者男性,41岁,反复发作上腹痛2年余,突发剧烈腹痛1小时就诊。

患者2年来常感上腹部疼痛,进食后稍缓解,1小时前饮少许酒后,突感上腹部刀割样剧痛,随即波及全腹,呼吸时加重。家族成员中无类似病患者。

查体:T 38.5℃,P 104次/分,R 28次/分,BP 140/85mmHg。急性病容,痛苦状,侧位屈膝位,心肺未见异常,板状腹,全腹明显压痛、反跳痛,肠鸣音弱,肝浊音界叩诊不满意。

辅助检查:Hb 120g/L,WBC 12×10^9/L,K^+ 4.1mmol/L,Na^+ 137mmol/L,Cl^- 106mmol/L,立位腹部X线平片:右膈下可见游离气体。

任务十四 胃 癌

【任务要点】

1. 掌握胃癌的临床表现、诊断及治疗。

2. 熟悉胃癌的鉴别诊断。

3. 学会对胃癌的病例分析。

【相关知识】

胃癌是常见的恶性肿瘤。其病因与地域环境因素、饮食生活习惯、幽门螺杆菌(Hp)的感染、遗传和基因等多种因素有关。胃息肉、胃溃疡、萎缩性胃炎、残胃炎等疾病是胃癌的癌前疾病。病灶最多见于胃窦,其次为贲门,胃体较少,广泛分布者更少,95%为腺癌。胃癌早期症状常不典型,随着病情发展,可有上腹不适、隐痛、嗳气、反酸、食欲缺乏,类似胃病或消化不良症状,日益加重;晚期,可有上腹固定性肿块或其他转移引起的症状及恶病质等。胃癌诊断主要应用纤维胃镜检查和X线钡餐检查,纤维胃镜检查为诊断胃癌的最有效方法;X线钡餐检查为诊断胃癌的常用方法。早期诊断胃癌是提高治愈率的关键。治疗原则是以手术为主,辅以放疗、化疗、中医中药及生物治疗等综合治疗。

【分析思路】

1. 从所给病例资料中找出符合胃癌诊断的依据

（1）病史：能发现地域环境因素、饮食生活习惯、幽门螺杆菌（Hp）的感染、遗传和基因等多种因素，有胃息肉、胃溃疡、萎缩性胃炎、残胃炎等疾病病史。

（2）临床表现：可有类似胃病或消化不良症状、上腹痛、食欲减退、乏力、贫血和消瘦。发生转移时可有相应的临床表现。

（3）辅助检查：①纤维胃镜检查：可直视病变的部位和范围，亦可取材活组织检查。②X线钡餐检查：可表现为突向腔内的不规则充盈缺损；形态不整的龛影，胃壁僵硬，蠕动波中断或消失。③胃脱落细胞学检查可发现癌细胞。

2. 根据病例提出需要鉴别的疾病　主要与消化性溃疡、慢性胃炎及胃肉瘤等疾病鉴别。

3. 制定治疗原则　以手术为主，辅以放疗、化疗、中医中药及生物治疗等综合治疗。

【考试举例】

患者男性，60岁，因上腹部隐痛不适2个月入院。

患者2个月来无明显诱因出现上腹部隐痛，进食后明显，伴饱胀感，食欲差，无明显恶心、呕吐，无黑便及呕血。未诊治。近2周来症状加重，疲乏无力，大便发黑，体重下降4kg。来院就诊，查大便隐血（＋＋），WBC $8×10^9$/L，Hb 90g/L，为进一步诊治收入院。既往无消化道溃疡病史，无家族遗传病史。

查体：T 36.2℃，P 90次/分，R 20次/分，BP 100/70mmHg。一般情况可，皮肤巩膜无黄染，锁骨上及其他淋巴结未触及，结膜苍白，心肺未见异常，腹平坦，未见肠型和蠕动波，上腹部轻压痛，无反跳痛或肌紧张，未触及包块，肝脾肋下未触及，无移动性浊音，肠鸣音正常。直肠指诊无异常。

辅助检查：B超示：肝胆胰脾肾未见异常，胃肠部分显示不清。上消化道造影显示：胃窦小弯侧直径2cm壁内龛影，周围黏膜僵硬有中断。

一、诊断及诊断依据(8分)

（一）诊断

1. 胃癌；

2. 失血性贫血。

（二）诊断依据

1. 腹痛、疲乏无力、食欲差，体重下降，呈慢性渐进行过程。

2. 结膜苍白、上腹部轻压痛，大便隐血（＋＋），血红蛋白下降，提示有慢性上消化道出血的病变。

3. 上消化道造影显示　胃窦小弯侧直径2cm壁内龛影，周围黏膜僵硬有中断。

二、鉴别诊断(5分)

需与胃溃疡、慢性胃炎、胃间质瘤鉴别。

三、进一步检查(4分)

1. 纤维胃镜及活组织检查；

2. 必要时腹部CT检查；

3. 胸片检查。

四、治疗原则(3分)

1. 完善术前各项准备,行手术治疗;

2. 辅以放疗、化疗、中医中药及生物治疗等综合治疗;

3. 支持治疗。

【课后作业】

男性,52岁,上腹部隐痛不适2个月。2个月前开始出现上腹部隐痛不适,进食后明显,伴饱胀感,食欲逐渐下降,无明显恶心、呕吐及呕血,当地医院按"胃炎"进行治疗,稍好转。近半月自觉乏力,体重较2个月前下降3kg。近日大便色黑。来我院就诊,查2次大便潜血(+),查血 Hb 96g/L,为进一步诊治收入院。既往吸烟20年,10支/天。

查体:一般状况尚可,浅表淋巴结未及肿大,皮肤无黄染,结膜甲床苍白,心肺未见异常,腹平坦,未见胃肠型及蠕动波,腹软,肝脾未及,腹部未及包块,剑突下区域深压痛,无肌紧张,移动性浊音(-),肠鸣音正常,直肠指检未及异常。

辅助检查:上消化道造影示胃窦小弯侧似见约3cm大小龛影,位于胃轮廓内,周围粘膜僵硬粗糙。腹部 B 超检查未见肝异常,胃肠部分检查不满意。

(龙 冰)

任务十五 肝 硬 化

【任务要点】

1. 掌握肝硬化的症状、体征、辅助检查、治疗原则。

2. 熟悉肝硬化的鉴别诊断。

3. 学会对肝硬化的病例分析。

【相关知识】

肝硬化是由一种或多种原因引起的,以肝组织弥漫性纤维化、假小叶和再生结节为组织学特征的进行性慢性肝病。肝硬化发展的基本特征是肝细胞坏死、再生肝纤维化和肝内血管增殖、循环紊乱。目前在我国引起肝硬化的病因以病毒性肝炎为主,HBV 感染为最常见的病因。肝硬化早期无明显症状,后期因肝脏变形硬化、肝小叶结构和血液循环途径改变,临床以门静脉高压和肝功能减退为特征,常并发上消化道出血、肝性脑病和继发感染。临床诊断肝硬化通常依据肝功能减退和门静脉高压同时存在的证据,影像学所见肝硬化的征象有助于诊断,若证据不充分、影像学征象不明确时,肝活检如有假小叶形成也可建立诊断。应注意与引起腹水的疾病相鉴别。治疗原则为改善肝功能、治疗并发症、延缓或减少对肝移植的需求。

【分析思路】

1. 从所给病例资料中找出符合肝硬化诊断的依据

(1)病史:有病毒性肝炎、长期大量饮酒等可导致肝硬化的相关病史。

(2)症状:全身症状乏力为早期症状,食欲不振为常见症状,可有恶心、偶伴呕吐。出血倾向可有牙龈、鼻腔出血、皮肤紫癜,女性月经过多等。门静脉高压症状:如食管胃底静脉曲张破裂而致上消化道出血时,表现为呕血及黑粪。

(3)体征:呈肝病病容,面色黧黑而无光泽。晚期患者消瘦、肌肉萎缩。皮肤可见蜘蛛痣、肝掌、男性乳房发育。腹壁静脉以脐为中心显露至曲张。肝脏早期肿大可触及,质硬而边缘钝;后期缩小,肋下常触不到。

(4)并发症:食管胃底静脉曲张破裂出血、感染、肝性脑病、电解质和酸碱平衡紊乱、原发性肝细胞癌等。

(5)辅助检查:肝功能试验:以 ALT 升高较明显,肝细胞严重坏死时则 AST 升高更明显。GGT 及 ALP 也可有轻至中度升高。蛋白代谢有血清蛋白下降、球蛋白升高,A/G 倒置,血清蛋白电泳显示以 γ-球蛋白增加为主。凝血酶原时间不同程度延长,且不能为注射维生素 K 纠正。胆红素代谢肝储备功能明显下降时出现总胆红素升高,结合胆红素及非结合胆红素均升高,仍以结合胆红素升高为主。影像学检查:食管静脉曲张时行食管吞钡 X 线检查显示虫蚀样或蚯蚓状充盈缺损,纵行黏膜皱襞增宽,胃底静脉曲张时胃肠钡餐可见菊花瓣样充盈缺损。腹部超声检查 B 型超声可提示肝硬化,但不能作为确诊依据,而且约 1/3 的肝硬化患者超声检查无异常发现。B 超常示肝脏表面不光滑、肝叶比例失调(右叶萎缩、左叶及尾叶增大)、肝实质回声不均匀等提示肝硬化改变的超声图像,以及脾大、门静脉扩张等提示门静脉高压的超声图像,还能检出体检难以检出的少量腹水。

2. 根据病例提出需要鉴别的疾病 主要与结核性腹膜炎、化脓性腹膜炎及肿瘤性腹水等疾病鉴别。

3. 制定治疗原则 一般治疗(休息和饮食)、护肝治疗、腹水的治疗、手术治疗(各种分流、短流术和脾切除术)。

【考试举例】

患者男性,45 岁,反复黑便 3 周,呕血 1 天。

3 周前,自觉上腹部不适,偶有嗳气,反酸,口服西咪替丁有好转,但发现大便色黑,次数大致同前,1～2 次/天,仍成形,未予注意,1 天前,进食辣椒及烤馒头后,感上腹不适,伴恶心,并有便意如厕,排出柏油便约 600ml,并呕鲜血约 500ml,当即晕倒,家人急送我院,查 Hb 48g/L,收入院。发病以来乏力明显,睡眠、体重大致正常,无发热。20 世纪 70 年代在农村插队,1979 年发现 HbsAg(＋),有"胃溃疡"史 10 年,常用制酸剂。否认高血压、心脏病史,否认结核史、药物过敏史。

查体:T 37℃,P 120 次/分,BP 90/70mmHg,重病容,皮肤苍白,无出血点,面颊可见蜘蛛痣 2 个,浅表淋巴结不大,结膜苍白,巩膜可疑黄染,心界正常,心率 120 次/分,律齐,未闻及杂音,肺无异常,腹饱满,未见腹壁静脉曲张,全腹无压痛、肌紧张,肝脏未及,脾肋下 10cm,并过正中线 2cm,质硬,肝浊音界第Ⅶ肋间,移动性浊音阳性,肠鸣音 3～5 次/分。

一、诊断及诊断依据(8 分)

(一)诊断

1. 上消化道出血;

2. 食管静脉曲张破裂出血可能性大;

3. 肝硬化门脉高压、腹水。

(二)诊断依据

1. 有乙肝病史及肝硬化体征(蜘蛛痣、脾大、腹水);

2. 出血诱因明确,有呕血、柏油样便;

3. 腹部移动性浊音(＋)。

二、鉴别诊断(5分)

与胃十二指肠溃疡、胃癌、肝癌、胆道出血等鉴别。

三、进一步检查(4分)

1. 肝功能检查,乙肝全套、AFP、血常规;
2. 影像学检查 B超、CT,缓解时可作食管造影;
3. 内镜检查。

四、治疗原则(3分)

1. 禁食、输血、补液;
2. 止血 三腔二囊管压迫或经内镜硬化剂注射及血管套扎术止血;
3. 贲门周围血管离断术;
4. 支持对症治疗 包括休息与饮食、护肝、腹水治疗等。

【课后作业】

患者53岁,男性。间歇性乏力、纳差2年,呕血黑便5天,昏睡不醒2天入院。呕出咖啡色液体约1200ml,柏油样黑便约600g。既往有乙型肝炎病史。查体:T 38.2℃,P 110次/分,BP 75/45mmHg,肝病面容,颈部可见蜘蛛痣,四肢湿冷,心率110次/分,腹壁静脉可见曲张,脾肋下4cm,肝脏未及,腹水征阳性。

(许 轲)

任务十六　胆石症与胆道感染

【任务要点】
1. 掌握胆石症与胆道感染的病因、临床表现、诊断及治疗。
2. 熟悉胆石症与胆道感染的鉴别诊断。
3. 学会对胆石症与胆道感染的病例分析。

【相关知识】

胆石症按结石部位分为胆囊结石、肝外胆管结石和肝内胆管结石。胆道感染与胆石症互为因果,胆石症可以引起胆道梗阻,导致胆汁淤积、细菌繁殖而致胆道感染;胆道感染反复发作又是胆石形成的重要致病因素和促发因素。

【分析思路】

1. 从所给病例资料中找出符合胆石症与胆道感染诊断的依据

(1)病史:有胆汁淤积、细菌感染和胆汁的成分和理化性质发生改变的病因,饱餐、脂肪餐或体位改变等诱因。

(2)症状:阵发性上腹绞痛,可向右侧肩胛部和背部放射,常伴有恶心、呕吐。当胆管结石合并急性胆管炎时,主要表现为Charcot三联症:腹痛、寒战发热、黄疸。急性梗阻性化脓性胆管炎患者常有反复胆道疾病发作和胆道手术史。

(3)体征:胆囊肿大且有压痛,右上腹局限肌紧张、压痛和反跳痛,墨菲(Murphy)征阳

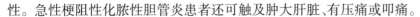

性。急性梗阻性化脓性胆管炎患者还可触及肿大肝脏、有压痛或叩痛。

（4）辅助检查：①B超对本病的诊断准确性高，发现胆囊结石可确诊，胆囊炎症则见胆囊肿大、壁增厚；急性梗阻性化脓性胆管炎可发现胆管内结石及胆管扩张影像。②白细胞计数升高、核左移。

2. 诊断要点　病史中典型胆绞痛发作是诊断的主要依据，经B超检查发现结石可确诊诊断。

3. 根据病例提出需要鉴别的疾病　需要鉴别的疾病包括：急性阑尾炎、胃十二指肠溃疡穿孔、急性胰腺炎、急性肝炎、右侧胸膜炎等。

4. 制定治疗原则

（1）非手术治疗：包括患者取半坐卧位，禁食，胃肠减压，纠正水、电解质平衡紊乱和酸碱失衡；应用抗生素，解痉止痛等，对胆固醇结石，如患者年纪大、身体情况差，可采用溶石治疗。

（2）手术治疗：急性胆囊炎发病在72小时内，或者诊断为胆囊穿孔，有症状的胆囊结石可行胆囊切除术。急性梗阻性化脓性胆管炎则应立即手术解除胆道梗阻并引流胆道。

【考试举例】

患者女性，46岁，上腹部持续性疼痛伴呕吐1天入院。

患者1天前因进油腻饮食后突感上腹部持续性疼痛，并向右侧肩背部放射，伴恶心、呕吐2次，呕吐物为胃内容物。查体：T 37.3℃，P 90次/分，R 24次/分，BP 120/80mmHg。急性痛苦病容，神清合作，皮肤巩膜无黄染，心肺听诊未见异常。腹平坦，腹膜刺激征（＋）。肠鸣音正常。

辅助检查：Hb 114g/L，WBC 13×10^{9}/L，腹部B超显示胆囊内有强回声光团，并有声影，胆囊壁增厚。

一、诊断及诊断依据(8分)

（一）诊断

1. 胆囊结石；

2. 急性胆囊炎。

（二）诊断依据

1. 进油腻饮食后，上腹部持续性疼痛，并向右侧肩背部放射。

2. 右上腹腹膜刺激征（＋），白细胞数升高。

3. 腹部B超显示胆囊内有强回声光团，并有声影，胆囊壁增厚。

二、鉴别诊断(5分)

需与急性胰腺炎、胃十二指肠溃疡穿孔、急性阑尾炎等鉴别。

三、进一步检查(4分)

1. 血尿淀粉酶检查；

2. 腹部B超或CT；

四、治疗原则(3分)

1. 禁食、补液、应用抗生素抗感染治疗。

2. 做好术前准备,必要时行胆囊切除术。

【课后作业】

　　患者女性,51岁,反复发作性右上腹绞痛2年余,寒战、高热伴皮肤黄染1天入院。患者2年前开始出现右上腹绞痛,多与进食油腻后引起,无发热及黄疸。经输液治疗后缓解。1天前突感右上腹绞痛,伴寒战、高热,体温39.5℃,且皮肤巩膜黄染,神志不清,急诊入院。既往体健。查体:T 39.6℃,P 124次/分,BP 92/60mmHg。神志不清,皮肤巩膜黄染,心肺未见异常。腹平坦,可见右肋缘下及上腹部旁正中切口瘢痕,未见肠型和蠕动波,右上腹肌紧张,压痛、无反跳痛,未触及肿物或肝脾,肠鸣音可闻及。辅助检查:Hb 145g/L,WBC 27×10^9/L,总胆红素36μmol/L,结合胆红素24.1μmol/L。

任务十七　急性胰腺炎

【任务要点】

1. 掌握急性胰腺炎的病因、临床表现、诊断及治疗。

2. 熟悉急性胰腺炎的鉴别诊断。

3. 学会对急性胰腺炎的病例分析。

【相关知识】

　　急性胰腺炎是消化酶被激活后对胰腺和周围组织自身消化所引起的急性炎症。可分为水肿型和出血坏死型。胆道疾病为我国常见病因。腹痛是主要表现和首发症状,疼痛的发生多有饮酒、进油腻饮食和暴饮暴食等诱因。腹胀与腹痛同时存在,腹胀程度通常反映病情的严重程度,恶心呕吐发作早,呕吐剧烈而频繁,且呕吐后腹痛症状不能缓解;常有中度发热,轻度黄疸。水肿型上腹正中、偏左有压痛,无腹膜炎体征。出血坏死型有不同程度的休克症状,上腹部或全腹部出现腹膜炎体征,两侧胁腹部皮肤可见片状灰紫色斑(Grey Turner征),脐周皮肤也可见青紫色斑(Cullen征)。血、尿淀粉酶测定是诊断急性胰腺炎的主要手段之一。血清脂肪酶明显升高是诊断急性胰腺炎较客观的指标。B超常可显示胰腺弥漫性肿大和胰周液体积聚。CT是诊断胰腺炎及判断其程度的首选检查方法。水肿型急性胰腺炎的治疗均采用禁食和胃肠减压、镇痛和解痉、抑制胰腺分泌及胰酶抑制剂、预防和治疗感染等非手术疗法。出血坏死型急性胰腺炎的病因不同,病期不同,治疗方法亦不完全相同。

【分析思路】

1. 从所给病例资料中找出符合急性胰腺炎诊断的依据

　　(1)病史:多有饮酒、进油腻饮食和暴饮暴食等诱因,有胆道疾病、胰管阻塞、胆汁及十二指肠液反流、手术创伤、感染等病因。

　　(2)症状:突然发生持续性、剧烈腹痛,伴腹胀、恶心呕吐、发热、轻度黄疸、休克症状等。

　　(3)体征:水肿型腹部有压痛;出血坏死型可出现腹膜炎体征及Grey Turner征、Cullen征。

　　(4)辅助检查:①胰酶测定:血清淀粉酶、尿淀粉酶、血清脂肪酶明显升高;②B超、CT检

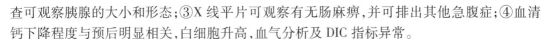

查可观察胰腺的大小和形态;③X线平片可观察有无肠麻痹,并可排出其他急腹症;④血清钙下降程度与预后明显相关,白细胞升高,血气分析及DIC指标异常。

2. 根据病例提出需要鉴别的疾病 需要鉴别的疾病包括:胆石症和急性胆囊炎、胃十二指肠溃疡穿孔、急性肠梗阻、肾绞痛等。

3. 制定治疗原则

(1)非手术治疗:包括禁食和胃肠减压,镇痛和解痉,抑制胰腺分泌及胰酶抑制剂,纠正水、电解质平衡紊乱和酸碱失衡,应用抗生素预防和治疗感染等。

(2)出血坏死型胰腺炎:凡伴有胆道下端梗阻或胆道感染的患者,应该早期或急诊手术,解除梗阻,通畅胆道引流。

【考试举例】

患者男性,30岁。酗酒后突发腹痛12小时入院。

患者12小时前饮酒后出现上腹部持续性绞痛,阵发性加重,并向后背部放射,频繁恶心、呕吐,呕吐物为胃内容物和胆汁,肛门停止排气,尿量少,色黄,急诊入院。既往有胆石症病史,无药物过敏史,无外伤手术史。

查体:T 38.5℃,P 110次/分,R 21次/分,BP 85/52mmHg。烦躁不安、皮肤湿冷、心率109次/分,腹肌紧张,明显压痛、反跳痛,肠鸣音减弱,移动性浊音(+)。

辅助检查:血WBC 23×10⁹/L,N 92%,血淀粉酶500U/L,血糖14.3mmol/L,血钙1.48mmol/L。腹部平片膈下无游离气体,腹部CT提示急性出血坏死型胰腺炎。

一、诊断及诊断依据(8分)

(一)诊断

急性出血坏死型胰腺炎

(二)诊断依据

1. 既往有胆石症病史,有酗酒的诱因;

2. 上腹部绞痛、恶心、呕吐、肛门停止排气,小便量少;

3. T 38.5℃,BP 85/52mmHg,烦躁不安、皮肤湿冷,腹肌紧张,明显压痛、反跳痛,肠鸣音减弱,移动性浊音(+);

4. 白细胞、中性粒细胞增高,血钙低,血糖高,血淀粉酶500U/L,腹部CT提示急性出血坏死型胰腺炎。

二、鉴别诊断(5分)

需与急性胆囊炎和胆石症、胃十二指肠溃疡急性穿孔、急性肠梗阻等鉴别。

三、进一步检查(4分)

1. 血尿淀粉酶、血清脂肪酶检查

2. 腹部B超和CT

3. 血钙

四、治疗原则(3分)

1. 禁食、胃肠减压、镇痛和解痉、抑制胰腺分泌及胰酶抑制剂、营养支持、补液、应用抗生素抗感染治疗。

2. 加强监护,做好术前准备,内科治疗无效时手术治疗。

【课后作业】

患者男性,45 岁。上腹痛 3 天伴呕吐。急诊就诊。患者 3 天前饮酒后出现上腹部持续性绞痛,阵发性加重,并向后背部放射,频繁恶心、呕吐,呕吐物为胃内容物和胆汁,呕吐后腹痛不能缓解,腹胀,肛门停止排气排便,尿量少,色黄。既往否认胆石症病史,无药物过敏史,无外伤手术史。查体:T 38.5℃,P 109 次/分,R 21 次/分,BP 80/50mmHg。烦躁不安、皮肤湿冷,心率 109 次/分,腹肌紧张,明显压痛、反跳痛,肠鸣音减弱,移动性浊音(+)。辅助检查:血 WBC 21.3×10^9/L,N 90%,血淀粉酶 122U/L(酶耦联法),血糖 14.3mmol/L,血钙 1.50mmol/L。腹部平片膈下无游离气体,腹部 CT 提示急性出血坏死型胰腺炎。

任务十八　肠 梗 阻

【任务要点】

1. 掌握肠梗阻的病因、临床表现、诊断及治疗。

2. 熟悉肠梗阻的鉴别诊断。

3. 学会对肠梗阻的病例分析。

【相关知识】

任何原因引起的肠内容物通过肠道障碍,称为肠梗阻。根据肠梗阻发生的基本原因,可将其分为三类:机械性肠梗阻(最常见)、动力性肠梗阻、血运性肠梗阻。肠梗阻共同症状是腹痛、呕吐、腹胀和肛门停止排便、排气。腹部体征可见腹部膨隆、肠型、肠蠕动波和局限性的压痛及包块,肠鸣音亢进、减弱或消失。实验室检查血红蛋白值及血细胞比容升高,尿比重也增高,电解质紊乱。X 线立、卧位平片可见多数气液平面及胀气肠袢,而结肠内气体减少或消失。结肠胀气位于腹周边,显示结肠袋形。肠套叠、乙状结肠扭转或结肠肿瘤时,作钡灌肠可显示结肠梗阻的部位和性质。肠梗阻治疗原则是纠正全身生理的紊乱和解除梗阻,恢复肠道功能。

【分析思路】

1. 从所给病例资料中找出符合肠梗阻诊断的依据

(1)病史:主要的病因有器质性(肠腔堵塞、肠壁病变、肠管受压)和动力性因素(腹膜炎、手术等)。

(2)症状:典型病人具有痛、吐、胀和闭四大症状。

(3)体征:可见肠型、肠蠕动波和局限性的压痛或包块,肠鸣音亢进、减弱或消失。

(4)辅助检查:①X 线检查可见多数液平面及胀气肠袢;空肠梗阻,其黏膜环状皱襞可显示"鱼肋骨刺"状;结肠梗阻时,腹部周边可见结肠胀气及结肠袋形。②血气分析和血生化检查可了解酸碱失衡、电解质紊乱和肾功能状况;③呕吐物和粪便检查,有大量红细胞或隐血阳性,提示肠管有血运障碍。

2. 诊断要点　病史中典型症状和体征,结合 X 线等检查可确诊诊断。在肠梗阻诊断过程中,必须辨明下列问题:

(1)是否肠梗阻:根据肠梗阻痛、胀、吐、闭四大症状和腹部体征等,一般可做出诊断。

(2)是机械性梗阻还是麻痹性梗阻:机械性肠梗阻多需手术,麻痹性肠梗阻常采用内科

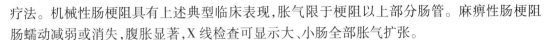

疗法。机械性肠梗阻具有上述典型临床表现,胀气限于梗阻以上部分肠管。麻痹性肠梗阻肠蠕动减弱或消失,腹胀显著,X 线检查可显示大、小肠全部胀气扩张。

（3）有无肠绞窄:绞窄性肠梗阻已发生肠壁血运障碍,必须及早手术。

（4）梗阻部位:高位小肠梗阻的特点是呕吐发生早而频繁,腹胀不明显。低位小肠梗阻的特点是腹胀明显,呕吐出现晚而次数少,并可吐粪样物。结肠梗阻与低位小肠梗阻临床表现相似,X 线检查有助鉴别。低位小肠梗阻,扩张的肠袢在腹中部,呈"阶梯状"排列。结肠梗阻胀大的肠袢分布在腹部周围,可见结肠袋,结肠影在梗阻部位突然中断。

（5）梗阻程度:完全性梗阻或不完全梗阻。

（6）梗阻原因:应根据年龄、病史、临床表现、X 线、CT 等影像学检查全面分析。

3. 根据病例提出需要鉴别的疾病　需要鉴别的疾病包括:胆石症和急性胆囊炎、胃十二指肠溃疡穿孔、急性胰腺炎、急性阑尾炎等。

4. 制定治疗原则

（1）基础治疗:包括胃肠减压,纠正水、电解质紊乱和酸碱失衡,防治感染,对症处理,如:给氧、镇静、解痉、营养支持等。

（2）解除梗阻:可分手术治疗和非手术治疗两大类。手术治疗适用于各种绞窄性肠梗阻、肿瘤和先天性肠道畸形引起的肠梗阻、非手术治疗无效者。

【考试举例】

患者男性,45 岁。腹痛、腹胀、呕吐、停止排气排便 2 天。于当地输液,对症治疗未见明显好转。2 年前曾做过阑尾切除术。

查体:T 37.5℃,P 98 次/分,R 21 次/分,BP 130/80mmHg。急性病容,神清合作,皮肤黏膜干燥,弹性差,双眼凹陷,右下腹有手术瘢痕,可见肠型和蠕动波,腹膨隆,有轻压痛,无反跳痛,未触及明显肿块,肠鸣音亢进。直肠指诊:肠内空虚,未触及明显肿物,指套无血迹。

辅助检查:Hb 160g/L,血 WBC 12×10^9/L,K$^+$ 3.0mmol/L,Na$^+$ 137mmol/L,Cl$^-$ 106mmol/L,腹部平片检查发现有多个气液平面。

一、诊断及诊断依据(8 分)

(一)诊断

1. 急性肠梗阻;

2. 低钾血症。

(二)诊断依据

1. 腹部手术史;

2. 腹痛、腹胀、呕吐、停止排气排便 2 天;

3. 腹部膨隆,肠型和蠕动波,右下腹有手术瘢痕,肠鸣音亢进;

4. 腹部平片检查发现有多个气液平面;

5. 水、电解质平衡紊乱,K$^+$ 3.0mmol/L。

二、鉴别诊断(5 分)

需与急性胆囊炎和胆石症、胃十二指肠溃疡急性穿孔、急性胰腺炎等鉴别。

三、进一步检查(4分)

1. 尿、便常规检查;
2. 腹部B超、立位平片;
3. 肝肾功能、血清电解质和酸碱度;

四、治疗原则(3分)

1. 禁饮食、持续胃肠减压,输液维持水、电解质平衡(补钾)。
2. 加强监护,做好术前准备,保守治疗无效时手术治疗。

【课后作业】

患者男性,25岁,腹痛2天急诊入院。患者于48小时前突然发作全腹痛,以右下腹更明显,为阵发性绞痛,伴有肠鸣,多次呕吐,开始为绿色物,以后呕吐物有粪臭味。两天来未进食,亦未排便排气,尿少。3年前曾作过阑尾切除术。查体:急性病容,神智清楚,血压100/60mmHg,脉搏132次/分,体温37.5℃,皮肤无黄染,干燥,弹性差。心肺正常,腹膨隆,未见肠型,全腹触诊柔软,广泛轻压痛,无反跳痛,未触及肿块,肝脾不大,肠鸣音高亢,有气过水音。辅助检查:血红蛋白160g/L,白细胞10.6×10^9/L,尿常规阴性。腹部透视有多个液平面。

任务十九 直肠癌与结肠癌

【任务要点】

1. 掌握直肠癌与结肠癌的临床表现、诊断及治疗。
2. 熟悉直肠癌与结肠癌的鉴别诊断。
3. 学会对直肠癌与结肠癌的病例分析。

【相关知识】

(一)直肠癌

直肠癌是乙状结肠、直肠交界处至齿状线之间的癌,是消化道常见的恶性肿瘤。结合病史、体检、影像学及内镜检查,直肠癌诊断准确率达95%。早期直肠癌的临床特征主要为排便习惯改变和便血,癌肿增大后可发生排便异常等直肠刺激症状、肠梗阻征象。直肠指诊是诊断直肠癌最重要的方法,大便潜血是发现早期直肠癌的有效措施。内镜检查:包括直肠镜、乙状结肠镜及纤维结肠镜检查。根治性手术乃是目前直肠癌主要治疗方法,化疗和放疗等予以辅助治疗,加强手术治疗效果。

(二)结肠癌

好发部位依次为乙状结肠、回盲部、升结肠、降结肠和横结肠。目前认为主要是环境因素与遗传因素综合作用的结果。与饮食、炎性刺激、致癌物质的作用、癌前疾病、癌前病变等密切相关。临床表现主要是排便习惯与粪便性状改变(表现为绞痛,腹泻与便秘交替,或黏液血便)为最早期症状,定位不确切的持续性腹部隐痛、腹部肿块,晚期可出现肠梗阻症状。不同部位的结肠癌肿有不同的临床特点。纤维结肠镜检查具有确诊价值,超声内镜还可判断肿瘤浸润深度及周围淋巴结转移情况,有助于术前肿瘤分期;X线气钡灌肠对比造影:可发现充盈缺损、肠腔狭窄、黏膜皱襞破坏等征象,显示癌肿部位和范围。根据病因、临床表现和实验室检查不难诊断,治疗原则是以手术为主的个体化综合治疗。

【分析思路】

1. 从所给病例资料中找出符合直肠癌与结肠癌诊断的依据

(1)病史:直肠癌与直肠慢性炎症的刺激、家族性息肉病等癌前病变、高蛋白、高脂肪、少纤维素膳食及遗传因素相关。结肠癌相关的高危因素包括:饮食(过多的动物脂肪、动物蛋白,缺乏新鲜蔬菜);缺乏体力活动;致癌物质的作用;炎性刺激和遗传易感性等。

(2)临床表现:①直肠癌有排便习惯改变和便血,直肠刺激症状、肠梗阻征象、其他癌肿侵犯周围组织器官而出现的相应症状。②结肠癌主要是排便习惯与粪便性状改变。右半结肠癌以全身症状、贫血、腹部肿块为主要表现;左半结肠癌以肠梗阻、便秘、腹泻、便血等症状为显著。

(3)辅助检查:直肠癌:①直肠指诊可触及质硬不规则的肿块;②内镜检查:包括直肠镜、乙状结肠镜及纤维结肠镜检查,可了解病变所在位置、大小及范围,还可取组织做病理检查。结肠癌:①纤维结肠镜检查,同时行病理活检,为确诊的主要方法;②X线气钡灌肠造影可了解全结肠情况;③B超、CT检查可观察病变周围情况和肝脏、腹腔淋巴结有无转移。

2. 根据病例提出需要鉴别的疾病 直肠癌可与内痔、直肠息肉相鉴别,结肠癌主要与痢疾、非特异性炎性肠病、回盲部结核等相鉴别。

3. 制定治疗原则 根治性手术乃是目前直肠癌主要治疗方法,化疗和放疗等予以辅助治疗,加强手术治疗效果。结肠癌:是以手术为主的个体化综合治疗。根治性手术或姑息性手术(多用于晚期、无法根治的病例,以缓解症状)。

【考试举例】

患者女性,62岁,排便次数增多,大便带血2个月。

患者2个月前无明显诱因大便次数增多,4~6次/日,暗红色稀糊便,时有右侧腹痛,不放射,能忍受,伴肠鸣,与进食无关,排气后缓解,近来感到头晕、乏力,无呕吐,腹稍胀。发病来无发热,进食尚可。无尿急、尿频。2个月来体重减轻2kg。既往体健,家族史无特殊。

查体:T 37.3℃,P 78次/分,R 18次/分,BP 130/90mmHg。慢性病容,神志清,皮肤无黄染,浅表淋巴结未及肿大,心肺无异常。腹部稍膨隆,未见肠型及蠕动波,无压痛、无肌紧张、肝脾未触及。右侧腹部可触及一肿块约3cm×3cm大小,活动度差,质偏硬,轻压痛,边界不清,无移动性浊音,肠鸣音稍亢进,直肠指检未及明显肿物。

辅助检查:大便隐血(++),血常规:WBC $6.4×10^9$/L,Hb 108/L。尿常规未见异常。

一、诊断及诊断依据(8分)

(一)诊断

1. 结肠癌;

2. 失血性贫血;

3. 轻度不全肠梗阻。

(二)诊断依据

1. 排便习惯改变,便次增多,时有腹痛伴肠鸣,提示大肠疾病。

2. 大便稀糊状,暗红色,胃肠道肿瘤出血的征象。

3. 右侧腹可扪及肿块,活动差,质硬,轻压痛,边界不清,为腹内肿瘤之体征。

4. 腹部稍隆起,肠鸣音稍亢进,是不全肠梗阻的表现。

二、鉴别诊断(5分)

需与溃疡性结肠炎、结肠息肉、细菌性痢疾等鉴别。

三、进一步检查(4分)

1. 腹部 X 平片和钡剂灌肠造影;
2. 纤维结肠镜检查并取组织做病理检查;
3. 腹部 B 超或 CT。

四、治疗原则(3分)

1. 手术治疗 应行结肠癌根治术。
2. 若术前病理检查不能进行,可以考虑剖腹探查,术中可做快速(冰冻)病理检查。
3. 术后按病情考虑进行以辅助化疗为主的综合治疗,包括免疫、放射、中西医结合等方法。

【课后作业】

患者男性,55岁,黏液血便、乏力、消瘦半年。患者半年前开始出现大便表面带血及黏液,并有大便次数增多、伴里急后重感觉全身乏力,食欲减退,半年来体重减轻10kg,无腹痛,无恶心、呕吐,无发热。查体:P 85 次/分,BP 120/80mmHg,睑结膜苍白,心肺无异常。腹部平软,未触及包块,肠鸣音正常。直肠指诊:距肛门 4cm,直肠左侧可触及质硬肿物,指套染血。肛门镜检:仅进入 4cm,可见菜花样肿物,表面糜烂。辅助检查:RBC 3.17×10^{12}/L,Hb 87g/L,WBC 6.9×10^9/L。

任务二十 结核性腹膜炎

【任务要点】
1. 掌握结核性腹膜炎的病因、临床表现、诊断及治疗。
2. 熟悉结核性腹膜炎的鉴别诊断。
3. 学会对结核性腹膜炎的病例分析。

【相关知识】

结核性腹膜炎是由结核菌引起的一种慢性、弥漫性腹膜感染。主要感染途径以腹腔内的结核病灶直接蔓延为主。临床表现主要有全身结核毒血症、腹痛、腹胀、腹泻等症状,可有腹部揉面感、腹部肿块、腹水等体征。实验室检查可有轻度至中度贫血,血沉增快,结核菌素试验呈强阳性,腹水多为草黄色渗出液。腹部影像学检查可助查找病因。治疗的关键是及早给予合理、足够疗程抗结核化学药物治疗。

【分析思路】

1. 从所给病例资料中找出符合结核性腹膜炎诊断的依据
(1)病史:具有原发结核感染灶病史。
(2)临床表现:有结核中毒症状,腹痛、腹胀等症状和腹部揉面感、腹部肿块、腹水等体征。

(3)辅助检查:①血常规有贫血改变,血沉增快;②结核菌素试验:其结果强阳性,则提示体内有结核杆菌感染。③腹水检查:腹水常呈渗出性改变。85%以上的病人腹水蛋白超过30g/L,白细胞计数超过 500×10^6/L,以淋巴细胞或单核细胞为主。④其他辅助检查:X 线平片、超声检查、腹腔镜检查等。

2. 根据病例提出需要鉴别的疾病 以发热为主要表现者应与长期发热的其他疾病相鉴别;以腹水为主要表现者应与肝硬化腹水、腹腔恶性肿瘤及其他疾病引起的腹水相鉴别;以腹块为主要表现应与腹部肿瘤(如肝癌、胃癌、结肠癌、卵巢癌等)及克罗恩病相鉴别。

3. 制定治疗原则 抗结核化学药物治疗,强调全程规律治疗。必要时,可考虑强化、联合治疗及适当延长抗结核的疗程。早期应用糖皮质激素治疗,对渗出型有肯定疗效。卧床休息和加强营养是重要的辅助治疗措施。对腹水量较大的病人可行腹腔穿刺放液和腹腔给药,必要时手术治疗。

【考试举例】

患者女性,40 岁,腹胀、腹痛 2 个月。

患者 2 月前淋雨后出现腹胀,为持续性,逐渐加重,伴脐周隐痛,感午后低热,自服"感冒和助消化药"无效。自发病以来,饮食、睡眠可,大便 1~2 次/天,呈糊状,无黏液脓血,小便正常,体重无明显变化。既往无结核病、胃肠疾病、慢性肝病、心血管疾病及肿瘤病史。无药物和食物过敏史。

查体:T 37.8℃,P 100 次/分,R 18 次/分,BP 90/60mmHg,一般情况好。双肺查体无异常,心率 100 次/分,律齐。腹膨隆,触诊腹部柔韧感,全腹轻度压痛,无反跳痛,未触及腹部包块,肝脾未触及,肠鸣音活跃,移动性浊音(+),双下肢无水肿。

辅助检查:Hb 115g/L,血沉 40mm/h,结核菌素试验强阳性。腹水检查示:腹水为草绿色,比重 1.018,蛋白质含量 37g/L,WBC 700×10^9/L,以淋巴细胞为主。腹部 B 超示:中等量腹水。X 线胸部平片示:右上肺陈旧性结核改变。

一、诊断及诊断依据(8 分)

(一)诊断

结核性腹膜炎

(二)诊断依据

1. 中年患者,慢性病程,X 线胸部平片示:右上肺陈旧性结核改变。

2. 午后低热,腹胀、腹痛,查体:触诊腹部柔韧感,全腹轻度压痛,移动性浊音(+)。

3. 血沉增快,腹部 B 超示:中等量腹水。腹水检查为渗出液,以淋巴细胞为主。

4. 结核菌素试验强阳性。

二、鉴别诊断(5 分)

需与腹腔恶性肿瘤、肝硬化腹水相鉴别。

三、进一步检查(4 分)

1. 腹部 CT、磁共振检查。

2. 腹腔镜检查并作组织病理学检查。

四、治疗原则(3分)

1. 休息和营养。

2. 抗结核化学药物治疗。

3. 可酌情放腹水,以减轻症状,减少或防止腹膜粘连。

【课后作业】

患者女性,26岁。腹胀1月余,加重2周。一个月前无明显诱因出现腹胀,以下腹部明显,伴轻度腹痛不适,自感乏力,以午后明显,伴颜面及手足烧灼感,夜间出汗较多。在当地医院给予口服中药治疗一周,症状无明显改善,且间断出现发热,体温波动在37.0~38.0℃之间。2周前腹胀明显加重,B超检查提示腹腔包裹性积液,肝、胆、脾、胰正常。查体:T 37.6℃,P 96次/分,R 20次/分,BP 100/70mmHg。腹部触诊有柔韧感,左下腹部有压痛,无反跳痛,未触及包块,肝脾肋下未触及,腹水征(+),肠鸣音正常,双下肢无水肿。辅助检查:血常规:WBC 8.0×10^9/L,N 0.63,L 0.37,Hb 100g/L,血沉40mm/h。

任务二十一　急性阑尾炎

【任务要点】

1. 掌握急性阑尾炎的病因、临床表现、诊断及治疗。

2. 熟悉急性阑尾炎的鉴别诊断。

3. 学会对急性阑尾炎的病例分析。

【相关知识】

急性阑尾炎是外科常见病,是最常见的急腹症。好发于青壮年,男性多于女性。阑尾管腔阻塞是急性阑尾炎最常见的病因。阑尾管腔阻塞的最常见原因是淋巴滤泡的明显增生,多见于年轻人;粪石也是阻塞的原因之一;此外还有细菌入侵和胃肠功能紊乱。根据急性阑尾炎的临床过程和病理改变,可分为四种病理类型:①急性单纯性阑尾炎;②急性化脓性阑尾炎;③坏疽性及穿孔性阑尾炎;④阑尾周围脓肿。急性阑尾炎典型的症状是转移性右下腹痛。腹痛可伴有胃肠道症状、同时有发热、乏力等全身症状。右下腹麦氏点压痛是急性阑尾炎最常见的重要体征。发病早期腹痛尚未转移至右下腹时,右下腹便可出现固定压痛。可有腹膜刺激征、右下腹包块。血常规检查、腹部平片和腹部B超有助诊断。绝大多数急性阑尾炎一旦确诊,应早期施行阑尾切除术。

【分析思路】

1. 从所给病例资料中找出符合急性阑尾炎诊断的依据

(1)病史:可有阑尾管腔阻塞的相关疾病病史。

(2)症状:转移性右下腹痛伴发热、乏力等全身症状。

(3)体征:右下腹麦氏点压痛、腹膜刺激征、右下腹包块。

(4)辅助检查:①白细胞计数及中性粒细胞比例增高;②B超检查有时可发现肿大的阑尾或脓肿;③腹部平片可见盲肠扩张和液气平面,偶尔可见钙化的粪石和异物影,可帮助诊断。

2. 根据病例提出需要鉴别的疾病　需要鉴别的疾病包括:胃十二指肠溃疡穿孔、急性肠梗阻、胰腺炎、急性胃肠炎等。

3. 制定治疗原则

（1）非手术治疗：单纯性阑尾炎和已局限的阑尾周围脓肿，可应用抗生素物或中药治疗。

（2）手术治疗：主要为阑尾切除术。

【考试举例】

患者男性，33岁，转移性右下腹疼痛8小时入院。

患者8小时前进食后突然发生上腹部阵发性隐痛，伴恶心、呕吐，自服消炎药物后症状无明显缓解，约2小时前腹痛转移至右下腹部，伴发热、腹胀，排便有里急后重感。

查体：T 39℃，P 98次/分，R 20次/分，BP 110/70mmHg，下腹部有压痛、反跳痛及肌紧张，尤以右下腹为重。移动性浊音阴性，肠鸣音减弱。

腹腔穿刺抽出少量脓性液体。血白细胞 16.0×10^9/L，中性粒细胞90%。腹部X线透视可见中腹部有2个小气液平面。

一、诊断及诊断依据（8分）

（一）诊断

急性化脓性阑尾炎

（二）诊断依据

1. 转移性右下腹疼痛病史。

2. T 39℃，右下腹部肌肉紧张、压痛、反跳痛的体征。

3. 腹腔穿刺抽出脓性液体；血白细胞计数上升，中性粒细胞比例增高。

二、鉴别诊断（5分）

需与急性胃肠炎、胃十二指肠溃疡急性穿孔、急性肠梗阻等相鉴别。

三、进一步检查（4分）

1. 尿、粪便常规检查；

2. 腹部B超检查；

3. X线平片检查；

四、治疗原则（3分）

1. 应用抗感染药物，做好术前准备。

2. 手术治疗，行阑尾切除术。

【课后作业】

患者男性，34岁，因持续腹痛2天急诊入院。2天前无明显诱因，出现腹痛，以脐周为著，疼痛为钝痛。12小时后腹痛渐加剧，出现全腹疼痛，为绞痛，无放射，伴恶心、呕吐，发热最高达38.6℃，当时查血 WBC 14×10^9/L，B超未见异常。查体：T 37.6℃，P 90次/分，BP 130/70mmHg，皮肤无黄染，腹部柔软，肝脾未触及，Murphy征（-），右下腹可及明显压痛、反跳痛，无肌紧张。未触及明确包块，全腹叩诊鼓音，移动性浊音（-），肠鸣音正常。辅助检查：Hb 161g/L，WBC 14×10^9/L，中性粒细胞78%，血淀粉酶322IU/L（参考值 <1000IU/L）。

任务二十二　肛门、直肠良性病变

【任务要点】

1. 掌握肛门、直肠良性病变的病因、临床表现、诊断及治疗。

2. 熟悉肛门、直肠良性病变的鉴别诊断。

3. 学会对肛门、直肠良性病变的病例分析。

【相关知识】

肛门、直肠良性病变主要有炎症性病变和组织结构病理性改变两类,常见的有肛裂、肛瘘、痔、直肠肛管周围脓肿和直肠脱垂、直肠息肉。

1. 肛裂　多见于青、中年人,是齿状线下肛管皮肤层裂伤后形成的小溃疡,方向与肛管纵轴平行,呈梭形,绝大多数位于后正中线上。典型的症状是疼痛、便秘和出血。肛门检查可发现肛裂、前哨痔和肛乳头肥大常同时存在,称为肛裂三联征。

2. 肛瘘　指肛门周围的肉芽肿性管道,多由直肠肛管周围脓肿引起,由内口、外口、瘘管三部分组成。内口位于齿状线附近,外口位于肛周皮肤上,经久不愈或反复发作。是直肠肛管周围炎症的慢性期表现。瘘外口位于肛周皮肤,间歇流出少量脓血黏液为主要症状,有时肛门部潮湿、瘙痒或形成溃疡。瘘管造影发现有窦道存在即可作出诊断。肛瘘不能自愈,必须手术治疗,将瘘管切开,形成敞开的创面,促使愈合。

3. 痔　是最常见的肛肠疾病,可发生在任何年龄。有内痔、外痔和混合痔三种,肛垫的支持结构、静脉丛及动静脉吻合支发生病理性改变或移位为内痔。内痔的主要临床表现是出血和脱出;外痔发生血栓形成时有剧痛;混合痔脱出后痔块在肛周呈梅花状,称为环状痔。

4. 直肠肛管周围脓肿　指直肠肛管周围软组织内或其周围间隙内的急性化脓性感染,并形成脓肿。是直肠肛管周围炎症的急性期表现。绝大部分由肛腺感染引起,以肛周脓肿最常见,主要症状为肛周持续性跳痛、坐卧不安,病变处有红肿、硬结和压痛,脓肿形成后可有波动感,穿刺可抽出脓液。脓肿破溃或切开引流后常形成肛瘘。

5. 直肠脱垂　是直肠壁部分或全层向下移位,主要症状为有肿物自肛门脱出;检查可见环形、红色、表面光滑的肿物,肛门指诊时可感到括约肌无力。

6. 直肠息肉　是泛指从直肠黏膜突出肠腔的隆起性病变。小息肉一般无症状,息肉增大主要是间断性便血,血染于粪便之外,鲜血,量不多,很少引起贫血。

【分析思路】

1. 从所给病例资料中找出符合肛门、直肠良性病变诊断的依据

(1)病史:寻找与以上疾病相关的因素。

(2)临床表现:主要依据症状(便血、便秘和疼痛等)和肛门直肠局部检查(肛门部红肿、肿物、硬结或溃疡等)所见。

(3)辅助检查:①直肠镜或纤维结肠镜检查,必要时取组织病理检查。②局部穿刺检查,如直肠肛管周围脓肿。③根据需要选用:如瘘管造影、肿瘤标志物、凝血功能等。

2. 根据病例提出需要鉴别的疾病　良性病变之间进行鉴别、与肛门直肠恶性病变(直肠癌、肛管癌等)的鉴别、与其他部位疾病在肛门直肠的表现鉴别等。

3. 制定治疗原则　根据疾病种类、程度选用一般治疗、手术治疗或注射治疗等。

【考试举例】

患者女性,42 岁,间断少量便血 2 个月,肛门异物感 1 周。2 个月前开始,每当便秘或大便干燥期间,排便时粪便经常带血,有时便后滴鲜血,一般量不多,排便通畅后即好转。近一周来上述症状又出现,并伴有肛门异物和排便不尽的感觉。查体:发育、营养良好,心肺腹未见异常,血红蛋白 148g/L。肛门直肠检查:肛周皮肤正常,未见肛裂或前哨痔,仅于截石位 6 点处可见静脉团块样物突出。直肠指诊,直肠黏膜光滑、未及肿物、无触压痛。肛门镜检查,于齿状线上方可见静脉样团块,其中 6 点处团块大而松弛,11 点处团块表面黏膜有破损、出血。

一、诊断及诊断依据(8 分)

(一)诊断
内痔

(二)诊断依据
1. 典型的病史 无痛性血便,滴少量鲜血。
2. 肛门直肠检查所见 可见静脉团块样物从齿状线上方垂下,表面黏膜有破损、出血。

二、鉴别诊断(5 分)

需与直肠癌、肛门直肠良性肿瘤如直肠息肉、直肠黏膜脱垂等鉴别。

三、进一步检查(4 分)

1. 乙状结肠镜或纤维结肠镜检查 用以排除其他肠道出血性疾患和肿瘤。
2. 血尿常规和肿瘤标志物等,以协助判断有无贫血、肿瘤。

四、治疗原则(3 分)

1. 一般治疗 增加纤维性食物,保持大便通畅,防止便秘。
2. 止血治疗 如应用 5% 鱼肝油酸钠注射等。
3. 手术治疗 痔单纯切除术,必要时采用。

【课后作业】

患者女性,35 岁,便秘、肛门疼痛伴出血 2 个月。2 个月来,每于大便干燥期间,排便时及排便后肛门部剧痛,同时在手纸上有线状血迹。患者每 2 日大便 1 次,发病后,不敢排便,近 1 周来便秘、疼痛症状加重。肛门直肠检查:截石位 12 点处可见纵行小裂口,长约 0.8cm,轻扩后呈椭圆形的小溃疡,基底肉芽淡红色;其上方(外侧)可见袋状皮垂,内侧为肥大的肛乳头。因患者疼痛未作直肠指诊。

任务二十三 腹 外 疝

【任务要点】
1. 掌握腹外疝的病因、临床表现、诊断及治疗。
2. 熟悉腹外疝的病理分型、疝的构成。
3. 学会对腹外疝的病例分析。

【相关知识】

腹外疝为腹内脏器或组织连同腹膜壁层,经腹壁或盆壁的薄弱点或缺损向体表突出所致,有腹股沟疝、股疝、脐疝、切口疝等,其中以腹股沟斜疝和腹股沟直疝最多见。形成腹外疝的主要原因是腹壁强度降低和腹内压力增高。典型腹外疝由疝环、疝囊、疝内容物和疝外被盖物等四部分组成。

腹外疝按病理变化和临床表现,分为易复性疝、难复性疝、嵌顿疝和绞窄性疝四种类型,嵌顿性疝和绞窄性疝实际上是一个病理过程的两个阶段。易复性疝疝内容物很容易回纳入腹腔;难复性疝疝内容物不能回纳或不能完全回纳入腹腔内,但并不引起严重症状;嵌顿性疝疝囊颈较小而腹内压突然增高时,疝内容物可强行扩张囊颈而进入疝囊,随后因囊颈的弹性收缩,又将内容物卡住,使其不能回纳;绞窄性疝,疝内容物嵌顿后发生血液循环障碍。

【分析思路】

1. 从所给病例资料中找出符合腹外疝诊断的依据

(1)病史:有腹壁可复性肿物病史。

(2)症状:腹部下坠感,可有疼痛,可伴发热、恶心、呕吐等不适。

(3)体征:突出腹壁外的肿物,由腹壁薄弱处突出,不能还纳者警惕血运障碍。

(4)辅助检查:①腹部 CT 或立位 B 超检查。②血、尿、便常规,肝肾功,电解质等。

2. 根据病例提出需要鉴别的疾病　腹股沟斜疝与直疝相鉴别,腹外疝需与睾丸鞘膜积液、交通性鞘膜积液等疾病鉴别。

3. 制定治疗原则

(1)非手术治疗:疝带压迫,适用于 1 岁以下的小儿和年老体弱伴严重疾病者。

(2)手术治疗:急诊或择期手术。

【考试举例】

患者男性,37 岁,发现右下腹肿物 2 个多月就诊。

患者 2 个月前无诱因出现右下腹肿物,站立时明显,平卧时可缩小,今晨用力排便时,肿物突然增大,伴疼痛,疼痛逐渐加重,之后有发热、腹胀、恶心、呕吐。既往体健。

查体:一般情况尚可,生命体征平稳。右腹股沟区肿物,进入阴囊。肿物壁张力高,有压痛。腹部查体无压痛、反跳痛,肠鸣音活跃,有气过水声。

一、诊断及诊断依据(8 分)

(一)诊断

右腹股沟斜疝嵌顿

(二)诊断依据

1. 右下腹肿物 2 个多月,站立时明显,平卧时可缩小,用力排便时肿物突然增大,伴疼痛,有发热、腹胀、恶心。

2. 右腹股沟区肿物,进入阴囊。

二、鉴别诊断(5 分)

需与腹股沟直疝、股疝相鉴别。

三、进一步检查(4分)

1. 立卧位腹部 X 线平片;
2. 血、尿、便常规,肝肾功;
3. 电解质、血气分析、心电图。

四、治疗原则(3分)

1. 禁食、胃肠减压;
2. 维持水、电解质、酸碱平衡;
3. 使用抗生素抗感染治疗;
4. 手术治疗。

【课后作业】

患者男性,49 岁,右腹股沟区包块 2 年,增大伴疼痛 2 小时。

患者 2 年前站立时出现右腹股沟区包块,鸽蛋大小,质软无不适,平卧时可缩小。2 小时前剧烈咳嗽后感腹股沟区胀痛,包块增大至拳头大小,明显压痛,不能还纳。感腹痛、恶心、呕吐 2 次。2 小时来无排便排气,无发热。既往体健。

查体:T 36.8℃,P 90 次/分,R 20 次/分,BP 125/70mmHg,神清合作,一般情况尚可,心肺无异常。腹稍膨隆,下腹部有压痛伴轻度肌紧张,肠鸣音活跃。右腹股沟区包块表面肤色暗红,压痛明显,不能还纳,透光实验(-)。

任务二十四　腹部闭合性损伤

【任务要点】

1. 掌握腹部闭合性损伤的病因、临床表现、诊断及治疗。
2. 熟悉腹部闭合性损伤的鉴别诊断。
3. 学会对腹部闭合性损伤的病例分析。

【相关知识】

腹部闭合性损伤是指损伤腹部皮肤无伤口,可合并腹腔内脏器官损伤。主要是钝性暴力所致。单纯性腹壁损伤表现为受伤部位局限性疼痛、肿胀、压痛、皮下淤斑,症状随时间推移逐渐好转。合并内脏器官损伤表现分为两种情况:①空腔性脏器损伤:以急性腹膜炎的表现为主,持续剧烈腹痛和腹膜刺激征明显,可伴恶心、呕吐、呕血、便血等消化道症状,严重者可出现全身感染中毒症状,胃肠破裂有气腹征。②实质性脏器损伤:以内出血表现为主,主要是失血性休克的表现、腹胀和移动性浊音,腹痛和腹膜刺激征较轻。非手术治疗包括:禁食、营养支持、防治感染和休克、对症处理等;手术一般行剖腹探查术。

【分析思路】

1. 从所给病例资料中找出符合腹部闭合性损伤诊断的依据
(1)病史:腹部外伤史
(2)临床表现:单纯性腹壁损伤常见表现是受伤部位局限性疼痛、肿胀、压痛、皮下淤斑。空腔性器官损伤:持续剧烈腹痛,腹膜刺激征明显,可有气腹征。实质性器官损伤:腹痛、面色苍白、脉搏快而细弱、脉压减小、血压下降、尿少等,腹胀腹膜刺激征不明显、可有腹部移动性浊音。

（3）辅助检查：①诊断性腹腔穿刺术和腹腔灌洗术对腹内脏器损伤的诊断有很大帮助。②影像学检查：胸腹 X 线检查、B 超检查、选择性动脉造影或 CT 检查等。③腹腔镜检查。

2. 诊断与鉴别诊断 ①判断有无内脏损伤。②何种脏器损伤：首先区分是哪一类脏器损伤，再考虑哪种脏器损伤。③判断是否有多发性损伤。

3. 制定治疗原则

（1）紧急救护：首先处理危及生命紧急情况，如心跳呼吸骤停、窒息、大出血、张力性气胸等。

（2）对出现休克征象者，在抗休克治疗的同时进行手术。

（3）任何腹部伤已确诊或高度怀疑有腹内脏器损伤者，应及早进行剖腹探查术。

【考试举例】

患者女性，36 岁，外伤后腹痛 4 小时急诊入院。

患者于 4 小时前被汽车撞伤右胸腹部，右上腹部持续性疼痛，并向右肩背部放射。后疼痛范围逐渐扩大，波及全腹，以右侧为重。近 1 小时渐感口渴、头晕、心悸。既往体健，无肝炎、冠心病或高血压病史。

查体：T 37.8℃，P 125 次/分，R 28 次/分，BP 85/60mmHg，痛苦面容，轻度烦躁，结膜略苍白。心肺未见异常，右下胸压痛，未及骨擦感。腹稍胀，全腹肌紧张、压痛、反跳痛，以右上腹明显。腹部叩诊鼓音，移动性浊音（＋），肠鸣音弱。

辅助检查：Hb 90g/L，WBC 12×10^9/L，B 超示：肝右叶膈面有液性暗区，肠间隙增宽，胆胰脾肾未见异常。立位腹平片：膈下未见游离气体。

一、诊断及诊断依据（8 分）

（一）诊断

1. 腹部闭合性损伤；

2. 肝破裂；

3. 失血性休克。

（二）诊断依据

1. 右上腹撞伤史，右上腹季肋部是肝脏所在，外伤易波及。伤后刺激膈肌，可引起肩背部疼痛。

2. 有腹膜刺激征和移动性浊音。

3. 口渴、头晕、心悸、血压下降，血红蛋白低等内出血表现。

4. B 超示肝右叶膈面有液性暗区，肠间隙增宽。

二、鉴别诊断（5 分）

需与单纯腹壁或胸壁损伤、其他腹内脏器损伤、血胸等相鉴别。

三、进一步检查（4 分）

1. 诊断性腹腔穿刺术。

2. CT 检查 进一步观察损伤部位与程度。

四、治疗原则(3分)

1. 严密观察病情,监测生命体征和血红蛋白等。
2. 输血、输液,纠正休克,同时做好术前准备。
3. 急诊手术 剖腹探查术。

【课后作业】

患者男性,20岁,因车祸致伤左胸部、左上腹部,持续性疼痛伴头晕乏力6小时。查体:P 120次/分,BP 80/50mmHg,痛苦面容,神志清楚。头部未发现伤痕,左下胸部可见皮下淤斑,有明显挤压痛。腹壁无伤痕,腹部对称,略膨隆,全腹压痛、反跳痛,尤以右上腹明显,无腹肌紧张。移动性浊音(+),肠鸣音减弱。腹腔穿刺抽出不凝固血。

(龙 冰)

任务二十五 急性肾小球肾炎

【任务要点】

1. 掌握急性肾小球肾炎的临床表现、诊断及治疗原则。
2. 熟悉急性肾小球肾炎的鉴别诊断。
3. 学会急性肾小球肾炎的病例分析。

【相关知识】

急性肾小球肾炎是指一组病因不明,急起发病,以血尿为主,伴不同程度蛋白尿,可有水肿、高血压,或肾功能不全等特点的肾小球疾患。多见于儿童和青少年,以5~14岁多见。本病有多种病因,但绝大多数的病例由A组β溶血性链球菌急性感染后引起的免疫复合性肾小球肾炎。上呼吸道感染(多为扁桃体炎)、猩红热、皮肤感染(如脓疱疮)等链球菌感染致病的诱发因素。90%的病例有链球菌的前驱感染,以呼吸道及皮肤感染为主。在前驱感染后经1~3周无症状的间歇期而急性起病。典型表现有尿液改变、水肿、高血压。并发症有心力衰竭、高血压脑病、性肾功能不全。辅助检查可进行尿常规和其他检查。需与急进性肾小球肾炎、狼疮性肾炎、过敏性紫癜性肾炎等疾病鉴别。治疗原则采取综合治疗,以休息和对症治疗为主,不宜应用激素和细胞毒性药物。

【分析思路】

1. 从所给病例资料中找出符合急性肾小球肾炎诊断的依据

(1)病史:有链球菌的前驱感染,以呼吸道及皮肤感染为主。

(2)临床表现:典型表现为:①尿液改变:血尿,几乎所有患者都有镜下血尿,但约半数的患者有肉眼血尿,持续1~2周;蛋白尿,不同程度的蛋白尿,是诊断必备条件之一;尿量减少,严重者可伴有排尿困难。②水肿:80%以上的病例有水肿,一般首先累及眼睑及颜面部,重者2~3天遍及全身,呈非凹陷性。③高血压:80%的病例有一过性的轻、中度的症状性高血压。出现并发症有相应表现。

(3)辅助检查:①尿常规:尿蛋白可在(+~+++)之间,可见红细胞及透明、颗粒或红细胞管型。②其他检查:少数可有轻度贫血,血沉加快,血清C_3下降,血尿素氮和肌酐可升高。

2. 根据病例提出需要鉴别的疾病 与急进性肾小球肾炎、狼疮性肾炎、过敏性紫癜性肾炎等鉴别。

3. 制定治疗原则

（1）休息与饮食：急性期需卧床2～3周，直至肉眼血尿消失，水肿减退，血压正常，即下床作轻微活动。血沉正常可上学，但应避免重体力活动。尿沉渣绝对计数正常后方可恢复体力活动。限盐及水，有氮质血症时要限蛋白质。

（2）抗感染治疗：有感染灶时用青霉素10～14天，对青霉素过敏者可用红霉素。

（3）对症治疗：有水肿和高血压者可应用利尿剂或降压剂。

（4）防治并发症。

【考试举例】

患者男性，11岁，学生。颜面水肿、尿少3天，伴头痛、眼花、抽搐半小时入院。

患者于3天前不明原因出现颜面、眼睑水肿，进行性加重，延及下肢，尿量减少，每日尿量大约100～200ml，无肉眼血尿。发病后曾在当地医务室诊疗，医生给予"青霉素"肌注，效果不佳，病情加重。患者精神差，无食欲，大便正常，体重无明显改变。半月前曾患"急性上呼吸道感染"，其他无特殊既往病史。

体检：T 37℃，P 110次/分，BP 115/85mmHg。急性面容，颜面苍白、水肿。双肺呼吸音清。心率110次/分，律齐，心音有力，各瓣膜区未闻及病理性杂音。全腹平软，肝脾未触及，移动性浊音（－）。双下肢呈凹陷性水肿。

辅助检查：Hb 110g/L，WBC 9×10^9/L，N 0.65，L 0.35；尿蛋白（＋＋），RBC 30～40个/HP。未见颗粒管型。

一、诊断及诊断依据

（一）诊断

急性肾小球肾炎

（二）诊断依据

1. 急起发病、进行性加重，半月前有"急性上呼吸道感染"病史；

2. 尿量减少，颜面、眼睑、下肢水肿；

3. 辅助检查 尿蛋白（＋＋），RBC 30～40个/HP。

二、鉴别诊断

与急进性肾小球肾炎、病毒性脑炎及其他类型肾炎：如过敏性紫癜性肾炎等鉴别。

三、进一步检查

1. 肾功能检查；

2. 抗"O"；

3. 血清C3及总补体。

四、治疗原则

1. 休息与饮食 限盐及水；

2. 抗感染治疗 选用青霉素；

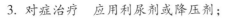

3. 对症治疗　应用利尿剂或降压剂;

【课后作业】

患者男性,9岁,学生。颜面水肿、尿少4天入院。患者于4天前不明原因出现颜面、眼睑水肿,进行性加重,延及下肢,尿量减少,每日尿量大约100~200ml,无肉眼血尿。发病后曾在本地医院诊疗,医生给予"利尿"肌注,用药后尿量增多,水肿有所减轻,便自动停止治疗,于入院前6小时突然头晕、头痛、视物模糊,但无出现抽搐,意识还清醒。自觉病情恶化而求医入院治疗。病后食欲减退,大便正常,尿少,体重无明显改变。体检:T 37℃,P 106次/分,BP 125/85mmHg。神清,颜面、眼睑水肿。胸廓对称,心率106次/分,律齐。腹平软,肝脾未触及,移动性浊音阴性。双下肢呈轻度凹陷性水肿。脑膜刺激征(-),巴氏征(-)。辅助检查:血常规:Hb 120g/L,WBC 10×10^9/L,N 0.64,L 0.36;尿常规:尿蛋白(+),RBC 20~40个/HP。

任务二十六　慢性肾小球肾炎

【任务要点】

1. 掌握慢性肾小球肾炎的临床表现、诊断及治疗原则。

2. 熟悉慢性肾小球肾炎的鉴别诊断。

3. 学会慢性肾小球肾炎的病例分析。

【相关知识】

慢性肾小球肾炎是指起病隐匿、病情迁延(>1年)、病变缓慢进展、最终将发展成慢性肾衰竭的一组肾小球疾病。慢性肾炎可发生在任何年龄,但以青中年为主,男性多见;基本表现为持续蛋白尿(泡沫尿)、血尿、管型尿、高血压、水肿和不同程度的肾功能减退。尿常规是早期发现慢性肾炎的重要途径之一,贫血是诊断慢性肾炎的必备条件。需与慢性肾盂肾炎、原发性高血压肾损害等相鉴别。治疗原则为综合性治疗,以对症治疗为主。必要时可应用激素及细胞毒性药物以改善症状,延缓病情进展,防止肾功能急剧恶化和并发症的发生。

【分析思路】

1. 从所给病例资料中找出符合慢性肾小球肾炎诊断的依据

(1)病史:不明病因或仅少数由急性肾炎发展而来。部分有感染、劳累、妊娠和使用肾毒性药物等促发病情恶化的诱因。

(2)症状:多数起病缓慢隐匿,呈多样化,个体差异大。早期可无明显症状或可有乏力、疲倦、腰部疼痛、食欲不振等。基本表现为持续蛋白尿、血尿、管型尿、高血压、水肿和不同程度的肾功能减退。肉眼血尿、水肿或高血压引起的不适是导致病人就诊的主要原因。部分病人甚至无明显的临床症状。

(3)体征:反复的眼睑及颜面部或全身水肿,不同程度贫血。

(4)辅助检查:①尿常规可有持续尿蛋白(+~+++),镜下血尿,偶有肉眼血尿,颗粒管型。②血常规检查有不同程度的贫血。③肾功能检查有 Ccr 下降,BUN、Cr 升高等。④肾穿刺活组织检查有助于病理分型及其预后的估计和指导治疗。

2. 根据病例提出需要鉴别的疾病　与继发性肾炎如狼疮性肾炎、糖尿病性肾病等,慢性肾盂肾炎、原发性高血压肾损害相鉴别。

3. 制定治疗原则

(1)积极控制血压:这是延缓病情进展的重要措施之一,可选择使用利尿剂、ACEI制剂或β受体阻滞剂;

(2)抗血小板聚集:应用大剂量双嘧达莫或小剂量阿司匹林;

(3)选择性应用免疫抑制药物:应用如糖皮质激素(如泼尼松)、细胞毒类药物(如环磷酰胺、氮芥);

(4)避免加重肾损害的因素:特别是注意避免肾毒性药物(如氨基糖苷类、磺胺类)、避免过度疲劳、妊娠等。

【考试举例】

患者女性,30岁。颜面水肿、腰部酸痛5年,厌食、恶心3天就诊。5年前不明原因出现颜面水肿,治疗后消失,但时有反复。近1周因感冒,上述症状加重,伴厌食、恶心,腹胀,尿量减少,大便稀,每天3~4次。

体检:T 37℃,R 16次/分,P 90次/分,BP 170/95mmHg。精神稍差,面色苍白,颜面水肿,皮肤干燥。咽部无充血。颈无抵抗。双肺呼吸音清晰,未闻及啰音。心音有力,律齐。腹部平软,肝脾未触及,肾区叩击痛,移动性浊音(-),双下肢凹陷性水肿。

辅助检查:血象:RBC 2.7×10^{12}/L,Hb 72g/L,WBC 9.0×10^{9}/L,分类正常;尿蛋白(++)RBC 3~5个/HP WBC 4~5个/HP 颗粒管型4个/HP,尿比重1.018;肾功能:BUN 16mmol/L,Cr 308μmol/L,CO_2CP 22.4mmol/L,血浆球蛋白50g/L,清蛋白24g/L,Na^+128mmol/L,K^+4.5mmol/L,Cl^-90mmol/L,Ca^+21.99mmol/L。X线胸透:两侧肺部无特殊阴影。B超:双肾大小正常,腹腔无积液。

一、诊断及诊断依据

(一)诊断

慢性肾小球肾炎

(二)诊断依据

1. 颜面水肿、腰部酸痛5年病史,1周前"上感"诱发因素;

2. 有明显的泌尿道及消化道症状;

3. 肾病面容,下肢凹陷性水肿,肾区叩击痛等阳性体征;

4. 辅助检查 贫血血象,尿蛋白(++)、颗粒管型4个/HP;肾功能:BUN 16mmol/L,Cr 308μmol/L,CO_2CP 22.4mmol/L。

二、鉴别诊断

与慢性肾盂肾炎、原发性高血压肾损害、狼疮性肾炎、糖尿病性肾病等相鉴别。

三、进一步检查

1. 尿细菌培养;

2. 检查眼底;

3. 必要时肾活检。

四、治疗原则

1. 一般治疗 休息、适当活动、合理膳食;

2. 积极控制血压 可选择使用利尿剂、ACEI 制剂或 β 受体阻滞剂；

3. 抗血小板聚集 应用大剂量双嘧达莫或小剂量阿司匹林。

【课后作业】

患者女性，36 岁。反复颜面水肿、腰部酸痛 4 年，厌食、恶心欲呕 1 周。4 年前因"感冒"后出现颜面水肿，腰部酸痛。近 1 周因劳累过度，上述症状再次复发并加重，厌食、恶心欲呕，腹胀，尿量减少而求医入院。体检：T 37℃，R 17 次/分，P 98 次/分，BP 160/92mmHg。精神稍差，面色苍白，颜面水肿。双肺呼吸音清晰、无啰音。心率 98 次/分，心律整齐。腹软，肝脾未触及，肾区无叩击痛，移动性浊音（－），双下肢轻度凹陷性水肿，余（－）。辅助检查：血象：RBC 3.0×10^{12}/L，Hb 92g/L，WBC 8.0×10^{9}/L，N 0.74，L 0.26。尿检：蛋白（＋）RBC 4 个/HP，WBC 4 ~ 5 个/HP，颗粒管型 3 ~ 5 个/HP。

任务二十七 尿 路 感 染

【任务要点】

1. 掌握尿路感染的临床表现、诊断及治疗原则。

2. 熟悉尿路感染的鉴别诊断。

3. 学会尿路感染的病例分析。

【相关知识】

尿路感染是指由各种致病微生物直接侵袭而引起的泌尿道的感染性炎症。根据感染的部位分为上尿路感染和下尿路感染。致病菌以大肠杆菌最常见，其次为变形杆菌、克雷白杆菌、葡萄球菌、粪链球菌、铜绿假单胞菌等，少数为绿脓杆菌，真菌和病毒感染，罕见厌氧菌感染。常有尿路不畅、不洁性生活史等易感因素。感染途径有上行感染（最常见）、血行感染、淋巴管感染、直接蔓延。临床表现主要是全身感染症状、泌尿道症状、尿液改变。尿液检查、尿菌培养和菌落计数对诊断有重要的价值。鉴别诊断：尿路功能性梗阻，如肾结石、肾结核、全身性感染性疾病等。治疗原则是去除各种易感因素，合理使用抗生素，从而达到消除症状、杀灭细菌，预防复发和保护肾功能的目的。

【分析思路】

1. 从所给病例资料中找出符合尿路感染诊断的依据

（1）病史：发病前是否有感染的病灶及感染途径，是否存在易感因素。

（2）症状：急性膀胱炎主要表现为程度不同的尿路刺激征，全身中毒症状不明显。急性肾盂肾炎主要表现为：①全身感染症状：畏寒、发热，体温常在 38.5 ~ 40℃之间，伴有头痛、乏力、食欲减退等。②泌尿道症状：腰痛、尿路刺激征。③尿液改变及血白细胞总数增多。慢性肾盂肾炎的病情反复发作，迁延不愈，全身中毒症状不明显，多有易感因素存在或耐药菌株形成。有一定的肾功能损害的表现如夜尿增多、血压增高，甚至尿毒症。

（3）体征：肾区叩击痛。

（4）辅助检查：①尿液检查，急性肾盂肾炎外观混浊，尿沉渣镜检可见大量白细胞或成堆脓细胞，有时可见白细胞管型（上尿路感染的特征之一），红细胞稍增多，尿蛋白含量不多。慢性肾盂肾炎尿镜检白细胞数常在 5 个/HP 以上。尿菌培养和菌落计数检查时菌落计数大于 10^{5}/ml 为阳性。②血常规检查急性肾盂肾炎白细胞计数和中性粒细胞升高；慢性肾盂肾炎红细胞、血红蛋白降低。③肾功能检查。慢性肾盂肾炎可有肾功能损害。④影像学检查包括腹部平片、肾盂造影、B超等可帮助发现易感因素。

2. 根据病例提出需要鉴别的疾病 需与尿路功能性梗阻（如肾结石）、肾结核、全身性感染性疾病等相鉴别。

3. 制定治疗原则

（1）一般治疗：包括休息与活动、饮食等。

（2）抗菌治疗：是治疗的重点和关键。①急性膀胱炎：短程三天疗法；②急性肾盂肾炎：可选用喹诺酮类、半合成青霉素类、头孢类，轻者单一口服，重者联合、肌注或静脉滴注，疗程14天。

（3）碱化尿液：口服碳酸氢钠既可增强抗生素疗效，又可减轻尿路刺激征。

（4）慢性肾盂肾炎应在合理应用抗生素的基础上，积极寻找或去除各种易感因素，有效控制高血压，注意保护肾功能。

【考试举例】

患者，女，28岁，已婚。寒战、高热伴尿频、尿急、尿痛2天入院。

患者于2天前因劳累后出现寒战、高热、头痛，全身乏力，肌肉酸痛，伴尿频、尿急、尿痛及腰痛，在家自己服用"阿莫西林"治疗后症状未缓解而求医入院。3年来曾有类似症状发作3次，经抗感染治疗后症状消失。病后食欲减退，大便正常，睡眠欠佳。

体检：T 39.5℃，P 105次/分，R 28次/分，BP 120/70mmHg。面色潮红，痛苦表情。双肺呼吸音清晰、未闻及啰音。心率105次/分，心律整齐，未闻及杂音。腹软，肝脾未触及，肋脊角及上中输尿管点压痛，肾区叩击痛。颜面及双下肢无水肿，神经系统检查正常。

辅助检查：白细胞计数 12×10^9/L，中性粒细胞78%；尿蛋白（-），白细胞40个/HP，红细胞5个/HP。

一、诊断及诊断依据

（一）诊断

上尿路感染（急性肾盂肾炎）

（二）诊断依据

1. 患者为已婚育龄女性，劳累后急起发病；

2. 发热伴尿频、尿急、尿痛；

3. 肋脊角及上中输尿管点压痛，双肾区叩击痛阳性；

4. 曾有类似疾病发作史；

5. 辅助检查 血常规白细胞计数 12×10^9/L，中性粒细胞80%；尿常规白细胞40个/HP，红细胞5个/HP。

二、鉴别诊断

需与慢性肾盂肾炎急性发作、急性膀胱炎、泌尿系结核、尿道综合征等鉴别。

三、进一步检查

1. 尿细菌培养＋药敏、尿涂片找细菌；

2. 肾功能检查；

3. 影像学检查 包括腹部平片、肾盂造影、B超等；

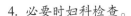

4. 必要时妇科检查。

四、治疗原则

1. 一般治疗 多饮水,注意个人卫生;
2. 抗生素治疗 可选用喹诺酮类、半合成青霉素类、头孢类肌注或静脉滴注;
3. 碱化尿液;
4. 应积极寻找或去除各种易感因素。

【课后作业】

患者 26 岁,女性,已婚。寒战、高热伴尿频、尿急、尿痛 3 天入院。患者于 4 天前因同房后出现尿频、尿急,继而出现寒战、高热、头痛、全身乏力,肌肉酸痛,伴尿频、尿急、尿痛及腰痛,症状加重而入院。自结婚以来曾有类似症状发作,经抗感染治疗后症状消失。病后食欲减退,大便正常、小便频,无体重改变。体检:T 39℃,P 95 次/分,R 22 次/分,BP 110/70mmHg。面色潮红,痛苦表情。心肺无异常。腹平软,肝脾肋下未触及,肋脊角及上中输尿管点有压痛,双肾区叩击痛阳性。颜面及双下肢无水肿。辅助检查:血常规白细胞计数 12×10^9/L,中性粒细胞 80%;尿常规:蛋白(-),白细胞 20 个/HP,红细胞 8 个/HP。

(农子文)

任务二十八 异 位 妊 娠

【任务要点】
1. 掌握异位妊娠的病因、临床表现、诊断及治疗。
2. 熟悉异位妊娠的鉴别诊断。
3. 学会对异位妊娠的病例分析。

【相关知识】

孕卵在子宫腔外着床发育的异常妊娠过程称为异位妊娠,俗称宫外孕。异位妊娠可发生在输卵管、卵巢、腹腔、阔韧带等处,其中以输卵管妊娠为最常见,约占发病数 90% ~95%以上。病因常由于输卵管管腔或周围的炎症,引起管腔通畅不佳,阻碍孕卵正常运行,使之在输卵管内停留、着床、发育,导致输卵管妊娠流产或破裂。

【分析思路】

1. 从所给病例资料中找出符合异位妊娠诊断的依据
(1)病史:常有输卵管管腔或周围的炎症疾病病史。
(2)临床表现:可有停经、腹痛、少量阴道出血。破裂后表现为急性剧烈腹痛、阴道出血、休克等。检查时输卵管正常或有肿大。下腹部有明显压痛及反跳痛,尤以患侧为甚,出血较多时叩诊有移动性浊音。盆腔检查阴道后穹隆饱满,触痛,宫颈有明显举痛,将宫颈轻轻上抬或向左右摇动时,即可引起剧烈疼痛,子宫稍大而软。

(3)辅助检查:①尿妊娠试验阳性者可协助诊断。②血 β-HCG 定量是早期诊断异位妊娠的重要方法。③超声检查:阴道超声诊断异位妊娠准确率为 70% ~94%,在输卵管部位见到妊娠囊或胎心搏动可确诊。④阴道后穹隆穿刺可抽出暗红色不凝固血液。⑤腹腔镜检查是诊断输卵管妊娠的"金标准"。

2. 根据病例提出需要鉴别的疾病 输卵管妊娠需与宫内孕流产、急性阑尾炎、急性输卵管炎、黄体破裂和卵巢囊肿蒂扭转等鉴别。

3. 制定治疗原则 可行开腹或腹腔镜手术,常规行患侧输卵管切除术。非手术疗法包括期待疗法、化学药物治疗、中药治疗和介入性治疗等,应根据病情慎重选择。

【考试举例】

患者女性,28 岁,停经 38 天后阴道流血 6 天,下腹痛 1 小时。

患者于 6 天前开始少许阴道流血,5 天前自查尿妊娠试验(+),1 小时前突发右下腹撕裂样疼痛伴肛门坠胀感。呕吐 1 次,为胃内容物,无腹泻,小便正常。既往月经规律,4~5/30 天,血量中等。2 年前人工流产 1 次,结婚 1 年,未避孕,未孕。

查体:T 36.8℃,P 124 次/分,R 22 次/分,BP 80/50mmHg。心率 124 次/分,律齐,面色苍白。全腹肌紧张,压痛、反跳痛以右下腹明显,移动性浊音可疑。

妇科检查:外阴(-),阴道少许暗色血,宫颈光滑,宫颈举痛(+),后穹隆饱满,子宫前位正常大小,右附件区可扪及一界限不清的质软包块。

实验室检查:Hb 85g/L,WBC 5.3×10^9/L,PLT 210×10^9/L。

一、诊断及诊断依据(8 分)

(一)诊断

1. 异位妊娠,破裂;

2. 失血性休克;

3. 贫血(中度)。

(二)诊断依据

1. 停经,阴道少量流血,急性下腹痛。有人工流产史,右下腹明显压痛、反跳痛。妇科检查宫颈举痛(+),后穹隆饱满,右附件区可扪及一界限不清的质软包块。

2. BP 80/50mmHg,心率 124 次/分。

3. 面色苍白,Hb 85g/L。

二、鉴别诊断(5 分)

需与流产、卵巢囊肿蒂扭转、急性阑尾炎相鉴别。

三、进一步检查(4 分)

1. 血 β-HCG 检查;

2. B 超检查;

3. 阴道后穹隆穿刺。

四、治疗原则(3 分)

补充血容量,抗休克治疗的同时,立即行开腹探查手术。

【课后作业】

患者女性,28 岁,因下腹部剧痛 2 小时急诊入院。患者既往月经规律,5/30 天,量多,无痛经。末次月经 10 月 17 日,于 11 月 20 日开始阴道出现少量流血,色暗淋漓不尽,3 天来感头晕、乏力及小腹隐痛。今晨突感下腹部、肛门坠痛,休息后缓解,下午 4 时,下腹部剧痛,头晕,来院就诊,收治入院。25 岁结婚,孕 2 产 1,已带宫内节育器。既往体健,否认心、肝、肾等疾患。查体:P 102 次/分,Bp 80/50mmHg,急性病容,面色苍白。妇科检查:外阴有血迹,宫颈光滑,宫颈举痛(+),子宫前位,正常大小,稍软,可活动,轻压痛,子宫左后方可触及 8cm×6cm×6cm 不规则包块,压痛明显。辅助检查:Hb 90g/L,WBC $10.8×10^9$/L,BPC $94.5×10^9$/L,B 超示:可见宫内避孕环,子宫左后 7.8cm×6.6cm 囊性包块,形状欠规则,后陷凹有液性暗区。

任务二十九　急性盆腔炎

【任务要点】

1. 掌握急性盆腔炎的病因、临床表现、诊断及治疗。

2. 熟悉急性盆腔炎的鉴别诊断。

3. 学会对急性盆腔炎的病例分析。

【相关知识】

急性盆腔炎是指女性内生殖器及其周围组织的炎症。炎症可局限于一个部位,也可同时累及几个部位,最常见的是输卵管炎及输卵管卵巢炎,单纯的子宫内膜炎或卵巢炎较少见。急性盆腔炎发展可引起弥漫性腹膜炎、败血症、感染性休克,严重者可危及生命。病因有产后或流产后感染、宫腔内手术操作后感染、经期卫生不良、感染性传播疾病、邻近器官炎症直接蔓延、慢性盆腔炎急性发作等。临床表现可因炎症轻重及范围大小而有不同,宫颈管分泌物及后穹隆穿刺物检查、B 超检查、腹腔镜检查有助诊断,治疗原则主要是抗感染及支持治疗。

【分析思路】

1. 从所给病例资料中找出符合急性盆腔炎诊断的依据

(1)病史:有与以上病因相关的疾病病史。

(2)临床表现:发病时下腹痛伴发热,若有腹膜炎,则出现消化系统症状如恶心、呕吐、腹胀、腹泻等。若有脓肿形成,可有下腹包块及局部压迫刺激症状,包块位于前方可出现膀胱刺激症状,如排尿困难、尿频,若引起膀胱肌炎还可有尿痛等;包块位于子宫后方可有直肠刺激症状,若在腹膜外可致腹泻、里急后重感和排便困难。患者呈急性病容,体温升高,心率加快,腹胀,下腹部有压痛、反跳痛及肌紧张,肠鸣音减弱或消失。盆腔检查:阴道可能充血,并有大量脓性分泌物,将宫颈表面的分泌物拭净,若见脓性分泌物从宫颈口外流,说明宫颈黏膜或宫腔有急性炎症。阴道穹有明显触痛,须注意是否饱满;宫颈充血、水肿、举痛明显;宫体稍大,有压痛,活动受限;子宫两侧压痛明显。

(3)辅助检查:①血常规、尿常规、血沉、C 反应蛋白、宫颈管分泌物及后穹隆穿刺物检查。②B 超声检查、腹腔镜检查等可协助盆腔炎性疾病的诊断。

2. 根据病例提出需要鉴别的疾病　急性盆腔炎应与急性阑尾炎、输卵管妊娠流产或破裂、卵巢囊肿蒂扭转或破裂等急腹症相鉴别。

3. 制定治疗原则　支持疗法卧床休息,给予高热量、高蛋白、高维生素饮食,补充液体,注意纠正电解质紊乱及酸碱失衡。根据药敏试验联合使用抗生素抗感染,如脓肿形成,经药物治疗无效,可考虑行脓肿切除术。

【考试举例】

患者女性,26 岁。白带异常伴下腹痛及低热 2 天,加重 1 天。

患者因流产不全于 5 天前行刮宫术,近 2 天白带脓血样,臭味,同时有下腹痛及低热。高热伴腹痛加重 1 天来诊。刮宫术前妇科检查未见异常。

查体:急性病容,T 39℃,P 106 次/分,R 22 次/分,BP 110/70mmHg,下腹部有肌紧张、压痛及反跳痛。

妇科检查:外阴(-),阴道内少量脓血性分泌物,有臭味,宫颈充血水肿,宫颈举痛(+),子宫略大稍软,压痛明显;双侧附件区增厚有压痛。

辅助检查:Hb 125g/L,WBC 14×10^9/L,N 80% ,PLT 230×10^9/L。

一、诊断及诊断依据(8 分)

(一)诊断

急性盆腔炎

(二)诊断依据

1. 近期刮宫术史;

2. 异常白带伴下腹痛及发热,T 39℃,P 106 次/分,下腹部有肌紧张、压痛及反跳痛。

3. 妇科检查:阴道内少量脓血性分泌物,有臭味,宫颈充血水肿,宫颈举痛(+),子宫略大稍软,压痛明显;双侧附件区增厚有压痛。

4. WBC 14×10^9/L,N 80% 。

二、鉴别诊断(5 分)

需与急性阑尾炎、异位妊娠、卵巢囊肿蒂扭转或破裂等相鉴别。

三、进一步检查(4 分)

1. B 超检查;
2. 宫颈管分泌物细菌培养 + 药物敏感试验;
3. 查血红细胞沉降率及 C 反应蛋白。

四、治疗原则(3 分)

1. 卧床休息,半卧位,物理降温。
2. 使用抗生素抗感染,在药敏试验结果未出来前尽量选用广谱抗生素,联合用药。

【课后作业】

患者女性,23 岁,左下腹痛 1 小时。1 小时前无明显的诱因出现左下腹痛,呈持续性痛,无放射到其他部位,伴有恶心,无呕吐,无腹泻,无尿频尿急尿痛,有性生活史,停经 47 天查体:T 36.5℃,P 103 次/分,R 20 次/分,BP 80/40mmHg。心肺无特殊,腹平软,左下腹压痛,反跳痛,未扪及包块,双肾区无叩痛,移动性浊音阴性,肠鸣音稍活跃。妇科检查:外阴:已婚未产式,阴道通畅,无流血,宫颈举痛、摇摆痛,子宫稍大,质软,左附件增厚,有压痛,右附件未见异常。辅助检查:HCG 阴性,子宫双附件及泌尿系统 B 超提示急性盆腔炎。

(龙 冰)

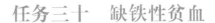

任务三十 缺铁性贫血

【任务要点】

1. 掌握缺铁性贫血的临床表现、诊断及治疗原则。

2. 熟悉缺铁性贫血的鉴别诊断。

3. 学会对缺铁性贫血的病例分析。

【相关知识】

缺铁性贫血是指体内贮存铁缺乏,导致血红蛋白合成量减少而引起的一种小细胞低色素性贫血,是贫血中最常见的一种类型。主要病因有需要量增加、摄入量不足、吸收不良、慢性失血等。其临床表现除导致缺铁原发病的表现外,一般贫血的表现如面色苍白、乏力、易倦等,少数有特殊表现,如匙状甲、异食癖。血液检查和骨髓象对本病有重要诊断价值。需要鉴别诊断的疾病有地中海贫血、慢性病性贫血、铁粒幼细胞贫血等,治疗原则主要是在积极而有效病因治疗的基础上,合理选择和应用铁剂。

【分析思路】

1. 从所给病例资料中找出符合缺铁性贫血诊断的依据

(1)病史:需量增加,如婴幼儿、青少年、妊娠和哺乳期的妇女;入量不足,如未能及时补充或挑食、偏食;吸收不良,如胃大部切除术后、慢性萎缩性胃炎等;慢性失血,如消化性溃疡出血、月经过多、钩虫病、痔疮出血等,是缺铁性贫血最常见和最重要的原因。

(2)症状:除导致缺铁原发病的表现外,有一般贫血的表现如面色苍白、乏力、易倦、头晕、头痛、心悸、气短、耳鸣等,组织缺铁的表现如过度兴奋、易激惹、注意力不集中等。

(3)体征:特殊的表现如皮肤干燥、角化、毛发干枯易脱落,指(趾)甲扁平、不光整、脆薄易裂,甚至出现反甲或匙状甲,口角炎、舌炎。

(4)辅助检查:①血象呈小细胞低色素性贫血的改变;②铁代谢的生化检查可有血清铁、转铁蛋白饱和度、血清铁蛋白下降;血清总铁结合力增高;血清转铁蛋白受体测定浓度增高;③骨髓象增生活跃,以红系为主,有"核老浆幼"现象;骨髓涂片染色无含铁血黄素颗粒,铁粒幼细胞减少;④其他如大便常规、尿常规、肝肾功能、纤维胃镜或肠镜检查、B超等有助发现原发病。

2. 根据病例提出需要鉴别的疾病 需与地中海贫血、慢性感染性贫血、铁粒幼细胞贫血鉴别。

3. 制定治疗原则

(1)根除病因:是有效纠正贫血和(或)防止病情复发的关键。合理饮食,积极治疗各种原发病,特别是慢性出血性疾病。

(2)补足贮铁:首选口服铁剂,常用药物主要有硫酸亚铁、富马酸亚铁等;必要时可选用注射铁剂治疗。

【考试举例】

患者男性,45岁,农民。进行性面色苍白、头晕、眼花、耳鸣半年,活动后心悸、气促1个月。近半年来患有因上腹部疼痛,曾多次少量呕血伴黑便,在当地县医院查大便潜血(＋＋),诊断为"消化性溃疡",经过治疗后时好时坏。近一个月来,病情加重,伴有心悸、气促,活动时感觉无力,呼吸困难,休息时缓解。病后食欲不振,精神欠佳,睡眠正常,体重无明显改变。

既往史:身体健康,无类似疾病家族史。

体检:T 37℃,P 90 次/分,律齐,R 24 次/分,BP 120/80mmHg。营养稍差,面色及甲床苍白,有口角炎,舌乳头萎缩,指甲不平整,巩膜不黄,淋巴结不大,颈静脉无怒张,气管居中。胸廓对称,胸骨无压痛,心肺(-)。腹平软,剑突下正中稍偏左压痛,部位局限,无反跳痛,肝脾未触及,移动性浊音阴性,神经系统正常。

辅助检查:Hb 68g/L,RC 0.015,血片见成熟红细胞大小不等,中心淡染区扩大,多数红细胞体积偏小,白细胞及血小板正常。骨髓穿刺涂片检查示幼红细胞升高达0.36,以中、晚幼红细胞为主;幼红细胞胞浆量少,胞核固缩;细胞外铁阴性,铁粒幼细胞0.06;粒系与巨核细胞系未见异常。胃镜检查示胃窦部 1.5cm 大小活动性溃疡,边缘光滑。

一、诊断及诊断依据

(一)诊断

1. 缺铁性贫血;

2. 胃溃疡。

(二)诊断依据

1. 有消化性溃疡并上消化道出血病史;

2. 乏力、头晕、眼花、耳鸣、心悸、气促等贫血的表现;

3. 贫血貌及甲床苍白,有口角炎,舌乳头萎缩,指甲不平整,剑突下局限压痛等阳性体征;

4. 辅助检查结果 Hb 68g/L,呈小细胞低色素性贫血;骨髓检查以中、晚幼红细胞增生为主;细胞外铁阴性;胃镜检查提示胃窦部活动性溃疡。

二、鉴别诊断

与胃癌、慢性萎缩性胃炎及其他类型贫血等鉴别。

三、进一步检查

1. 肝肾功能检查;

2. 血清铁、铁蛋白和总铁结合力;

3. 上消化道造影、B 超;

四、治疗原则

1. 一般治疗和对症治疗;

2. 病因治疗 根除 HP 治疗、抗胃酸治疗;

3. 补充铁剂治疗 硫酸亚铁、富马酸亚铁等。

【课后作业】

患者女性,41 岁。面色苍白、头晕、眼花 1 年,加重伴心悸、气促 1 个月。1 年前开始出现不明原因月经频,量多(每次用经纸两包),在当地卫生院,诊断为"月经不调",经过治疗(具体治疗用药不详)未见好转。后出现面色苍白、头晕、眼花。1 月前病情加重,伴有心悸、气促、乏力。病后食欲尚可,大小便正常,精神欠佳,睡眠正常,体重无改变。既往身体健康,无类似疾病家族史。体检:T 37℃,P 88 次/分,R 22 次/分,BP 125/90mmHg。面色及甲床苍白,无口角炎,巩膜不黄,淋巴结不大。胸廓对称,胸骨无压痛,双肺呼吸音清,未闻及湿啰音。心率 90 次/分,心律整齐,未闻及杂音。腹(-)。辅助检查:Hb 68g/L,RBC 3.0×10¹²/L,WBC 5.1×10⁹/L,PLT 109×10⁹/L。

任务三十一　再生障碍性贫血

【任务要点】

1. 掌握再生障碍性贫血的临床表现、诊断及治疗原则。

2. 熟悉再生障碍性贫血的鉴别诊断。

3. 学会对再生障碍性贫血的病例分析。

【相关知识】

再生障碍性贫血是由多种原因导致造血干细胞的数量减少和(或)功能障碍所引起的一类贫血。根据患者的病情、血象、骨髓象及预后,分为重型和非重型。重型再障,起病急,进展快。临床表现以重症感染和出血为主,贫血也通常较为严重。非重型再障,起病缓,进展慢。以轻、中度贫血为主,出血和感染较轻。血常规和骨髓象检查对本病有重要诊断价值。需要鉴别的疾病如白血病、缺铁性贫血等。治疗原则是去除导致骨髓损伤或抑制的因素,预防和控制感染与出血,纠正贫血,选择性应用免疫抑制剂和(或)促进骨髓造血的药物,条件允许者可骨髓移植。

【分析思路】

1. 从所给病例资料中找出符合再生障碍性贫血诊断的依据

(1)病史:相关因素主要以药物及化学物质最常见,尤其是氯霉素、抗癌化疗药、苯及其衍生物;其他如长期接触各种放射物质、病毒感染(特别是乙型和丙型病毒性肝炎)等。

(2)症状:表现为不同程度的感染、出血和贫血。非重型再障以轻、中度贫血为主,出血较轻,多见皮肤淤点、淤斑或齿龈出血;感染以呼吸道感染多见。重型再障临床表现以重症感染和出血为主。常因败血症和(或)颅内出血而致死。

(3)体征:有感染、出血、贫血相关体征。

(4)辅助检查:①血常规可见全血细胞减少,淋巴细胞相对性增加,网织红细胞减少或消失。网织红细胞<0.01,中性粒细胞绝对值<0.5×10⁹/L,血小板<20×10⁹/L,多提示重型再障。②骨髓象是再障确诊的主要依据。呈现骨髓增生低下或极度低下,三系细胞明显减少,淋巴细胞相对性增多。

(5)诊断标准:①全血细胞减少,Ret<0.01,淋巴细胞比例增高;②无肝、脾大;③骨髓多部位增生减低或重度减低;④除外引起全血细胞减少的其他疾病。

2. 再障的临床分型　重型再障和非重型再障。

3. 根据病例提出需要鉴别的疾病　与白血病、缺铁性贫血、骨髓增生异常综合征、恶性组织细胞病等鉴别。

4. 制定治疗原则

(1)立即停用或禁用有骨髓抑制作用的药物,避免再次接触苯及其衍生物、放射性物质等导致骨髓损伤或抑制的因素。

（2）对症处理：包括积极预防和控制感染、止血、纠正贫血等。

（3）药物应用：免疫抑制剂的应用和促进骨髓造血（雄激素类药物丙睾酮等）与造血细胞因子。

（4）骨髓移植。

【考试举例】

患者男性，21岁，农民。因鼻出血10个月，加重1个月就诊。10个月前开始出现反复鼻出血，皮肤逐渐苍白，经抗贫血治疗，症状有所缓解。近1个月来，鼻出血发作频繁，并出现牙龈出血，皮肤更为苍白，头晕、眼花，有时发生昏倒，伴心悸、气促，心前区不适，症状较前明显加重。曾在当地卫生院检查，诊断为"贫血"，经治疗（用药不详）无缓解。1年前因"腹泻"服用"氯霉素"七天（剂量不详）。体检：T 37.8℃，P 98次/分。皮肤黏膜苍白，双鼻腔有陈旧性血痂。浅表淋巴结无肿大，双肺呼吸音清晰，心界向左扩大，心率98次/分，律齐，心尖区闻及Ⅱ级收缩期吹风样杂音。腹平软，肝、脾未触及，四肢可见散在出血点，下肢无水肿，病理反射（－）。辅助检查：Hb 28g/L，RBC 0.93×10^{12}/L，WBC 3.1×10^9/L，PLT 50×10^9/L，网织红细胞0.3%；骨髓象示增生减低，粒红比为15.9∶1，涂片见粒细胞系统增生减低，早幼粒细胞成熟障碍，淋巴细胞轻度增加，浆细胞与组织嗜碱性粒细胞增多，无巨核细胞及成堆血小板可见。

一、诊断及诊断依据

（一）诊断

再生障碍性贫血

（二）诊断依据

1. 既往有服用"氯霉素"史；

2. 头晕、眼花、心悸、气促，心前区不适等贫血症状；

3. 皮肤苍白、鼻出血、牙龈出血、四肢出血点等阳性体征；

4. 辅助检查结果中血象提示贫血，全血细胞减少。骨髓象符合再生障碍性贫血。

二、鉴别诊断

与白血病和其他类型贫血如缺铁性贫血、地中海贫血等鉴别。

三、进一步检查

1. 网织红细胞计数；

2. X线胸片、胃镜检查等。

四、治疗原则

1. 一般治疗和对症治疗；

2. 雄激素类药物治疗，如丙酸睾酮等；

3. 骨髓移植。

【课后作业】

患者男性，27岁，教师。头晕、乏力伴出血倾向半年，加重1周。半年前无诱因开始头晕、乏力，间断下肢皮肤出血点，刷牙出血，服用中药不见好转，1周来病情加重。病后无鼻出血和黑便,二便正常,进食好,无挑食和偏食,无酱油色尿,睡眠可,体重无变化。既往体健,无放射线和毒物接触史,无药敏史。查体:T 36℃,P 100 次/分,R 20 次/分,BP 120/70mmHg,贫血貌,双下肢散在出血点,浅表淋巴结未触及,巩膜不黄,舌乳头正常,胸骨无压痛,心肺无异常,肝脾未触及,下肢不肿。辅助检查:Hb 48g/L,RBC 2.43 × 10^{12}/L,WBC 3.6 × 10^9/L,PLT 60 × 10^9/L。血清铁蛋白 210μg/L,血清铁 170μg/dl,总铁结合力 280μg/dl。

任务三十二　白　血　病

【任务要点】

1. 掌握白血病的临床表现、诊断及治疗原则。

2. 熟悉白血病的鉴别诊断。

3. 学会对白血病的病例分析。

【相关知识】

白血病是一类造血干细胞的恶性克隆性疾病。在骨髓和其他造血组织中,白血病细胞大量增生并浸润全身组织和器官,正常的造血功能受抑制。根据白血病细胞的分化成熟程度和自然病程。将白血病分为急性和慢性两大类。

急性白血病分急性淋巴细胞性白血病(简称急淋)和急性非淋巴细胞性白血病(简称急非淋)两种。包括贫血,尤其是进行性贫血;出血;反复或持续的发热。血常规和骨髓象对诊断有重要意义,脑脊液检查有助于脑膜白血病的诊断。需要鉴别的疾病有骨髓增生异常综合征、再生障碍性贫血等。治疗原则为加强对症及支持疗法,联合化疗、骨髓移植。

慢性粒细胞性白血病(简称慢粒)是慢性白血病中最常见的一种类型。好发于中年男性,起病隐匿,进展缓慢。主要临床表现分为三期:慢性期、加速期、急变期。血常规和骨髓象对诊断有重要意义。需要鉴别疾病如类白血病反应、骨髓纤维化等。治疗原则是早期诊断、早期化疗,加强支持疗法,以求缓解和治愈。

【分析思路】

1. 从所给病例资料中找出符合白血病诊断的依据

(1)病史:不明原因发病,可能有病毒感染,化学因素(苯及其衍生物、某些药物)、放射性因素(放射性核素或同位素、X 线)等接触史。

(2)症状:急性白血病一般表现有:①贫血:多为首发症状,进行性贫血;②程度不同出血,严重的颅内出血是急性白血病的主要死因;③发热:反复或持续的发热是继发感染所致。可有关节及骨骼疼痛(多见于儿童)。慢性粒细胞性白血病有乏力、不明原因低热、多汗或盗汗、消瘦,贫血,出血等症状。

(3)体征:急性白血病细胞浸润的表现:①胸骨压痛或叩击痛;②肝脾、淋巴结肿大;③齿龈增生、肿胀;④皮肤出现泛发性紫蓝色斑丘疹;⑤睾丸肿大。慢性粒细胞性白血病有巨脾、脾破裂、脾梗死、颅内出血、阴茎异常勃起等。

(4)辅助检查:①血常规:急性白血病有贫血、血小板减少;白细胞正常、增高或减少,分类中以同种系列的原始和(或)早幼细胞为主。②急性白血病骨髓象典型表现为骨髓增生活跃或极度活跃,分类中可见大量同种系列的原始和(或)早幼细胞,原始细胞≥30%,骨髓象是本病确诊及其分型的主要依据。慢性粒细胞性白血病骨髓象增生明显至极度活跃,粒/红比例明显增高,原始粒细胞 <10% 及 PH 染色体阳性;③脑脊液检查有助于脑膜白血病的

诊断。

2. 临床分型 急性白血病分急性淋巴细胞性白血病和急性非淋巴细胞性白血病两种。

3. 根据病例提出需要鉴别的疾病 急性白血病应与骨髓增生异常综合征、传染性单核细胞增多症、再生障碍性贫血等鉴别。慢性白血病需与其他原因引起的脾脏肿大,如肝硬化、类白血病反应、骨髓纤维化等鉴别。

4. 制定治疗原则

急性白血病治疗原则包括:

(1)对症处理:防治各种感染、有效控制出血、改善贫血。

(2)高尿酸性肾病的防治:鼓励病人多喝水、勤排尿,预防性应用别嘌呤醇。

(3)化疗:包括诱导缓解和缓解后治疗。

(4)脑膜白血病的预防:急淋化疗缓解后预防性应用 MTX 或 Ara-C 鞘内注射。

(5)骨髓移植。

慢性粒细胞性白血病治疗原则包括:

(1)化疗:可根据病人具体情况首选羟基脲,或用白消安。

(2)支持疗法与对症治疗:防治感染、出血与贫血等。

(3)免疫疗法。

(4)骨髓移植。

【考试举例】

患者女性,21 岁。因鼻出血、牙龈出血 1 个月,伴寒战、高热 4 天入院。

近 1 个月来,鼻出血发作频繁,同时出现牙龈出血,血量时多时少,难以止血。伴皮肤苍白、头晕、眼花、心悸、气促,有时发生昏倒。4 天前因"感冒"上述症状较前明显加重,伴寒战、发热,体温高达 39℃。在当地医院诊断为"呼吸道感染",经治疗(用药不详)无缓解而入院。病后食欲差、大小便正常、体重减轻。

体检:T 39℃,P 100 次/分,R 22 次/分,BP 120/82mmHg。贫血貌,全身皮肤散在淤点,颈部及颌下可触及多个 1.0cm×1.5cm 大小的淋巴结,牙龈肿胀,有多处出血,扁桃体 Ⅱ 度肿大,胸骨有压痛,双肺无异常。心界不大,心音有力,心律规整,心率 100 次/分。腹平软,无压痛,肝肋下 2.5cm,脾肋下 3.0cm,移动性浊音阴性。

辅助检查:血象示 Hb 100g/L,RBC 3.1×10^{12}/L,WBC 60×10^9/L,PLT 43×10^9/L,可多大量原始细胞和幼稚细胞。骨髓象增生极度活跃,全片未见巨核细胞,粒、红二系增生明显受抑,以粒细胞系增生为主,占 90%,其中原始细胞 40%,幼稚细胞 45%,成熟细胞 5%。

一、诊断及诊断依据

(一)诊断

急性白血病

(二)诊断依据

1. 青年女性患者,不明原因急起发病;

2. 有典型的贫血、感染和出血症状;

3. 有皮肤苍白、出血,淋巴结、肝脾大等体征,尤其是特征性的胸骨压痛体征;

4. 辅助检查结果中血象与骨髓象均提示急性白血病。

二、鉴别诊断

与再生障碍性贫血、霍奇金病、类白血病反应等鉴别。

三、进一步检查

1. 染色体基因检查；
2. X 线胸片；
3. 腹部 B 超。

四、治疗原则

1. 一般治疗和对症治疗；
2. 化疗　包括诱导缓解和缓解后治疗；
3. 脑膜白血病的预防；
4. 骨髓移植。

【课后作业】

患者男性，15 岁。发热，伴全身酸痛 2 周，加重伴出血倾向 3 天。2 周前无明显诱因发热，T 38.5℃，伴全身酸痛，轻度咳嗽，无痰，大小便正常，血化验异常（具体不详），给一般抗感冒药治疗无效，3 天前病情加重，刷牙时牙龈出血。病后进食减少，睡眠差，体重无明显变化。既往体健，无过敏史。查体：T 38℃，P 96 次/分，R 20 次/分，BP 120/80mmHg，前胸和下肢皮肤有少许出血点，浅表淋巴结不大，巩膜不黄，咽充血，扁桃体不大，胸骨轻压痛，心率 94 次/分，律齐，双肺叩清音，右下肺少许湿啰音，腹平软，肝脾未触及，双下肢无水肿。辅助检查：Hb 82g/L，网织红细胞 0.5%，WBC 5.4×10^9/L，原幼细胞 20%，PLT 29×10^9/L，尿常规（-）、大便常规（-）。

任务三十三　甲状腺功能亢进症

【任务要点】

1. 掌握甲状腺功能亢进症的临床表现、诊断及治疗原则。
2. 熟悉甲状腺功能亢进症的鉴别诊断。
3. 学会对甲状腺功能亢进症的病例分析。

【相关知识】

甲状腺功能亢进症简称甲亢，是指由多种原因引起甲状腺功能增强、甲状腺激素分泌过多所致的一组内分泌疾病。病因及机制均未阐明，各种诱因如精神刺激、感染和创伤等可诱发，其中以精神刺激最为常见。本病多数起病缓慢，典型表现为：①甲状腺毒症；②甲状腺肿；③眼征；④特殊类型如甲状腺危象、局限性黏液性水肿、淡漠型甲亢、甲亢性心脏病、妊娠期甲亢等。甲状腺激素测定对诊断有决定性意义，其他如甲状腺摄[131]I 率、甲状腺自身抗体测定、影像学检查也有助于诊断。需要鉴别的疾病是单纯性甲状腺肿、嗜铬细胞瘤等。治疗原则是控制症状，支持疗法；在药物治疗的基础上，根据病人的具体情况选择放射性[131]I 或手术治疗；预防复发和各种并发症。

【分析思路】

1. 从所给病例资料中找出符合甲状腺功能亢进症诊断的依据

（1）病史：不明原因发病或有精神刺激、感染和创伤等诱发因素。

（2）症状：包括疲乏无力、怕热多汗、皮肤湿暖、体重锐减、低热；神经过敏、多言好动、焦躁易怒、失眠，有手、眼睑和舌震颤、腱反射亢进；心悸、气促，心动过速、房颤及充血性心衰；多食善饥、食欲亢进等甲状腺毒症的表现。

（3）体征：①甲状腺肿。呈轻中度弥漫性、对称性甲状腺肿，随吞咽动作上下移动；局部可及震颤或闻及血管杂音，为诊断本病的重要体征。②眼征。突眼是诊断甲亢的特征性体征。表现为不同程度的眼球向外突出、瞬目减少和凝神、眼裂增宽、双眼球会聚不良（良性突眼）。严重者还会出现、眼部症状如眼内异物感、畏光流泪、复视、斜视、胀痛、刺痛，眼球活动受限、眼睑闭合不全（恶性突眼）。

（4）辅助检查：甲状腺激素测定。血清 T_3、T_4 水平最能反映甲状腺功能状态，其中血清 FT_3 是甲亢诊断最有价值的指标。其他检查如：①甲状腺摄[131]I率主要表现摄碘率增加且高峰前移，有助于甲亢病因的鉴别；②甲状腺自身抗体测定对早期诊断有意义，可用于判断病情活动和复发，还可作为治疗后停药的重要指标；③影像学检查如超声、放射性核素扫描、CT、MRI 等有助于甲状腺、异位甲状腺肿的诊断。

2. 根据病例提出需要鉴别的疾病 需与单纯性甲状腺肿、嗜铬细胞瘤、神经症等鉴别。

3. 制定治疗原则

（1）一般治疗：注意休息，补充足够热量、营养和各种维生素；症状明显者可给予地西泮类镇静剂（如地西泮）和 β 受体阻滞剂（普萘洛尔等）。

（2）抗甲状腺药物治疗：是甲亢的基础治疗。常用药物有硫脲类如甲基硫氧嘧啶（MTU）及丙基硫氧嘧啶（PTU）；咪唑类如甲巯咪唑（MM，他巴唑）和卡比马唑（CMZ，甲亢平）。

（3）放射性[131]I 治疗：常用于对 25 岁以上、抗甲状腺药物治疗效果不佳或过敏、不适宜或不愿意手术的病人，因有导致甲减、局部炎症、诱发甲亢危象或导致突眼恶化等不良反应，要严格掌握适应证。

（4）手术治疗：主要是行甲状腺次全切除术。

（5）并发症治疗：如甲状腺危象的抢救、浸润性突眼的治疗。

【考试举例】

患者女性，已婚，50 岁。因心慌、气喘、多食、消瘦 2 年入院。自述 2 年前开始出现工作时注意力不集中，怕热多汗，烦躁易怒，失眠，气促胸闷，食量明显增加，且易饥饿，饮水量增多，常感乏力，轻体力劳动即感气促，体重由病前的 60kg 逐减至 50kg。曾在当地医院检查治疗，诊断与用药不详，治疗中病情稍好转。

既往身体健康，否认类似疾病家族史。

体检：T 37.5℃，P 110 次/分，BP 128/80mmHg。双眼球突出，甲状腺肿大Ⅱ度，有震颤，可闻及血管杂音。心率 110 次/分，律齐，心尖部可闻及 3/6 级收缩期吹风样杂音。双肺未闻及干、湿啰音。腹平软，肝肋下 1cm 触及，质中，无压痛；脾未触及；肠鸣音存在。双手平举前伸时有细震颤，双侧膝腱反射亢进。病理征（－）。

辅助检查：RBC 3.8×10^{12}/L，Hb 110g/L，WBC 6.2×10^9/L，N 0.72，L 0.32；心电图示无异常；甲状腺激素测定：TT_3 3.5nmol/L，TT_4 3.5nmol/L，TSH < 0.5μmol/ml，RT_3 1.78nmol/L。

一、诊断及诊断依据

（一）诊断
甲状腺功能亢进症

（二）诊断依据
1. 无明显病因或诱因、缓慢发病；
2. 多食易饥、怕热多汗，烦躁易怒，失眠，消瘦等症状；
3. 双眼球突出，甲状腺肿大、有震颤、可闻及血管杂音等阳性体征；
4. 辅助检查结果 TT_3，TT_4 增高。

二、鉴别诊断

与糖尿病、单纯性甲状腺肿、神经症等鉴别。

三、进一步检查

1. 血糖测定；
2. 甲状腺摄^{131}I率测定。

四、治疗原则

1. 一般治疗 注意休息，合理营养；适当镇静剂；
2. 抗甲状腺药物治疗 如丙基硫氧嘧啶（PTU）；
3. 必要时放射性^{131}I治疗或手术治疗。

【课后作业】
患者女性，35岁，突眼、多食伴消瘦3个月。患者于3个月前无明显原因发现眼球逐渐突出，烦躁性急，常因小事与人争吵，难以自控。在外就诊服用安神药物，收效不十分明显。发病以来饭量有所增加，体重却较前下降。睡眠不好，常需服用安眠药。大便成形2~4次/日，小便无改变，近3个月来月经较前量少。既往体健，无结核或肝炎病史，家族中无精神病或高血压患者。查体：T 37.2℃，P 92次/分，R 20次/分，BP 130/70mmHg。发育营养可，神情稍激动，眼球略突出，眼裂增宽，瞬目减少。甲状腺Ⅱ度肿大，对称，质地中等，未扪及结节，可闻及血管杂音，浅表淋巴结不大，心肺腹（-）。辅助检查：TT_3 3.7nmol/L，TT_4 3.8nmol/L，TSH<0.5 μmol/ml。肝肾功能无异常。

任务三十四 糖 尿 病

【任务要点】
1. 掌握糖尿病的临床表现、辅助检查、治疗原则。
2. 熟悉糖尿病的鉴别诊断。
3. 学会对糖尿病的病例分析。

【相关知识】
糖尿病（DM）是由多种原因引起胰岛素分泌或（和）作用缺陷而引起的以慢性高血糖为特征的代谢紊乱综合征。病因至今未完全阐明。诱因包括：肥胖、精神压力大、老年化及感染等。糖尿病主要分为两大类型:1型糖尿病和2型糖尿病。典型表现为"三多一少",即多尿、多饮、多食和体重减轻。糖尿病急性并发症:糖尿病酮症酸中毒(DKA)、高渗性非酮症糖尿病昏迷(简称高渗性昏迷)、感染。糖尿病慢性并发症是导致糖尿病病人致残和(或)致死的主要原因,有:①大血管病变:主要包括冠心病、脑卒中、肾动脉硬化等。②微血管病变:为糖尿病的特征性表现,主要包括糖尿病肾病、糖尿病视网膜病变(视力下降、失明)、糖尿病心肌病。③神经病变。④眼部病变。⑤糖尿病足。血糖测定是诊断糖尿病的主要方法。需要鉴别的疾病如肝性脑病、尿毒症。治疗原则:坚持早期、长期、综合治疗及治疗方法个体化的原则。

【分析思路】

1. 从所给病例资料中找出符合糖尿病诊断的依据

(1)病史:不明原因发病,或有肥胖、压力大、老年化及感染等诱因。

(2)症状:典型表现为"三多一少",即多尿、多饮、多食和体重减轻。还可出现皮肤瘙痒、性欲减退、阳痿不育、月经失调、便秘、焦虑与抑郁等。如出现并发症则有相应的症状。

(3)体征:糖尿病并发症的相应体征。

(4)辅助检查:①尿糖测定。尿糖不作为糖尿病诊断指标,只作为反映血糖控制情况的一项参考指标。②血糖测定。空腹及餐后2h血糖升高是诊断糖尿病的主要依据,又是判断糖尿病病情和控制情况的主要指标。③葡萄糖耐量试验。主要适用于有糖尿病可疑而空腹或餐后血糖未达到诊断标准者。④糖化血红蛋白测定。有助于糖尿病病情控制状况的观察。⑤血浆胰岛素和C-肽测定。有助于胰岛储备功能、胰岛素分泌情况、有无胰岛素抵抗的观察与判断。⑥其他。血甘油三酯和胆固醇升高、高密度脂蛋白胆固醇降低。

2. 对病例的临床分型　糖尿病主要分为两大类型:1型糖尿病和2型糖尿病。

3. 根据病例提出需要鉴别的疾病　与肝性脑病、尿毒症、有机磷农药中毒等鉴别。

4. 制定治疗原则　包括饮食控制、运动疗法、血糖监测、药物治疗和糖尿病教育五方面。其中饮食控制是糖尿病病人最基本的治疗措施,无论为何种类型、病情轻重、有无并发症,是否应用药物治疗,均应长期坚持和严格执行;运动疗法原则是适量、规律、循序渐进与长期坚持;药物治疗包括:磺脲类、双胍类、胰岛素、α葡萄糖苷酶抑制剂、胰岛素增敏剂。

【考试举例】

患者男性,25岁。多饮、多食、多尿伴消瘦1年入院。患者于1年前无明显诱因开始出现口干、喜饮,小便频频,尿量增多。食欲明显增强,但体重减轻,至今体重约下降8kg。1周前进食较多西瓜和啤酒后,口干、多饮、尿多症状明显加重,但食欲降低,昨日起开始出现腹部隐痛,在当地卫生室服用"解痉药"后症状无改善,因今晨开始腹部绞痛而就诊。病后食欲亢进,大小便量多,体重减轻,精神差,睡眠一般。

体检:T 36.5℃,P 108次/分,R 26次/分,BP 78/40mmHg。神清,消瘦,呼吸深长,呼气中带有烂苹果味,皮肤干燥,弹性下降;颈部检查无异常发现;心肺(-);腹部软,无压痛和反跳痛,肝脾未触及,移动性浊音(-),肠鸣音稍活跃,四肢无异常,神经系统检查(-)。

辅助检查:血生化:血糖10.8mmol/L,血酮3.5mmol/L;尿液:蛋白(++),红细胞0~2个/HP,白细胞0~1个/HP,管型(-),尿糖(++),尿酮(++);心电图:各导联S-T段压低明显,T波倒置。

一、诊断及诊断依据

(一)诊断

1. 1 型糖尿病
2. 糖尿病酮症酸中毒

(二)诊断依据

1. 患者年轻、无明显病因急起发病;
2. "三多一少"症状明显,呼吸深长,呼气中带有烂苹果味;
3. 消瘦,皮肤干燥,弹性下降,血压下降;
4. 辅助检查 尿蛋白(++),尿糖(++),尿酮(++);血糖 10.8mmol/L,血酮 3.5mmol/L。

二、鉴别诊断

与慢性尿毒症、甲状腺功能亢进症、肝性脑病等鉴别。

三、进一步检查

1. 定期测定 尿糖、尿酮;血糖、血酮及水、电解质变化;
2. 肝肾功能检查;
3. 血胰岛素、甲状腺激素测定。

四、治疗原则

1. 综合治疗 包括饮食控制、运动疗法、血糖监测、药物治疗和糖尿病教育五方面。
2. 糖尿病酮症酸中毒治疗
(1)充分补液:首选生理盐水,在监测下最初 2 小时内输液争取达到 2000ml;
(2)先静脉注射 20 单位胰岛素,然后采用小剂量胰岛素点滴治疗;
(3)严密监测电解质的变化,及时纠正低血钾和酸中毒。

【课后作业】

患者男性,28 岁。多饮、多食、消瘦 3 个月入院。3 个月前无明显诱因出现烦渴、多饮,饮水量每日达 4000ml,伴尿量增多,主食由 6 两/日增至 1 斤/日,体重在 6 个月内下降 5kg。既往体健,无药物过敏史。个人史及家族史无特殊。体检:T 36.7℃,P 82 次/分,R 18 次/分,BP 120/80mmHg。皮肤无黄染,淋巴结无肿大。甲状腺(−),心肺(−),腹平软,肝脾未触及。双下肢无水肿,神经系统无异常。实验室检查:Hb 120g/L,WBC 7.6×10^9/L。PLT 267×10^9/L;尿常规:尿蛋白(−),尿糖(++);空腹血糖 11mmol/L。

任务三十五 脑 出 血

【任务要点】

1. 掌握脑出血的临床表现、诊断及治疗原则。
2. 熟悉脑出血的鉴别诊断。

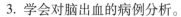

3. 学会对脑出血的病例分析。

【相关知识】

脑出血(ICH)是指原发性非外伤性脑实质内出血。高血压、脑动脉粥样硬化是主要的病因，情绪过度激动、活动过度、高血压控制不好、便秘、用力排便等为诱发因素。通常在活动和情绪激动时发生，突然头痛、头晕、恶心、呕吐、失语、意识障碍、大小便失禁、血压升高、肢体麻木或瘫痪。根据出血部位及出血量不同，临床特点各异。CT 和 MRI 检查对脑出血的诊断有重要价值。脑出血要与脑血栓形成、肝性脑病等疾病鉴别。治疗原则是防止再出血，降低颅内压，减轻脑水肿，维持生命功能，防止并发症。

【分析思路】

1. 从所给病例资料中找出符合脑出血诊断的依据

(1)病史：有高血压、脑动脉粥样硬化等病史和情绪过度激动、活动过度、高血压控制不好、便秘、用力排便等诱发因素。

(2)症状：①基底节区出血，以内囊出血最为常见。表现为突发的偏瘫、偏身感觉障碍、同向性偏盲，即"三偏"症，失语。②脑叶出血常表现头痛、呕吐、脑膜刺激征及出血脑叶的局灶定位症状。③脑桥出血表现为交叉性瘫痪与感觉障碍，瞳孔极度缩小，持续高热呼吸不规则，多在 48 小时内死亡。④小脑出血大多数意识清楚或有轻度意识障碍，表现枕部头痛、眩晕、频繁呕吐、言语障碍。共济失调，眼球震颤、步态蹒跚、站立不稳。⑤脑室出血如果小量出血头痛、呕吐、脑膜刺激征，一般无意识障碍；大量出血迅速出现昏迷，频繁呕吐，针尖样瞳孔，预后不良，多迅速死亡。

(3)体征：不同类型的瘫痪和感觉障碍对脑出血有定位诊断意义。结合肌张力改变、共济失调，眼球震颤、瞳孔改变等体征综合判断。

(4)辅助检查：①CT 检查是首选检查，显示为圆形或椭圆形密度影。②MRI 检查可区别陈旧性出血和脑梗死，显示脑血管畸形流空现象。③数字减影脑血管造影怀疑脑血管区畸形。④脑脊液检查可有压力增高、呈均匀血性。⑤经颅多普勒检查，当血肿≥25ml，显示颅内血流动力学改变。⑥其他如外周血细胞可有暂时升高，血糖可暂时升高。

2. 根据病例提出需要鉴别的疾病　与脑血栓形成、肝性脑病、尿毒症、糖尿病酮症酸中毒等鉴别。

3. 制定治疗原则

(1)一般治疗　包括休息与活动、饮食、给氧(详见护理措施)。

(2)调控血压　应根据年龄、病前与病后血压情况等确定最适合的血压水平。

(3)控制脑水肿，降低颅内压　是急性期治疗的重要环节。可按医嘱给 20% 甘露醇、呋塞米，记 24 小时出入量和血生化监测等。

(4)改善脑营养代谢。

(5)手术治疗。

【考试举例】

患者男性，52 岁，农民。丧母不久，春节来临近日情绪不佳，今晚饭后在观看电视节目时，突发头晕，左侧肢体麻木，乏力，随即跟跄几步，摔倒在地，未伤及头部，随请当地医生测血压为 185/110mmHg，按"脑血管疾病"给予治疗，输液过程无不适感，输液后自觉症状减轻，能自行走路，因急躁于今晚 7 时许，左侧上、下肢瘫痪，并出现头痛，呈持续性而入院。既往有高血压 10 多年，时有头晕，未曾头痛，间断服用降压药治疗，自发病后一直语音不清,无流涎及呛咳,未进饮食,无恶心,呕吐及抽搐,无大小便失禁,意识未丧失。

体检:T 36.2℃,R 16 次/分,P 80 次/分,BP 185/110mmHg。神清,精神不振,言语不清,呼吸平稳,查体欠合作,头颅无畸形,两侧鼻唇沟变浅,伸舌左偏,颈稍抵抗,气管居中,甲状腺不大,胸廓无畸形,双肺呼吸音增粗,未闻及干、湿性啰音,心界无扩大,心率80次/分,心音尚有力,心律齐。腹软,肝脾未触及。左侧上下肢肌力Ⅳ级,肌张力亢进,左侧肱二、三头肌反射及膝反射亢进,病理反射(+),右侧上、下肢肌力正常。

辅助检查:Hb 125g/L,WBC 9×10^9/L,N 0.76,L 0.24;ECG:正常心电图;脑脊液检查:呈血性。

一、诊断及诊断依据

(一)诊断

1. 脑出血
2. 原发性高血压(三级)

(二)诊断依据

1. 年龄大于 50 岁,有精神因素刺激,活动时突起发病;
2. 突发头晕,肢体麻木,言语不清等症状;
3. 两侧鼻唇沟变浅,伸舌左偏,左侧上、下肢瘫痪,深反射亢进,病理反射(+);
4. 有高血压 10 多年病史,BP 185/110mmHg;
5. 辅助检查结果脑脊液检查呈血性。

二、鉴别诊断

与蛛网膜下腔出血、脑梗死、肝性脑病、尿毒症、糖尿病酮症酸中毒等鉴别。

三、进一步检查

1. 颅脑 CT 或 MRI 检查;
2. 数字减影脑血管造影。

四、治疗原则

1. 一般治疗 包括休息与活动、饮食、给氧;
2. 控制脑水肿,降低颅内压;
3. 调控血压;
4. 改善脑营养代谢;
5. 必要时可手术治疗。

【课后作业】

患者男性,57 岁,工人。突发头晕、头痛,左侧上、下肢瘫痪 4 小时入院。最近工厂加班比较劳累,晚饭后在打麻将时,突发头晕,头痛,左侧肢体麻木,乏力,站立不稳,随即自测血压为 185/105mmHg,并自服降压药"氨氯地平"治疗,之后自觉症状未能减轻,自行走路困难,由家人急送医院治疗。自发病后语音不清,无流涎及呛咳,无恶心,呕吐及抽搐,无大小便失禁,意识未丧失。既往有高血压病 12 年,间断服用降压药治疗。体检:T 37.0℃,R 18 次/分,P 90 次/分,BP 186/100mmHg。神清,精神不振,言语不清,呼吸尚平稳,查体欠合作,头颅无畸形,两侧鼻唇沟变浅,伸舌左偏,颈软,肺(-),心界稍向下扩大,心率 90 次/分,心音尚有力,律齐,可闻及 1~2 级收缩期吹风样杂音。腹软,肝脾未触及。左侧上下肢肌力 Ⅲ 级,肌张力亢进,左侧肱二、三头肌反射及膝反射亢进,病理反射(+),右侧上、下肢肌力无改变,脑膜刺激征(-)。辅助检查:Hb 120g/L,WBC 8×10⁹/L,N 0.77,L 0.23;ECG:左室肥大;脑脊液检查:呈血性,余无特殊。

任务三十六 脑 梗 死

【任务要点】

1. 掌握脑梗死的症状、体征、辅助检查、治疗原则。

2. 熟悉脑梗死的鉴别诊断。

3. 学会对脑梗死的病例分析。

【相关知识】

脑梗死是因脑部血液循环障碍缺血、缺氧致局限性脑组织的缺血性坏死或软化。又称缺血性脑卒中。包括脑血栓形成和脑栓塞。脑血栓形成在脑血管病中最为常见,其病因最常见的是脑动脉粥样硬化,其他有高血压、高脂血症、糖尿病、脑动脉炎。诱发因素有睡眠、血压下降、血黏度增加、脱水、心律失常等。脑栓塞是指脑动脉被进入血流的异常栓子堵塞,使血流中断而引起该动脉所营养的脑组织发生缺血、坏死,出现相应的脑功能障碍。脑栓塞的栓子来源可分为心源性、非心源性和来源不明性三大类,心源性为最常见的原因。发生脑栓塞的病人中约一半以上为风湿性心脏病二尖瓣狭窄合并心房颤动。CT 和 MRI 检查对诊断有重要意义。脑梗死须鉴别诊断的主要疾病如脑出血、短暂性脑缺血发作等。治疗原则主要是改善脑循环、减轻脑水肿、减少梗死范围,降低病残率和防止复发。

【分析思路】

1. 从所给病例资料中找出符合脑梗死诊断的依据

(1)病史:具有脑动脉粥样硬化、心脏器质性疾病、高血压、高脂血症、糖尿病、脑动脉炎等病因。存在睡眠、血压下降、血黏度增加、脱水、心律失常等诱发因素。

(2)症状:脑血栓形成好发于中老年人,起病缓慢,发作前可有头痛、肢体麻木、一过性失语或短暂性脑缺血发作等前驱症状,多在静态下(如休息或睡眠中)发生,于晨醒后发现不能说话,一侧肢体瘫痪而跌倒于地时发现。典型病例 1~3 天内病情发展达到高峰。一般无意识障碍,少数病人可有不同程度的意识障碍。脑栓塞发病年龄不一,风湿性心脏病引起者以中青年为多。起病急骤,多无前驱症状为特点。在数秒钟或短暂的时间内症状发展到高峰。

(3)体征:不同类型的瘫痪、肌张力下降、瞳孔改变等。

(4)辅助检查:①CT 和 MRI 检查:CT 检查 6 小时内多无异常发现,24~48 小时后梗死区出现低密度灶。MRI 检查能进一步明确诊断。②其他:脑脊液检查多正常;脑血管造影可显示血栓形成的部位、程度及侧支循环。必要时可查血糖、心电图等。

2. 根据病例提出需要鉴别的疾病 脑出血、短暂性脑缺血发作。

3. 制定治疗原则

（1）减轻脑水肿：常用20%甘露醇，可使用地塞米松加入甘露醇中静滴，持续3~5天，不超过7天。应用激素应警惕继发感染和消化道出血。

（2）溶栓治疗：适用于脑血栓发病6小时以内的超早期病人。常用的溶栓药物有尿激酶、链激酶、组织型纤溶酶原激活剂（t-PA）、乙酰化纤溶酶原激活剂复合物（APSAC）。上述溶栓药物均可静脉滴注或放射介入溶栓。

（3）抗凝治疗：目前多用低分子肝素。对出血性梗死或有高血压、出现倾向、肝肾疾病、消化性溃疡者应禁用抗凝治疗。

（4）抗血小板凝集剂：常用药物有阿司匹林。有消化性溃疡或出血性疾病者应禁用。

（5）其他治疗方法：调整血压、血液稀释方法、血管扩张剂、钙通道阻滞剂、高压氧舱治疗、手术治疗等。

【考试举例】

患者男性，68岁。今晨6时许起床时，无明显诱因自觉头晕，右侧肢体麻木，乏力，随即跟踉跄几步，但未摔倒在地，洗漱时口中含水外流，随请当地医生测血压为185/110mmHg，按"脑血栓形成"给予"维脑路通"静滴，输液后自觉症状未减轻，尚能自行走路，午后右侧肢体乏力加重，并出现头痛、语音不清而求医入院。自发病后饮食不振，无恶心，呕吐及抽搐，无大小便失禁，意识未丧失。有高血压病史20年，间断服用降压药治疗，时有头晕，无头痛。

体检：T 36.2℃，R 16次/分，P 82次/分，BP 165/100mmHg。神志尚清，精神不振，言语不清，呼吸平稳，查体欠合作，头颅无畸形，两侧鼻唇沟变浅，伸舌左偏，颈软，气管居中，甲状腺不大，胸廓无畸形，两肺呼吸音清，未闻及干、湿性啰音，心界无扩大，心率82次/分，心音尚有力，心律齐。腹平软，肝脾未触及。右侧上下肢肌力Ⅳ级，肌张力亢进，右侧肱二、三头肌反射及膝反射正常，右侧上下肌力Ⅱ级，病理反射可疑阳性，克氏症（-），布氏症（-）。

辅助检查：Hb 145g/L，WBC 8×10⁹/L，N 0.76，L 0.24；ECG：提示左室肥大；脑脊液检查正常。

一、诊断及诊断依据

（一）诊断

脑梗死（脑血栓形成）。

（二）诊断依据

1. 老年患者，在安静状态下发病、逐渐加重；

2. 头晕，肢体麻木，言语不清等症状；

3. 两侧鼻唇沟变浅，右侧上下肢肌力Ⅳ级，病理反射（-）。

4. 有高血压20年病史；

5. 辅助检查：脑脊液检查呈正常。

二、鉴别诊断

需与脑出血、短暂性脑缺血发作、肝性脑病等鉴别。

三、进一步检查

1. 颅脑 CT 或 MRI 检查;
2. 数字减影脑血管造影。

四、治疗原则

1. 减轻脑水肿 常用 20% 甘露醇或地塞米松静滴,持续 3～5 天;
2. 溶栓治疗 常用的溶栓药物有尿激酶、链激酶;
3. 抗凝治疗 目前多用低分子肝素;
4. 抗血小板凝集剂 常用药物有阿司匹林。

【课后作业】

患者男性,64 岁。左半身不遂 7 个月,言语不清 7 天,嗜睡 3 天。患者于 7 个月前清晨起床时突然发现左侧半身不能动,言语不清,求治于当地门诊,经降低颅内压,降压,扩张血管,激素,促进脑细胞代谢等治疗后,第二天送往县医院,诊断为:"脑梗死"。经治疗(具体用药不详)好转后回家疗养。近日来患者手扶栏杆可以行走,血压控制良好。7 天前突感身体不适,言语不清,胡言乱语,未经特殊治疗。3 天前出现嗜睡状态,呼之有应,但不能对答。既往有高血压病 10 多年,血压控制较好约 130/70mmHg,有支气管哮喘病 2 年,无其他病史。查体:T 37.8℃,BP 170/110mmHg,R 20 次/分,P 80 次/分,精神差,嗜睡状态,颜面潮红,颈软,心(－),双肺可闻及湿啰音,左侧鼻唇沟变浅,右侧加深,左侧肌力Ⅱ级,肌张力增加,右侧肌力和肌张力正常,未引出其他病理征。

(农子文)

任务三十七 四肢长管状骨骨折

【任务要点】

1. 掌握四肢长管状骨骨折的病因、临床表现、诊断及治疗。
2. 熟悉四肢长管状骨骨折的鉴别诊断。
3. 学会对四肢长管状骨骨折的病例分析。

【相关知识】

骨或骨小梁的连续性或完整性中断称骨折。骨折的发生取决于外力作用和骨强度。骨折的病因可有直接暴力、间接暴力、肌肉的拉力、积累劳损等。

骨折的一般表现有局部疼痛、肿胀;皮肤淤斑、压痛和功能障碍;全身表现(如休克、发热)只见于多发性骨折或严重骨折。骨折的专有体征有:①畸形:短缩、成角或异常弯曲等;②反常活动:骨折后在非关节部位出现不正常的活动;③骨擦音或骨擦感:检查时有骨断端摩擦音或摩擦感。骨折的诊断主要靠病史及体征,凡有以上三个骨折专有体征之一者即可确诊。X 线检查对骨折的诊断、治疗具有重要价值。复位、固定、功能锻炼是骨折治疗的三项基本原则。

【分析思路】

1. 从所给病例资料中找出符合腹部闭合性损伤诊断的依据
(1)病史:了解外力作用和骨强度。

（2）临床表现:具有上述的一般表现和全身表现以及骨折的专有体征。

（3）辅助检查:X线检查不仅能显示临床检查难以发现的不全骨折、小的撕脱性骨折等,而且可以明确骨折类型及移位情况。

2. 根据病例提出需要鉴别的疾病　鉴别是病理性骨折还是损伤性骨折,常与软组织损伤、脱位或相近的疾病相鉴别。应注意有无骨转移癌、骨结核等病变。

3. 制定治疗原则　治疗原则包括:①复位;②固定;③合理的功能锻炼。

【考试举例】

患者男性,46岁,外伤后左肩肿痛,活动受限2小时入院。

患者2小时前因路滑不慎摔倒,左侧肩部着地,肩部肿胀疼痛,不能活动。右手托左前臂来诊。既往体健。

查体:T 37℃,P 96次/分,R 20次/分,BP 120/90mmHg。心肺(－)。

骨科专科检查:左肩部肿胀、压痛、肩关节活动受限,关节盂无空虚,Dugas征阴性。前臂及手部感觉、运动、血供均无异常。

辅助检查:左肩关节正位X线片显示:左肱骨外髁颈多处骨折线,周围多个小骨碎片,向外侧成角移位。

一、诊断及诊断依据（8分）

（一）诊断

左肱骨外髁颈骨折。

（二）诊断依据

1. 外伤史,伤后肩部肿胀疼痛,不能活动。

2. 左肩部肿胀、压痛、肩关节活动受限。

3. 左肩关节正位X线片显示　左肱骨外髁颈多处骨折线,周围多个小骨碎片,向外侧成角移位。

二、鉴别诊断（5分）

与左肩关节脱位、左肩关节软组织损伤相鉴别。

三、进一步检查（4分）

完善术前准备与术前检查。

四、治疗原则（3分）

1. 尽快手术。

2. 术后予广谱抗生素抗感染治疗。

【课后作业】

患者女性,60岁,外伤后左髋部疼痛,不能站立行走1小时入院。患者1小时前因路滑不慎摔倒,左髋部着地,疼痛,不能站立行走。急来就诊。查体:T 36.5℃,P 96次/分,R 20次/分,BP 130/90mmHg。心肺(－)。骨科专科检查:左下肢外旋畸形。左髋部压痛、活动受限,左下肢缩短,股骨大转子上移,纵向叩击痛。辅助检查:左髋关节正位X线片显示:左股骨头下见骨折线,断端分离成角移位。

任务三十八 大关节脱位

【任务要点】

1. 掌握大关节脱位的病因、临床表现、诊断及治疗。

2. 熟悉大关节脱位的鉴别诊断。

3. 学会对大关节脱位的病例分析。

【相关知识】

组成关节的各骨关节面失去正常的对合关系,称为关节脱位,俗称脱臼。关节脱位的命名一般应包括关节的解剖名称、脱位的病因和脱位的方向,脱位的方向以关节远端骨端移位的方向命名。按脱位发生的原因分为创伤性脱位、反复性脱位、先天性脱位、病理性脱位;按脱位后的时间分为新鲜脱位(脱位后未满 3 周)和陈旧性脱位(脱位后超过 3 周);按关节腔是否与外界相通分闭合性脱位和开放性脱位;按脱位程度分脱位和半脱位。

关节脱位一般表现为局部疼痛、肿胀、淤血、关节功能障碍,可合并骨折、开放性伤口或血管、神经损伤。关节脱位的专有体征典型表现为:①畸形;②关节盂空虚;③弹性固定。根据病史和临床表现,关节脱位的诊断大多不难。X 线检查可明确脱位的方向、程度、脱位原因及是否合并骨折等。关节脱位的治疗原则是及时复位、妥善固定和合理的功能锻炼。复位以手法复位为主。时间越早越好,越早越容易复位。固定时间一般 2～3 周。在固定期间要积极做患肢的肌肉舒缩运动和其他关节的主动运动,以改善血液循环,消除肿胀,防止肌肉萎缩和关节僵硬。下列情况应进行切开复位:①合并关节内骨折,手法复位后骨折复位不满意、不稳定者;②软组织嵌入关节腔,手法复位失败者;③陈旧性脱位,手法复位失败者。

【分析思路】

1. 从所给病例资料中找出符合腹部闭合性损伤诊断的依据

(1)病史:各种损伤、外伤史,脱位发生的原因可有暴力、习惯性脱位、创伤、先天发育不良及病理性因素等。

(2)临床表现:具有上述关节脱位一般表现和专有体征典型表现。

(3)辅助检查:X 线检查可明确脱位的方向、程度、脱位原因及是否合并骨折等。

2. 根据病例提出需要鉴别的疾病 需与软组织损伤、骨折等疾病相鉴别。

3. 制定治疗原则 治疗原则包括:①复位,以手法复位为主。②固定。③功能锻炼。

【考试举例】

患者男性,35 岁,伤后右肩关节疼痛 1 小时就诊。

患者 1 小时前因路滑向前摔倒后手掌着地受伤,伤后右肩关节疼痛不敢活动,就诊时左手托右肘,头向患侧倾斜。急来就诊。

查体:T 36.5℃,P 96 次/分,R 20 次/分,BP 130/90mmHg。心肺(－)。

骨科专科检查:右肩部方肩畸形、弹性固定、关节盂空虚、Dugas 征阳性。患肢的感觉、运动和血液循环情况未见明显异常。

辅助检查:右肩关节正位 X 线片显示:肱骨头位于喙突下方,关节盂空虚。

一、诊断及诊断依据(8分)

（一）诊断
右肩关节前脱位。

（二）诊断依据
1. 摔倒后手掌着地受伤,伤后右肩关节疼痛不敢活动。
2. 右肩部方肩畸形、弹性固定、关节盂空虚、Dugas 征阳性。
3. 右肩关节正位 X 线片显示　肱骨头位于喙突下方,关节盂空虚。

二、鉴别诊断(5分)

需与肱骨外科颈骨折、肩部软组织损伤相鉴别。

三、进一步检查(4分)

肩关节 CT 检查:进一步观察损伤部位与程度。

四、治疗原则(3分)

1. 手法复位,如充分麻醉,手法正确仍不成功,可采取切开复位。
2. 固定,功能锻炼。
3. 定期复查。

【课后作业】

男性,20 岁,因车祸致左髋关节疼痛、活动受限 2 小时就诊。患者 2 小时前车祸伤后出现左髋关节疼痛、活动受限,不能站立行走。急来就诊。查体:T 36.5℃,P 90 次/分,R 20 次/分,BP 120/80mmHg。心肺(－)。骨科专科检查:左下肢缩短,呈屈曲、内收、内旋畸形,未见反常活动,未触及骨擦感。辅助检查:双侧髋关节正位 X 线片显示:左侧髋关节空虚,股骨头脱于髋臼上缘。

任务三十九　系统性红斑狼疮

【任务要点】
1. 掌握系统性红斑狼疮的病因、临床表现、诊断及治疗。
2. 熟悉系统性红斑狼疮的鉴别诊断。
3. 学会对系统性红斑狼疮的病例分析。

【相关知识】

系统性红斑狼疮(SLE)是一种累及多系统、多器官并有多种自身抗体出现的自身免疫性疾病。由于体内有大量致病性自身抗体和免疫复合物而造成组织损伤。临床上可出现各个系统和脏器损伤的表现,如皮肤、关节、浆膜、心脏、肾脏、中枢神经系统、血液系统等。多数都有一定的起病诱因(感染,日晒,情绪受刺激),最常见的早期症状为发热,疲劳,体重减轻,关节炎(痛),较常见的早期表现为皮损,多发性浆膜炎,肾脏病变,中枢神经系统损害,血液异常及消化道症状等。80% 以上的病人有皮肤损害,红斑、皮疹呈现多样型。

【分析思路】

1. 从所给病例资料中找出符合系统性红斑狼疮诊断的依据

(1)病史:多数都有一定的起病诱因(感染,日晒,情绪受刺激),一般认为它与遗传、感染、内分泌及环境等因素有关,尤其是环境污染因素(包括职业病),也有遗传和群发特征。

(2)临床表现:最常见的早期症状为发热,疲劳,体重减轻,关节炎(痛),较常见的早期表现为皮损,多发性浆膜炎,肾脏病变,中枢神经系统损害,血液异常及消化道症状等。

(3)辅助检查:①血常规及血沉。②生化检查。③免疫学检查。

2. 鉴别诊断 临床上注意与皮肌炎、类风湿关节炎、结节性多动脉炎、混合结缔组织病等疾病鉴别。

3. 制定治疗原则 治疗目的:维持器官功能,防止脏器损伤,或使脏器的损伤减轻到最小限度,同时预防或延缓活动期的发生。

【考试举例】

患者女性,32岁,因关节疼痛2个月,间断发热1个月,加重1周入院。

患者2个月前双膝关节出现疼痛。1个月前出现发热,T 38.5℃,伴脱发和腰痛,查尿蛋白(+++),抗感染治疗后体温有所下降,仍间断低热,T 37.5℃。为进一步诊治收入院。起病以来,精神、食欲、睡眠差,体重下降5kg,有习惯性流产史。

查体:T 36.8℃,P 75次/分,R 18次/分,BP 120/80mmHg,未见皮疹,双下肺呼吸音低,未闻及干、湿啰音,心界向两侧扩大,心音低钝,未闻及杂音,腹平软,脾肋下2cm,左侧膝关节以下较对侧肿胀。

辅助检查:Hb 95g/L,WBC 2.2×10^9/L,PLT 75×10^9/L,ESR 98mm/h,尿蛋白(+++),免疫学检查:ANA(+),抗dsDNA抗体(+),抗Sm抗体(+),抗SSA抗体(-),心脏超声示:少量心包积液,胸部X片:双侧少量胸腔积液。

一、诊断及诊断依据(8分)

(一) 诊断

系统性红斑狼疮。

(二) 诊断依据

1. 育龄期女性,关节疼痛,发热、脱发、蛋白尿,脾大。

2. WBC 2.2×10^9/L,ANA(+),抗dsDNA抗体(+),抗Sm抗体(+)。

二、鉴别诊断(5分)

1. 原发性肾小球肾炎

2. 再生障碍性贫血

3. 淋巴瘤

三、进一步检查(4分)

1. 肾脏穿刺活检;

2. 骨髓穿刺。

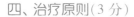

四、治疗原则(3分)

1. 早期治疗,首选糖皮质激素。规律用药,注意药物不良反应。
2. 控制疾病活动,保护脏器功能。

【课后作业】

患者女性,32 岁。因关节疼痛近 2 年、眼睑水肿 16 个月、干咳 1 个月。2 年前患者无诱因出现双手近端指间关节疼痛。16 个月前出现上眼睑水肿、脱发,当地医院诊断为"肾炎",治疗用药不详。1 个月前出现失眠焦虑,并咳嗽无痰,自服头孢他啶等抗感染治疗,咳嗽无好转。既往无面部蝶形红斑、口腔溃疡。否认家族中类似疾病史。查体:T 39.4℃,P 130 次/分,R 28 次/分,BP 125/70mmHg。皮肤黏膜未见皮疹出血点,浅表淋巴结不大,双瞳孔等大,光反射存在,颈无抵抗。心律齐,未闻及病理杂音;双肺呼吸音对等,未闻及干湿啰音;腹(-),四肢近端肌肉压痛,肌力 Ⅱ ~ Ⅲ级,远端肌力 Ⅴ 级。实验室检查:血红蛋白 78g/L,白细胞 5.2×10^9/L,血小板 120×10^9/L。尿常规:蛋白 5g/L。血清蛋白 18g/L,肝肾功能未见异常。肌酶谱:肌酸激酶(CK)、天冬氨酸氨基转移酶(AST)正常。红细胞沉降率 98mm/1h。补体 C3 409mg/L。抗核抗体(ANA)1:640(+),均质型,抗双链 DNA(dsDNA)抗体(+)。抗 Sm、RNP、rRNP 及类风湿因子(RF)、抗中性粒细胞胞浆抗体(ANCA)、抗心磷脂抗体(ACL)均阴性。

任务四十 小 儿 肺 炎

【任务要点】

1. 掌握小儿肺炎的病因、临床表现、诊断及治疗。
2. 熟悉小儿肺炎的鉴别诊断。
3. 学会对小儿肺炎的病例分析。

【相关知识】

肺炎是由感染或其他因素所致的肺部炎症。以发热、咳嗽、气促、呼吸困难和肺部固定的细湿啰音为其临床主要特征。常见病原体为病毒和细菌。凡能引起上呼吸道感染的病毒均可导致肺炎。细菌感染的有肺炎链球菌、葡萄球菌、链球菌、革兰阴性杆菌。此外还有支原体、衣原体、真菌和原虫等。

支气管肺炎为小儿时期最常见的肺炎,尤以 3 岁以下婴幼儿最多见。轻症肺炎以呼吸系统症状为主,大多急性起病。主要表现为咳嗽较频,初为刺激性干咳,以后咳嗽有痰;发热,热型不定,多为不规则热,程度不一;呼吸频率可达 40 ~ 80 次/分,可有鼻翼扇动、点头呼吸、三凹征、唇周发绀。肺部可听到较固定的中、细湿啰音,以背部两侧下方及脊柱两旁较多。重症肺炎病情重,除呼吸系统改变外,常伴循环、神经、消化系统受累的临床表现。

支气管肺炎的诊断一般根据有发热、咳嗽、气促、呼吸困难和肺部固定的细湿啰音,结合 X 线检查即可确诊。本病常与急性支气管炎、支气管异物、支气管哮喘、肺结核等病相鉴别。应采取综合措施,积极控制感染、改善肺的通气功能、对症治疗、防治并发症。如:早期、联合、足量使用抗生素抗感染治疗、氧疗等。

【分析思路】

1. 从所给病例资料中找出符合腹部闭合性损伤诊断的依据

(1)病史:以冬春季节及气候骤变时发病率为高,多由急性上呼吸道感染或支气管炎向下蔓延所致。肺炎的发生与环境有密切的关系,如居室拥挤、通风不良、空气污浊等均可使机体的抵抗力降低,对病原体的易感性增加。

(2)临床表现:以发热、咳嗽、气促、呼吸困难和肺部固定的细湿啰音为其临床主要特征。咳嗽较频,初为刺激性干咳,以后咳嗽有痰;发热,热型不定,多为不规则热,程度不一;呼吸频率可达 40～80 次/分,可有鼻翼扇动、点头呼吸、三凹征、唇周发绀。肺部可听到较固定的中、细湿啰音,以背部两侧下方及脊柱两旁较多。

(3)辅助检查:①血常规检查:病毒感染时白细胞总数大多正常或降低,细菌感染时白细胞总数、中性粒细胞计数增高,并有核左移,胞质中可见中毒颗粒。②胸部 X 线检查。③病原学检查。

2. 根据病例提出需要鉴别的疾病 支气管肺炎的诊断一般根据有发热、咳嗽、气促、呼吸困难和肺部固定的细湿啰音,结合 X 线检查即可确诊。本病常与急性支气管炎、支气管异物、支气管哮喘、肺结核等病相鉴别。

3. 制定治疗原则 应采取综合措施,积极控制感染、改善肺的通气功能、对症治疗、防治并发症。绝大多数重症肺炎是由细菌感染引起,或在病毒感染的基础上合并细菌感染,故需抗生素治疗,使用原则:①根据病原菌选择敏感药物。②早期治疗。③联合用药。④足量、足疗程,重症宜静脉给药。⑤用药时间一般应持续至体温正常后 5～7 天,症状、体征基本消失后 3 天停药。

【考试举例】

患儿男性,7 个月。因发热、咳嗽 3 天,气促 1 天就诊。

患儿 3 天前因受凉出现发热,体温 38℃左右并有咳嗽,近 1 天出现气促。患病以来,患儿食欲差,二便未见异常。

查体:T 38.3℃,P 136 次/分,R 32 次/分。精神萎靡,鼻翼扇动,口周发绀,轻度三凹征,呼吸音粗,两肺闻及中、细湿啰音,心率 136 次/分,律齐,腹软,肝肋下 2cm。

辅助检查:WBC 12×10^9/L,N 0.7,L 0.3。

一、诊断及诊断依据(8 分)

(一) 诊断

支气管肺炎。

(二) 诊断依据

1. 7 个月,急性起病。
2. 发热、咳嗽,轻度三凹征,呼吸音粗,两肺闻及中、细湿啰音。
3. WBC 12×10^9/L,N 0.7。

二、鉴别诊断(5 分)

需与急性支气管炎、支气管哮喘、支气管异物等相鉴别。

三、进一步检查(4 分)

1. 痰细菌培养和涂片。

2. 胸部 X 线检查：明确肺部病变程度。

3. 生化检查、血气分析。

四、治疗原则（3 分）

1. 一般治疗　营养、体位、保持水、电解质及酸碱平衡。

2. 抗生素治疗。

3. 对症治疗　雾化吸入、降温等。

【课后作业】

患儿男性，1 岁 6 个月。发热伴咳嗽 2 天，加重 1 天就诊。患儿 2 天前因受凉出现发热，体温 38.5℃左右并有咳嗽、鼻塞，近 1 天咳嗽加重、有痰、呼吸急促。患病以来，患儿食欲差，二便未见异常。查体：T 38.3℃，P 142 次/分，R 36 次/分。精神萎靡，鼻翼扇动，口周发绀，轻度三凹征，呼吸音粗，两肺闻及中、细湿啰音，心率 142 次/分，律齐，腹软，肝肋下 1.5cm。辅助检查：WBC 12×10^9/L，N 0.7，L 0.3。

任务四十一　小 儿 腹 泻

【任务要点】

1. 掌握小儿腹泻的病因、临床表现、诊断及治疗。

2. 熟悉小儿腹泻的鉴别诊断。

3. 学会对小儿腹泻的病例分析。

【相关知识】

小儿腹泻是一组由多病原、多因素引起的以大便次数增多和性状改变为特点的临床综合征，是儿科常见病、多发病。主要临床表现为腹泻和呕吐，严重者可引起脱水和电解质紊乱。

小儿腹泻按病情分为轻型和重型腹泻。轻型多为非感染因素（饮食、气候）或肠外感染所致。主要是胃肠道症状，大便次数增多，量不多，稀薄或带水，呈黄色或绿色，有酸味，常见白色或黄白色奶瓣和泡沫；食欲不振，偶有溢乳或呕吐。无脱水及全身中毒症状，体温大多正常，偶有低热。如治疗及时，多在数日内痊愈。重型多由肠内感染所致，常急性起病。除有较重的胃肠道症状外，还有明显水、电解质和酸碱平衡紊乱及全身中毒症状。腹泻频繁，每日多在 10 次以上，多者可达数 10 次。每次大便量多，水样或蛋花汤样，可带黏液，少数患儿可有少量血便。常有呕吐，呕出食物残渣或黄绿色液体，严重者可吐出咖啡色样液体。

根据发病季节，病史（包括流行病学资料和喂养史）、临床表现和大便性状易于做出临床诊断。必须判断有无脱水（程度和性质）、电解质紊乱和酸碱失衡。注意寻找病因。治疗原则为：调整饮食，加强护理，预防和纠正脱水，合理用药，预防并发症。急性腹泻多注意维持水、电解质平衡及抗感染；迁延及慢性腹泻则应注意肠道菌群失调及饮食疗法。

【分析思路】

1. 从所给病例资料中找出符合腹部闭合性损伤诊断的依据

（1）病史：注意寻找易感因素及肠道内感染和肠道外感染的相关疾病史。

（2）临床表现：主要临床表现为腹泻和呕吐，严重者可引起脱水和电解质紊乱。发病年龄多在6个月至2岁，1岁以内约占半数。

（3）辅助检查：①血常规。②大便检查。③血液生化检查。

2. 根据病例提出需要鉴别的疾病　根据发病季节，病史（包括流行病学资料和喂养史）、临床表现和大便性状易于做出临床诊断。必须判断有无脱水（程度和性质）、电解质紊乱和酸碱失衡。本病常与生理性腹泻、细菌性痢疾、坏死性肠炎等病相鉴别。

3. 制定治疗原则　治疗原则为：调整饮食，加强护理，预防和纠正脱水，合理用药，预防并发症。急性腹泻多注意维持水、电解质平衡及抗感染；迁延及慢性腹泻则应注意肠道菌群失调及饮食疗法。

【考试举例】

患儿男性，1岁，因发热、腹泻、呕吐2天来诊。

患儿2天前无明显诱因突然发热39℃，半天后开始腹泻和呕吐，大便每天8次以上，为黄色稀水便、蛋花汤样，无黏液及脓血，无特殊臭味，呕吐每天3次左右，为胃内容物，病后食欲差，尿少。

查体：T 38.8℃，P 125次/分，R 32次/分，BP 85/60mmHg，呈嗜睡状，皮肤弹性差，眼窝明显凹陷。心率125次/分，律齐，未闻及杂音，肠鸣音9次/分，肝脾未触及，无脑膜刺激征。

辅助检查：Hb 110g/L，WBC 8.6×10^9/L，粪便常规偶见WBC。

一、诊断及诊断依据（8分）

（一）诊断

婴儿腹泻（小儿肠炎，轮状病毒性）。

（二）诊断依据

1. 急性起病，发热、呕吐、大便每天8次以上，为黄色稀水便、蛋花汤样。
2. 皮肤弹性差，眼窝明显凹陷，少尿。
3. WBC 8.6×10^9/L，粪便常规偶见WBC。

二、鉴别诊断（5分）

需与细菌性痢疾、生理性腹泻、坏死性肠炎相鉴别。

三、进一步检查（4分）

1. 粪便查轮状病毒抗原抗体、细菌培养。
2. 血气分析、肝肾功能。

四、治疗原则（3分）

1. 对症治疗。
2. 液体疗法　纠正脱水、酸中毒、见尿后补钾。

【课后作业】

患儿男性，9个月，因发热、腹泻伴呕吐1天，加重1天伴少尿来诊。患儿1天前无明显诱因开始腹泻，每天10余次，为黄色稀水便，呈蛋花汤样，无黏液及脓血，无特殊臭味，有发热38℃，呕吐每天3次左右，为奶汁。1天来呕吐加重，达5~6次，病后食欲差，尿少。查

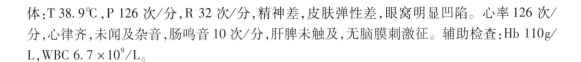

体:T 38.9℃,P 126 次/分,R 32 次/分,精神差,皮肤弹性差,眼窝明显凹陷。心率 126 次/分,心律齐,未闻及杂音,肠鸣音 10 次/分,肝脾未触及,无脑膜刺激征。辅助检查:Hb 110g/L,WBC 6.7×10⁹/L。

任务四十二　小儿常见发疹性疾病

【任务要点】

1. 掌握小儿常见发疹性疾病(麻疹、幼儿急疹、水痘)的病因、临床表现、诊断及治疗。

2. 熟悉小儿常见发疹性疾病的鉴别诊断。

3. 学会对小儿常见发疹性疾病的病例分析。

【相关知识】

(一) 麻疹

由麻疹病毒引起,患者是唯一传染源,从接触麻疹后 7 天至出疹后 5 天均有传染性。

1. 分期及临床表现

(1)潜伏期:6~18 天,潜伏期末可有低热、全身不适。

(2)前驱期:3~4 日,①低、中度发热;②上呼吸道及眼睑水肿、流泪及畏光等症状;③口腔麻疹黏膜斑(Koplik 斑)。

(3)出疹期:发热后 3~4 天出现皮疹,从耳后、发际开始,渐及面部、躯干及上肢,第 3 天累及下肢及足部。为红色斑丘疹,疹间皮肤正常,压之褪色。严重者皮疹融合,皮肤水肿,皮疹发作时体温升高、全身不适。

(4)恢复期:出疹 3~4 天后,皮疹开始消退,顺序同出疹顺序。疹退后,皮肤留有糠麸状脱屑及棕色色素沉着,7~10 天痊愈。

(5)重症麻疹:发热高达 40℃,皮疹不易出透或突然隐疹,中毒症状重。

2. 并发症　①喉炎、气管炎、支气管炎、肺炎;②心肌炎;③脑炎、急性硬化性全脑炎。

(二) 幼儿急疹

病原体为人类疱疹病毒 6 型,特征是发热 3~5 天,热退后全身出疹,并很快消退。临床表现:潜伏期 8~14 日,起病急,体温高达 39~41℃,持续 3~5 天,一般情况良好。热退 9~12 小时出现皮疹,呈红色斑丘疹,散布在躯干、颈部及上肢,疹间有正常皮肤。几小时后皮疹开始消退,2~3 天内消失,无色素沉着及脱屑。

(三) 水痘

由水痘-带状疱疹病毒引起的传染性极强的儿童出疹性疾病,全身症状轻微。

临床表现:潜伏期 10~21 天。

1. 典型水痘　出疹前可有低热和轻微不适。皮疹特点:①成批出现红色斑疹或斑丘疹,迅速发展为清亮、泪滴状小水疱,经 24 小时,水疱内容物变浑浊,持续 3~4 天,迅速结痂;②皮疹分布呈向心性;③黏膜皮疹可出现在口腔、结膜、生殖器等处,易破溃形成浅溃疡。

2. 重症水痘　体弱婴幼儿和儿童,母亲未患过水痘的 6 个月以下小婴儿,正在用肾上腺皮质激素治疗的病儿,如果感染水痘,可继发感染而发生坏疽性变化。

3. 并发症　皮肤感染最常见,其次为血小板减少,水痘肺炎、心肌炎及脑炎等。

发疹性疾病需要通过观察皮疹的形态、对称性,身体各部位出疹的时间顺序,其与发热的关系,结合症状和辅助检查进行诊断和鉴别。主要与各种发热、出疹性疾病鉴别。对病毒所致的出疹性疾病,暂无特殊药物,主要为对症治疗,加强护理和预防并发症。有并发症者,积极治疗相关并发症。

【分析思路】

1. 从所给病例资料中找出符合小儿常见发疹性疾病诊断的依据

(1)病史:有与该病患儿的密切接触史,或发热、出疹的病史。

(2)临床表现:具有发热、皮疹表现,不同的发疹性疾病还有典型表现,如麻疹的口腔黏膜斑(Koplik 斑)。通过对皮疹的特点比较,其与发热的关系,结合伴随症状进行诊断分析。

(3)辅助检查:①血常规;②血清学检查,相关病毒特异性 IgM 抗体检测;③病毒抗原检测,病毒分离;④有并发症的病例,选择胸部 X 片、颅脑 CT、MRl、心电图、脑脊液、血生化等检查。

2. 鉴别诊断　主要与各种发热、出疹性疾病鉴别。

3. 制定治疗原则　①早期隔离;②对症治疗;③加强护理;④防治并发症。

【考试举例】

患儿男性,1 岁。因发热 3 天、皮疹 1 天入院。患者 3 天前无明显诱因出现发热,体温 39～40℃,流涕、轻咳。家长予退热药及感冒颗粒冲服,体温逐渐降至正常,1 天前出现皮疹就诊。既往史无特殊,否认传染病接触史。

个人史:第 2 胎第 1 产,足月剖宫产,人工喂养。规律接受预防接种。

查体:T 36.8℃。一般情况好,躯干、面部散在红色斑丘疹,咽部充血,双肺呼吸音清,心率 135 次/分,心律齐,腹软,肝脾未触及。

一、诊断及诊断依据(8 分)

(一) 诊断

幼儿急疹。

(二) 诊断依据

1 岁幼儿,突起高热 3 天,热退后出现皮疹,一般情况好。

二、鉴别诊断(5 分)

需与麻疹、风疹、水痘鉴别。

三、进一步检查(4 分)

1. 血常规。

2. 病原学检测。

四、治疗原则(3 分)

1. 对症治疗,如退热。

2. 防止皮肤感染。

【课后作业】

患儿男性,2 岁。高热 2 天、皮疹 1 天入院。患者 2 天前无明显诱因出现发热,体温高伴流涕、咳嗽、眼红、流泪、畏光。今起颜面、躯干出疹,仍有高热,伴呕吐 2 次。平素体弱,未按规律接受预防接种。查体:T 39.8℃,P 135 次/分,R 40 次/分。发热面容,呼吸急

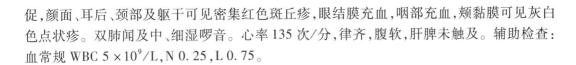

促,颜面、耳后、颈部及躯干可见密集红色斑丘疹,眼结膜充血,咽部充血,颊黏膜可见灰白色点状疹。双肺闻及中、细湿啰音。心率135次/分,律齐,腹软,肝脾未触及。辅助检查:血常规 WBC 5×10^9/L,N 0.25,L 0.75。

任务四十三　病毒性肝炎

【任务要点】

1. 掌握病毒性肝炎(甲型、乙型)的病因、临床表现、诊断及治疗。

2. 熟悉病毒性肝炎的鉴别诊断。

3. 学会对病毒性肝炎的病例分析。

【相关知识】

病毒性肝炎是由肝炎病毒感染引起的疾病。目前已确定的有甲型、乙型、丙型、丁型及戊型病毒性肝炎五种类型,其中甲型和戊型病毒性肝炎主要表现为急性肝炎,乙型、丙型、丁型病毒性肝炎可以呈急性肝炎或慢性肝炎的表现,并有发展为肝硬化和肝细胞癌的可能。病毒性肝炎病理上以肝细胞变性、坏死、炎症反应为特点,临床以恶心、呕吐、厌油、乏力、食欲减退、肝大、肝功能异常为主要表现,部分患者可出现黄疸。不同类型的病毒性肝炎传播途径不尽相同,如甲型病毒性肝炎主要通过消化道(粪-口途径)传播,乙型病毒性肝炎是通过血液、体液途径及母婴垂直传播。

病毒性肝炎的诊断是在临床表现的基础上结合流行病学史,并检测到病毒特异性标志物。甲型肝炎确诊的标记物是抗-HAV IgM 阳性。乙型肝炎的标记物是 HBsAg、抗-HBs、HBeAg、抗-HBe、HBcAg、抗-HBc,血清中乙肝 HBV DNA 的含量可反映病毒复制的活跃程度,肝功能异常程度反映肝脏炎症的活动程度。

甲型病毒性肝炎治疗主要以支持治疗为主,辅以适当保肝药物,避免饮酒、疲劳,避免使用损肝药物。慢性乙型病毒性肝炎,若具备抗病毒治疗的适应证,在上述保肝治疗的基础还需要进行抗病毒治疗。

【分析思路】

1. 从所给病例资料中找出符合病毒性肝炎诊断的依据

(1)病史:寻找病毒性肝炎相关流行病学资料。

(2)临床表现:恶心、呕吐、厌油、乏力、食欲减退、黄疸、肝大、肝功能异常等。

(3)辅助检查:①肝功能检查。②肝炎病毒标记物检测。③B 超检查。

2. 根据病例提出需要鉴别的疾病　需与溶血性黄疸、肝外梗阻性黄疸、药物性肝损害、酒精性肝病、自身免疫性肝炎等疾病相鉴别。

3. 制定治疗原则

(一) 急性肝炎

1. 一般治疗　注意休息、营养,避免饮酒及损害肝脏的药物。

2. 对症支持治疗。

(二) 慢性肝炎

1. 一般治疗　适当休息,合理饮食。

2. 药物治疗

(1)改善和恢复肝功能:护肝药、降酶药、退黄药。

（2）免疫调节：如胸腺肽、转移因子等。

（3）抗肝纤维化（主要有丹参、冬虫夏草、γ干扰素等）

（4）抗病毒治疗：主要药物有 IFN-α、拉米夫定等。

（三）重型肝炎

1. 一般和支持疗法　绝对卧床休息，重症监护，预防感染，尽量减少蛋白质供应，维持水、电解质、酸碱平衡，禁用对肝、肾有损害的药物。

2. 促进肝细胞再生　如肝细胞生长因子。

3. 防治并发症。

4. 肝移植。

【考试举例】

患者男性，24 岁，发热伴乏力、食欲减退、尿黄 1 周入院。1 周前出现低热，伴有乏力、食欲减退，4 日前尿色加深至浓茶样，继之皮肤、巩膜黄染，门诊检查肝功能异常收住入院。病前 1 月有秋游聚餐史。查体：一般情况良好，皮肤、巩膜中度黄染，心肺未见异常，腹平软，肝肋下 3cm。脾肋下 2cm，余无异常发现。辅助检查：ALT 860U/L，抗 HAV-IgM（＋）。

一、诊断及诊断依据（8 分）

（一）诊断

甲型病毒性肝炎（急性黄疸型）。

（二）诊断依据

1. 出现低热，伴有乏力、食欲减退，皮肤、巩膜中度黄染。

2. 肝肋下 3cm，脾肋下 2cm。

3. ALT 860U/L，抗 HAV-IgM（＋）。

二、鉴别诊断（5 分）

1. 其他型病毒性肝炎

2. 药物性肝炎

3. 胆道疾病

三、进一步检查（4 分）

1. 乙、丙、丁、戊型肝炎病毒标记物检测。

2. 腹部 B 超检查　了解肝损害，胆囊、脾的情况。

四、治疗原则（3 分）

1. 卧床休息，消化道隔离，清淡饮食，静脉补液、护肝利胆治疗。

2. 重症肝炎可用血浆置换等人工肝支持疗法，必要时行肝移植。

【课后作业】

女，60 岁，发热、腹部不适、疲乏、恶心、胃纳减退 7 天，尿色变黄 2 天，体检：体温 36.8℃，浅表淋巴结无肿大，巩膜中度黄染，腹平软，无压痛，肝肋下 1.5cm 可扪及，质软。辅助检查：WBC 8.3×10^9/L，N 0.74，L 0.21，E 0.05，RBC 4.0×10^{12}/L，Hb 138g/L，血清谷丙转氨酶 740U/L，总胆红素 84μmol/L。结合胆红素 40μmol/L。

任务四十四　细菌性痢疾

【任务要点】

1. 掌握细菌性痢疾的病因、临床表现、诊断及治疗。

2. 熟悉细菌性痢疾的鉴别诊断。

3. 学会对细菌性痢疾的病例分析。

【相关知识】

细菌性痢疾简称菌痢。是志贺菌属(痢疾杆菌)引起的肠道传染病。临床表现主要有发冷、发热、腹痛、腹泻、里急后重、排黏液脓血样大便。中毒性菌痢起病急骤、突然高热、反复惊厥、嗜睡、昏迷、迅速发生循环衰竭和呼吸衰竭,而肠道症状轻或无,病情凶险。菌痢常年散发,夏秋多见,是我国的常见病、多发病。本病经有效的抗生素治疗,治愈率高。若疗效欠佳或慢性患者变多,可能是未经正规治疗、未及时治疗、使用药物不当或耐药菌株感染。

流行季节有腹痛,腹泻及脓血样便者即应考虑菌痢的可能,急性期病人多有发热,且多出现于消化道症状之前,慢性期病人的过去发作史甚为重要,大便涂片镜检和细菌培养有助于诊断的确立,乙状结肠镜检查及 X 线钡剂检查,对鉴别慢性菌痢和其他肠道疾患有一定价值。

【分析思路】

1. 从所给病例资料中找出符合细菌性痢疾诊断的依据

(1)病史:慢性病、过度疲劳、暴饮暴食及消化道疾患等,则有利于痢疾杆菌侵入肠黏膜而致病。夏秋季多发,患者多有不洁饮食史、或菌痢患者接触史等。

(2)临床表现:腹痛、腹泻、里急后重,排脓血便等临床表现。

(3)辅助检查:①血尿常规。②大便常规及培养。③结肠镜检查。

2. 鉴别诊断　需与阿米巴痢疾、急性肠炎、肠结核等疾病鉴别。

3. 制定治疗原则

(1)病原治疗:抗生素,疗程为 5～7 天;

(2)对症治疗:口服补液、降温、解痉等;

(3)抗休克、防治脑病等对症治疗。

【考试举例】

患儿男性,6 岁,发热伴腹痛、腹泻 1 天。1 天前因进食冷饮后出现发热,体温 38.8℃,腹痛、腹泻 6 次,大便为黏液脓血便,无恶心、呕吐,门诊检查示大便常规异常收住入院。查体:一般情况良好,T 39℃,皮肤黏膜干燥。心肺未见异常,腹平软,脐周有压痛,无反跳痛,肝脾肋下未触及,余无异常发现。辅助检查:大便常规见黏液脓血便,镜检 WBC(+)/HP,PC(+)/HP。

一、诊断及诊断依据(8 分)

(一) 诊断

细菌性痢疾。

(二) 诊断依据

1. 不洁饮食史,发热伴腹痛、腹泻,大便为黏液脓血便。

2. T 39℃,皮肤黏膜干燥,脐周有压痛、无反跳痛。

3. 大便常规见黏液脓血便,镜检 WBC(+)/HP,PC(+)/HP。

二、鉴别诊断(5分)

1. 急性肠炎

2. 阿米巴痢疾

3. 食物中毒

三、进一步检查(4分)

1. 血常规。

2. 大便细菌培养。

四、治疗原则(3分)

1. 消化道隔离。

2. 降温,静脉补液治疗。

3. 抗感染治疗。

【课后作业】

患儿男性,5 岁,高热伴腹痛、腹泻 1 天。1 天前因进食冷饮后出现发热,体温 39.8℃,腹痛、腹泻 6 次来诊。患儿家住农村,饮食卫生差。查体:T 40℃,皮肤黏膜干燥。心肺未见异常,腹平软,脐周有压痛、无反跳痛,肝脾肋下未触及,余无异常发现。辅助检查:WBC 12 × 10^9/L。

任务四十五　浅表软组织急性化脓性感染

【任务要点】

1. 掌握浅表软组织急性化脓性感染的病因、临床表现、诊断及治疗。

2. 熟悉浅表软组织急性化脓性感染的鉴别诊断。

3. 学会对浅表软组织急性化脓性感染的病例分析。

【相关知识】

非特异性感染又称化脓性感染或一般性感染,如疖、痈、急性蜂窝织炎、丹毒等。常见致病菌有葡萄球菌、链球菌、大肠埃希菌。其特点是:同一种致病菌可引起几种不同的化脓性感染,而不同的致病菌又可引起同一种化脓性感染。有化脓性炎症的共同特征,即红、肿、热、痛和功能障碍,继而可形成脓肿,可有全身感染中毒的表现。防治原则基本相似,包括抗生素物的应用、局部处理和改善全身症状等。

【分析思路】

1. 从所给病例资料中找出符合腹部闭合性损伤诊断的依据

(1)病史:可有机体抵抗力下降、外部感染等因素,如糖尿病、足癣等疾病。

(2)临床表现:局部症状感染区红、肿、热、痛和功能障碍是化脓性感染的典型表现。感染局部症状的程度可随病变范围和位置深浅而异。感染轻者可无全身症状,感染较重的常有发热、头痛、全身不适、乏力、食欲减退等。

（3）辅助检查：①诊断性穿刺抽脓；②脓液细菌培养和药物敏感试验；③影像学检查超声波检查、X线摄片或透视等；④血液检查有白细胞计数增加和核左移。

2. 鉴别诊断　根据病史、症状、体征和白细胞计数及分类进行综合判断，仍是感染的基本诊断方法。根据不同病变与皮脂腺囊肿、气性坏疽、急性静脉炎、淋巴结核等鉴别。各种软组织感染之间相互鉴别。

3. 制定治疗原则　治疗原则是及时杀灭致病微生物、引流脓液和清除坏死组织。增强机体的抗感染和组织修复能力。

【考试举例】

患者男性，48岁，右背部皮肤肿块伴发热2天入院。患者于2天前感觉右背部疼痛不适，触及约2.5cm直径皮肤硬块，逐渐增大，疼痛加重，伴有畏寒、发热。

查体：T 39.2℃，P 86次/分，R 22次/分，BP 145/90mmHg。余无异常。

外科检查：右背上方可见4cm×3cm椭圆形皮肤隆起肿块，色暗红，表面有数个脓点，个别脓头破溃，有浅黄色脓液流出。

辅助检查：WBC 18×10^9/L，N 80%。

一、诊断及诊断依据（8分）

（一）诊断

背痈。

（二）诊断依据

1. 右背部皮肤肿块，伴发热等全身中毒症状。

2. 椭圆形皮肤隆起肿块，色暗红，表面有数个脓点，个别脓头破溃，有浅黄色脓液流出。

3. WBC 18×10^9/L，N 80%。

二、鉴别诊断（5分）

需与疖病、急性蜂窝织炎相鉴别。

三、进一步检查（4分）

1. 血、尿常规及血生化检查。

2. 脓液细菌培养及药敏试验。

四、治疗原则（3分）

1. 应用抗感染药物，做好术前准备。

2. 手术治疗，切开引流。

【课后作业】

患者男性，29岁，已婚，主诉"反复右臀部肿痛4年，再发3天"。

4年前，患者进食辛辣刺激饮食后右侧臀部出现硬结，逐渐长大，伴红肿疼痛。在当地医院诊断为"右臀部疖肿"，行抗感染及中药外敷治疗，疼痛可缓解，硬结缩小但不完全消失。4年来反复发作，多久坐后发作，无畏寒、发热；2年前行"局部脓肿切开排脓"后3个月复发。既往无特殊病史。查体：全身检查未见特殊。专科检查：右臀部肿胀，范围10cm×6cm，可见陈旧手术瘢痕长约3cm，瘢痕周围有明显波动感，触痛明显。双侧臀部皮肤有多处散在的表浅小脓点,肛门指诊无异常。辅助检查:腰骶椎及骨盆平片正常,血糖正常,臀部彩超提示:右臀部软组织低回声包块。血常规:WBC 18×10^9/L,N 80%。

任务四十六　急性乳腺炎

【任务要点】

1. 掌握急性乳腺炎的病因、临床表现、诊断及治疗。

2. 熟悉急性乳腺炎的鉴别诊断。

3. 学会对急性乳腺炎的病例分析。

【相关知识】

急性乳腺炎是乳腺的急性化脓性感染,多见于产后哺乳期的妇女,尤以初产妇为多,并于产后 3~4 周多发。其病因除产后机体抵抗力下降外,还与乳汁淤积、细菌的入侵有关,临床上表现为乳房疼痛,局部红肿、发热。随病情发展,患者可有寒战、高热、脉搏加快、患侧淋巴结肿大、压痛、白细胞明显升高等。可有脓肿形成,单房性或多房性脓肿,可向外破溃,也有向深部穿透至疏松组织中,形成乳腺后脓肿,严重者可导致脓毒血症。治疗原则是消除感染,排空乳汁。非手术疗法适用于脓肿形成之前。脓肿一旦形成,必须手术引流。

【分析思路】

1. 从所给病例资料中找出符合急性乳腺炎诊断的依据

(1)病史:产后哺乳期的妇女,有产后机体抵抗力下降、乳汁淤积、细菌的入侵等病因。

(2)临床表现:乳房局部红、肿、热、痛。患者可有寒战、高热、脉搏加快、患侧淋巴结肿大、压痛等。

(3)辅助检查:①血常规:白细胞总数及中性粒细胞数升高。②乳房 B 超检查及乳房穿刺抽出脓液。

2. 根据病例提出需要鉴别的疾病　需要鉴别的疾病包括乳房内积乳囊肿、乳房皮肤丹毒等。

3. 制定治疗原则

(1)非手术治疗:包括患乳停止授乳、排空乳汁、使用抗生素抗感染、理疗等。

(2)手术治疗:脓肿切开引流。

【考试举例】

患者女性,29 岁。初产妇,产后 4 周。左乳房疼痛 2 天就诊。

查体:T 39℃,左乳房外上象限红肿,皮温高,有压痛。

辅助检查:血 WBC 13.5×10^9/L,N 82%。

一、诊断及诊断依据(8 分)

(一) 诊断

急性乳腺炎。

(二) 诊断依据

1. 产后 4 周,乳房外上象限红肿,皮温高,有压痛。

2. 血 WBC 13.5×10^9/L,N 82%。

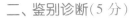

二、鉴别诊断(5分)

需与乳房内积乳囊肿、乳房皮肤丹毒鉴别。

三、进一步检查(4分)

1. 乳汁细菌培养;
2. 乳房 B 超检查。

四、治疗原则(3分)

1. 患乳停止授乳、排空乳汁;
2. 使用抗生素抗感染;
3. 脓肿形成后行切开引流。

【课后作业】

患者女性,25 岁,初产产后两个月。右乳房肿胀痛,乳汁排泄不畅 3 天,3 天前右乳房肿胀痛,乳汁排泄不畅伴发热(体温 38.2℃)、头痛,右乳外上象限结块明显,边界欠清,压痛,皮温略高,皮色微红。白细胞 $10.2 \times 10^9/L$,中性粒细胞百分比 77%,淋巴细胞百分比 22%。

任务四十七 乳 腺 癌

【任务要点】

1. 掌握乳腺癌的临床表现、诊断及治疗。
2. 熟悉乳腺癌的鉴别诊断。
3. 学会对乳腺癌的病例分析。

【相关知识】

乳腺癌是女性最常见的恶性肿瘤。发生与遗传、性激素紊乱、月经初期早或绝经期晚、不孕和未哺乳等有关。早期为乳腺的无痛性肿块,质硬、边界不清、表面不光滑、活动度欠佳、增长较快。多数患者为无意中发现。典型表现为:①酒窝征;②乳头内陷;③"橘皮样"改变;④固定;⑤卫星状结节;⑥溃疡形成及癌转移、压迫症状。可根据临床表现和体检,配合乳房钼靶摄片等检查可初步诊断。乳腺癌的治疗,以早期手术根治为主,再辅助以化疗、放疗、内分泌治疗。

【分析思路】

1. 从所给病例资料中找出符合乳腺癌诊断的依据
(1)病史:可有遗传、性激素紊乱等易感因素。
(2)临床表现:有乳腺的无痛性肿块,尤其具有上述典型表现者。
(3)辅助检查:①乳房钼靶 X 线检查;②乳腺 B 超;③针吸细胞学检查;④空心针穿刺活检等。

2. 根据病例提出需要鉴别的疾病 需要鉴别的疾病包括:乳房纤维腺瘤、乳房囊性增生病、乳腺结核等。

3. 制定治疗原则 乳腺癌以早期手术根治为首选,再辅助以化疗、放疗、内分泌治疗。

127

【考试举例】

患者女性,32 岁。发现右乳房肿块 2 个月就诊。

查体:右乳房外上象限有一约 3cm×2cm 的肿块,质硬,边界不清,活动度差,无压痛。右腋下可触及一枚 1cm×1.5cm 质韧淋巴结。辅助检查:钼靶 X 线检查可见边界不规则、呈毛刺状的高密度影。

一、诊断及诊断依据(8 分)

(一)诊断

右乳腺癌。

(二)诊断依据

1. 无痛性肿块质硬,边界不清,活动度差。右腋下淋巴结肿大。
2. 钼靶 X 线检查可见边界不规则、呈毛刺状的高密度影。

二、鉴别诊断(5 分)

需与乳房纤维腺瘤、乳房囊性增生病、乳腺结核等疾病鉴别。

三、进一步检查(4 分)

1. 乳腺 B 超检查;
2. 空心针吸细胞学活组织检查。

四、治疗原则(3 分)

1. 积极术前准备,行乳腺癌根治术;
2. 术后辅助以化疗、放疗、内分泌治疗等。

【课后作业】

患者女性,49 岁,农民。因右侧乳房发现一肿块 2 个月而就诊。自述 2 个月前无意中发现右侧乳房有一小肿块,无疼痛,故未在意。近来发现肿块不断增大,乳房皮肤肿胀。查体:一般情况尚可,T 36.5℃,P 70 次/min。右侧乳房肿胀,皮肤出现橘皮样改变,触诊可触到一 3cm×5cm 大小肿块,质地硬,表面不光滑,与周围组织分界不清楚,活动性差,无压痛。右腋窝可触诊到 1~2 个较硬的淋巴结,无触痛。取活检病理检查报告为乳腺癌。

任务四十八 急性一氧化碳中毒

【任务要点】

1. 掌握急性一氧化碳中毒的病因、临床表现、诊断及治疗。
2. 熟悉急性一氧化碳中毒的鉴别诊断。
3. 学会对急性一氧化碳中毒的病例分析。

【相关知识】

吸入过量的一氧化碳(CO)引起的中毒称急性一氧化碳中毒。生活中的急性一氧化碳中毒最常见的原因是家庭中煤炉取暖及煤气泄漏。CO 中毒主要是导致细胞水平的氧输送和利用障碍,临床主要表现为意识障碍、呼吸困难,按中毒程度可分为轻、中、重度三级,根据

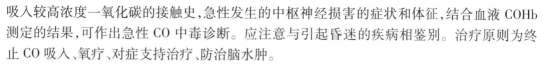

吸入较高浓度一氧化碳的接触史,急性发生的中枢神经损害的症状和体征,结合血液 COHb 测定的结果,可作出急性 CO 中毒诊断。应注意与引起昏迷的疾病相鉴别。治疗原则为终止 CO 吸入、氧疗、对症支持治疗、防治脑水肿。

【分析思路】

1. 从所给病例资料中找出符合急性一氧化碳中毒诊断的依据

(1)病史:吸入较高浓度 CO 的接触史,职业性 CO 中毒多为意外事故,接触史比较明确。疑有生活性中毒者,应询问发病时的环境情况,如炉火烟囱有无通风不良或外漏现象及同室其他人有无同样症状。

(2)临床表现:有头痛、头晕、乏力、恶心、呕吐、嗜睡、意识模糊、昏迷等表现,典型病人皮肤黏膜呈樱桃红色。神经系统检查可有瞳孔对光反射和角膜反射可迟钝,腱反射减弱,重度中毒时各种反射消失。

(3)辅助检查:①血液 COHb 测定是诊断和判断病情的重要指标。②脑电图检查可见弥漫性低波幅慢波,与缺氧性脑病进展相平行。③头部 CT 检查脑水肿时可见脑部有病理性密度减低区。

2. 根据病例提出需要鉴别的疾病 急性 CO 中毒应与脑血管意外、脑震荡、脑膜炎、糖尿病酮症酸中毒以及其他中毒引起的昏迷相鉴别。

3. 制定治疗原则

(1)迅速离开中毒环境,保持呼吸道通畅;

(2)纠正缺氧,维持呼吸功能;

(3)防治脑水肿,促进脑细胞代谢;

(4)防治并发症和后遗症。

【考试举例】

患者男性,20 岁,学生,昏迷半小时被他人送来急诊。早晨 8 时同学唤之不醒,并发现其大小便失禁,居室内生有炉火。遂送往急救室抢救。既往体健,同室居住者有头晕、呕吐症状。

查体:T 36℃,P 75 次/分,R 18 次/分,BP 100/60mmHg。神志不清,压眶有反应。皮肤巩膜无黄染,双侧瞳孔对称,约 3～4mm,口唇呈樱红色。心肺(-)。腹平软,肝脾无肿大。双下肢无水肿。脑膜刺激征阴性。

辅助检查:血常规正常,肝肾功能正常。头部 CT 未见异常。

一、诊断及诊断依据(8 分)

(一) 诊断

急性一氧化碳中毒。

(二) 诊断依据

1. 居室内生有炉火,同室居住者有类似中毒症状。

2. 意识障碍,口唇呈樱桃红色,双侧瞳孔大小、形态正常。

3. 脑膜刺激征阴性。

二、鉴别诊断(5 分)

应与脑卒中、有机磷农药中毒、巴比妥类药物中毒相鉴别。

三、进一步检查(4分)

1. 血液 COHb 测定;
2. 脑电图检查;
3. 血糖及血电解质检测;
4. 排泄物或呕吐物的毒物及其代谢物测定。

四、治疗原则(3分)

1. 撤离中毒现场,保持呼吸道通畅。
2. 纠正缺氧,防治脑水肿,促进脑细胞代谢。
3. 防治并发症和后遗症。

【课后作业】

患者男性,60岁,农民,昏迷半小时被他人送来急诊。半小时前晨起儿子发现父亲唤不醒,未见呕吐,并发现其大小便失禁,居室内生有炉火。急送医院抢救。既往体健,无药物过敏史,无高血压、心肝肾及糖尿病史。

查体:T 36℃,P 90 次/分,R 24 次/分,BP 130/80mmHg。神志不清,压眶有反应。皮肤巩膜无黄染,双侧瞳孔对称,约 3~4mm,口唇呈樱桃红色。心肺(-)。腹平软,肝脾无肿大。双下肢无水肿。脑膜刺激征阴性。

辅助检查:血常规正常,肝肾功能正常。头部 CT 未见异常。

任务四十九　急性有机磷农药中毒

【任务要点】
1. 掌握急性有机磷杀虫药中毒的病因、临床表现、诊断及治疗。
2. 熟悉急性有机磷杀虫药中毒的鉴别诊断。
3. 学会对急性有机磷杀虫药中毒的病例分析。

【相关知识】

有机磷杀虫药属于有机磷酸酯类化合物,大都呈油状或结晶状,色泽由淡黄至棕色,稍有挥发性,且有蒜味。除敌百虫外,一般难溶于水,不易溶于多种有机溶剂,在碱性条件下易分解失效。按毒性分为剧毒、高毒、中度毒、低毒4类。急性有机磷杀虫药中毒主要是对乙酰胆碱酯酶的抑制,引起乙酰胆碱蓄积,使胆碱能神经受到持续冲动,导致先兴奋后衰竭的一系列的毒蕈碱样、烟碱样和中枢神经系统等症状;严重患者可因昏迷和呼吸衰竭而死亡。全血胆碱酯酶活性的测定是诊断有机磷农药中毒的特异性实验指标,对判断病情轻重、治疗效果和估计预后有重要价值。根据血胆碱酯酶活力值,将急性有机磷杀虫药中毒分为轻、中、重度。治疗原则为迅速清除毒物、使用有机磷解毒药及对症支持治疗。

【分析思路】
1. 从所给病例资料中找出符合急性有机磷杀虫药中毒诊断的依据
(1)病史:有机磷农药的暴露史。如生产、使用过程接触或误服、自服等。
(2)临床表现:有机磷杀虫药相关中毒症状及体征,尤其是出现呼气大蒜味、瞳孔缩小、多汗、肺水肿、肌纤维颤动和昏迷。

（3）辅助检查:全血胆碱酯酶活力不同程度降低。

2. 根据病例提出需要鉴别的疾病　应与中暑、急性胃肠炎、脑炎等相鉴别。

3. 制定治疗原则

（1）应迅速清除毒物:包括撤离现场、清洗皮肤、洗胃、导泻等。

（2）使用有机磷解毒药:抗胆碱能药、胆碱酯酶复能剂。

（3）对症支持治疗:积极处理酸中毒、低钾血症、严重心律失常、脑水肿等。

【考试举例】

患者女性,28 岁,农民,昏迷半小时急诊入院。患者上午与邻居吵架后回家,半小时前家人发现患者躺在床上唤之不醒,大小便失禁,口角流涎,口中有大蒜味。床旁有甲胺磷空农药瓶,遂送往医院急救。

查体:T 36℃,P 86 次/分,R 24 次/分,Bp 110/70mmHg。神志不清,压眶有反应。皮肤湿冷。双侧瞳孔针尖样大小,口唇发绀,口角流涎,口中有大蒜味。双肺布满湿啰音,心界不大,无杂音,腹平软,肝脾无肿大。脑膜刺激征阴性。

辅助检查:Hb 115g/L,WBC 8.1×10^9/L,N 70% ,PLT 110×10^9/L。

一、诊断及诊断依据(8 分)

（一）诊断

急性有机磷杀虫药中毒。

（二）诊断依据

1. 床旁有甲胺磷空农药瓶。

2. 大小便失禁,昏迷,脑膜刺激征阴性。

3. 双侧瞳孔针尖样大小,口唇发绀,口角流涎,口中有大蒜味,双肺布满湿啰音。

二、鉴别诊断(5 分)

1. 脑卒中

2. 巴比妥类药物中毒

3. 脑血管病

三、进一步检查(4 分)

1. 血清胆碱酯酶活力测定。

2. 血气分析、肝肾功、电解质测定。

3. 排泄物或呕吐物的毒物及其代谢物测定。

四、治疗原则(3 分)

1. 洗胃、导泻清除体内毒物。

2. 解毒药物的应用　如阿托品、解磷定。

3. 对症支持治疗　如吸氧、利尿、积极治疗脑水肿、应用抗生素防治感染等。

【课后作业】

患者女性,40 岁。神志不清、口吐白沫 1 小时急诊入院。1 小时前家人发现患者躺在床上唤之不醒,大小便失禁,口吐白沫,口中有大蒜味,送往医院急救。2 小时前患者曾与家人发生激烈口角。既往体健,无烟酒嗜好。

查体:T 37℃,P 75 分,R 26/分,Bp 120/70mmHg。神志不清,压眶有反应。皮肤湿冷。双侧瞳孔针尖样大小,口唇发绀,口角流涎,口中有大蒜味。双肺布满湿啰音,心界不大,无杂音,腹平软,肝脾未触及。脑膜刺激征阴性。

辅助检查:Hb 120g/L,WBC 9×10^9/L,N 70%,PLT 110×10^9/L。

(龙 冰)

项目四　体　格　检　查

学习目标

1. 学会全身体格检查的方法,能独立完成全身体格检查。
2. 熟悉体格检查阳性体征的临床意义。
3. 具有关心、爱护病人的职业素养。

【任务描述】

体格检查是临床医师必备的基本功,主要用于住院患者、健康人全面的体格检查等,为临床诊断收集客观资料。体格检查的内容包括一般检查、头颈部、胸部、腹部、脊柱、四肢、直肠肛门、外生殖器、神经系统检查。

【操作要点】

1. 检查的内容务求全面系统。检查通常是在问诊之后进行,检查者一般对于应重点深入检查的内容应已心中有数,在全面系统的基础上有所侧重,使检查内容既能涵盖住院病历的要求条目,又能重点深入患病的器官系统。

2. 检查的顺序应是从头到脚分段进行。以卧位患者为例:一般情况和生命征→头颈部前、侧胸部(心、肺)→(患者取坐位)后背部(包括肺、脊柱、肾区、骶部)(卧位)腹部→上肢、下肢→肛门直肠→外生殖器→神经系统(最后站立位)。

3. 遵循上述检查内容和顺序的基本原则的同时,允许根据具体受检者和医生的情况,酌情对个别检查顺序作适当调整。

4. 体格检查还要注意具体操作的灵活性。面对具体病例,如急诊、重症病例,可能需要简单体检后即着手抢救或治疗,遗留的内容待病情稳定后补充。肛门直肠、外生殖器的检查应根据病情需要确定是否检查。

5. 强调边查边想,正确评价;边查边问,核实补充。

6. 检查过程中与患者的适当交流,不仅可以融洽医患关系,而且可以补充病史资料。

7. 检查结束时应与患者简单交谈,说明重要发现,患者应注意的事项或下一步的检查计划。

8. 经过反复实践可以熟能生巧,应用自如,面对具体情况也能根据临床工作要求合理取舍。

9. 检查过程中体现对病人的关心,保护病人的隐私。

任务一　一般检查

【任务目标】

1. 能对被检者进行全身状况检查。

2. 学会皮肤检查操作要领。

3. 能对被检者进行浅表淋巴结检查。

4. 掌握一般检查的注意事项及阳性体征的临床意义。

【相关知识】

一般检查的内容包括全身状态检查、皮肤检查及浅表淋巴结检查。

一、全身状态

包括性别、年龄、生命体征(体温、脉搏、呼吸、血压)、发育与营养、意识状态、面容与表情、体位、步态。

1. 生命体征

(1)体温:常用腋温测量法,正常值为 36～37℃。

(2)脉搏:正常人脉搏 60～100 次/分。检查常用两侧桡动脉,检查时应注意其脉率、节律、紧张度、强弱及动脉壁的弹性等。

(3)呼吸:正常人呼吸节律规则,16～20 次/分。检查时要注意频率、节律和深度的变化。

(4)血压:常用间接测量法测量,正常人血压正常范围是 90～139/60～89mmHg,脉压为 30～40mmHg。低于 90/60mmHg 为低血压,高血压指至少 3 次非同日血压值达到高血压标准,即收缩压≥140mmHg 和(或)舒张压≥90mmHg。

2. 发育与营养、意识状态、面容与表情、体位、步态

(1)发育:正常成人发育指标:①头部的长度为身高的 1/7～1/8;②胸围为身高的 1/2;③两上肢展开的长度约等于身高;④坐高等于下肢的长度。

(2)营养状态:一般根据皮肤、毛发、皮下脂肪、肌肉的发育情况进行综合判断,分良好、中等、不良三个等级。体重减轻低于正常(标准体重)的 10% 时称为消瘦;超过标准体重的 20% 以上者或体重指数男性大于 27,女性大于 25 即为肥胖。

(3)意识状态:主要通过问诊、视诊、配合痛觉检查进行判断,注意意识是否清楚,有无意识模糊、谵妄、昏睡及昏迷等。

(4)面容与表情:如满月面容见于肾上腺皮质功能亢进、长期使用糖皮质激素者;二尖瓣面容见于风湿性心脏病二尖瓣狭窄;甲状腺功能亢进面容见于甲状腺功能亢进症;黏液性水肿面容见于甲状腺功能减退症等。

(5)体位及步态:体位有自动、被动、强迫体位。异常步态有醉酒步态、慌张步态、蹒跚步态及共济失调步态等。

二、皮肤检查

包括皮肤颜色、湿度、弹性、皮疹、皮下出血、水肿、蜘蛛痣、肝掌等。皮肤检查方法有视诊和触诊。常见异常情况有:

1. 皮肤颜色　苍白见于贫血；发红常见于饮酒、发热等；发绀常见于右向左分流先天性心脏病、CO 中毒、呼吸功能衰竭；黄染主要见于黄疸。

2. 皮下出血　淤点直径小于 2mm，紫癜为 3～5mm，大于 5mm 为淤斑，片状出血伴皮肤隆起为血肿。

3. 蜘蛛痣　是皮肤小动脉末端分支扩张所形成的血管痣，形似蜘蛛，大多分布于上腔静脉引流区域，由于肝脏对雌激素灭活作用减弱所致。

4. 水肿　根据其程度可分为：

轻度　眼睑、胫骨前、踝部指压后可见组织轻度下陷，平复较快。

中度　全身疏松组织均见明显水肿，指压后深度下陷，平复缓慢。

重度　全身组织严重水肿，皮肤发亮甚至有液体渗出，并有浆膜腔积液。

三、浅表淋巴结检查

1. 正常人淋巴结较小，质地柔软，表面光滑，与周围组织无粘连，无压痛，不易触及。浅表淋巴结检查方法主要是视诊和触诊。

2. 常见淋巴结肿大临床意义　胃癌、食管癌常转移到左侧锁骨上窝淋巴结；肺癌可转移至右侧锁骨上窝淋巴结或腋窝淋巴结群；乳腺癌可转移至腋窝、锁骨下和胸骨旁淋巴结；颈下部淋巴结肿大破溃常见于淋巴结核、肿瘤转移、淋巴瘤；滑车上淋巴结肿大常见于非霍奇金淋巴瘤。

【操作要点】

一、生命体征检查要点及注意事项

1. 体温检查要点　腋测法为最常用的体温测量方法。

（1）把体温计汞柱甩至 35℃以下。

（2）测量前将腋窝擦干，移走腋窝处冷热物品。

（3）将体温计头端置于被检查者腋窝深处，用上臂将体温计夹紧。

（4）10 分钟后读数。

2. 脉搏检查要点

（1）检查者将示、中、环三指并拢，指腹置于被检查者腕部桡动脉处。

（2）适度压力触诊桡动脉搏动。

（3）至少 30 秒后报脉搏次数。

（4）双侧桡动脉进行对比。

3. 呼吸检查要点

（1）嘱被检查者取舒适体位，暴露其胸部以便观察。

（2）至少观察 30 秒后报呼吸频率。

4. 血压间接测量法检查要点

（1）嘱被检查者安静休息 5～10 分钟。

（2）检查血压计水银柱是否位于"0"点，直立放置血压计。

（3）被检者取仰卧位或坐位，裸露被测上肢，伸直并轻度外展，保持肘部、血压计"0"点与心脏相平（坐位时肘部平右前第四肋间、平卧时平腋中线）。

（4）气袖中央对准肱动脉，紧贴皮肤均匀缠于上臂，松紧适宜（可插入一指），袖带下缘在肘窝横纹上 2~3cm。

(5)听诊器体件置于气袖下缘肘窝内侧肱动脉搏动处,并轻压。

(6)向袖带内充气,边充气边听诊,待肱动脉搏动声消失,将汞柱再升高 20~30mmHg,然后缓慢放气,双眼平视观察水银柱,先听到的响亮拍击声为收缩压,声音消失时的血压值为舒张压。

(7)根据听诊结果读出血压值。

二、全身状况检查要点及注意事项

1. **体重检查要点** 被检查者脱鞋,单衣自然平稳直立于体重秤盘中央;准确读数,以千克表示。

2. **身高测量要点** 被检查者脱鞋,以立正姿势立于身高测量仪上,头部、臀部及足跟三点靠于身高测量仪,头部摆正,两眼平视前方。准确读数,以厘米表示。

3. **头围测量要点** 被检者坐位或立位,用皮尺从被检者头枕骨粗隆部经耳颞部、至前额以水平围成一圈(头围最大径),报出测得头围值,以厘米表示。

三、皮肤检查要点及注意事项

1. **弹性** 检查时常选手背或上臂内侧位皮肤,用拇指与示指捏起,松手后如皮肤皱褶迅速平复为弹性正常,平复缓慢为弹性下降。

2. **蜘蛛痣** 检查时用棉签或火柴杆压迫蜘蛛痣的中心,其放射状小血管消失,去除压力后蜘蛛痣又复出现。

3. **水肿** 分凹陷水肿与非凹陷性水肿。用拇指指腹按压胫前皮肤,有凹痕为凹陷性水肿,其分为轻度、中度、重度三度。

四、浅表淋巴结检查

(一)检查注意事项

1. **检查顺序** 耳前→耳后→乳突区→枕骨下区→颌下→颏下→颈前三角→颈后三角→锁骨上窝→腋窝→滑车上→腹股沟→腘窝淋巴结。

2. **检查内容** 淋巴结的部位、大小、质地、数目、活动度,有无粘连、压痛,局部皮肤有无红肿、瘢痕、瘘管等。

3. **检查方法**

(1)检查者将示中环三指并拢,指腹平放于被检查部位的皮肤上由浅入深进行滑动触诊。

(2)使被检查部位皮肤松弛。

(二)检查要点

1. 颌下淋巴结检查要点

(1)检查者用左手扶被检查者头部,使头倾向左前下方。

(2)用右手指并拢触摸左颌下淋巴结。

(3)反之,右手扶被检查者头部,使头倾向右前下方。

(4)用左手指并拢触摸右颌下淋巴结。

2. 颈部淋巴结检查要点

（1）被检查者头稍低，偏向检查侧。

（2）检查者手指紧贴检查部位，依次触诊颈前三角、颈后三角。

3. 锁骨上淋巴结检查要点　被检查者取坐位，头部稍向前屈，检查者用左手触诊右侧，右手触诊左侧。

4. 腋窝淋巴结检查要点

（1）被检查者取坐位，检查者面对被检查者。

（2）检查者左手触诊右侧，右手触诊左侧。

（3）检查左侧时，检查者左手握被检查者右手，使其前臂稍外展，右手四指并拢稍弯曲，掌面贴近胸壁由浅及深至腋窝。

（4）顺序：腋窝顶部→内壁→前壁→后壁→外壁，对应腋尖淋巴结群、中央淋巴结群、胸肌淋巴结群、肩胛下淋巴结群、外侧淋巴结群。

5. 滑车上淋巴结检查要点

（1）检查右侧时，检查者以右手托住被检查者右前臂，左手向滑车上部位由浅入深进行触诊。

（2）检查左侧时用右手触诊。

6. 腹股沟淋巴结检查要点

（1）被检查者取仰卧位，检查者立于被检查者右侧，右手四指并拢，以指腹触及腹股沟，由浅及深滑动触诊。

（2）先触摸腹股沟韧带下方水平组淋巴结，再触摸腹股沟大隐静脉处的垂直组淋巴结。

（3）左右腹股沟对比检查。

【考试举例】

一、用间接测量法测量被检查者血压。（14 分）

1. 血压测量（7 分）

（1）查血压计，安置被检查者肘部位置正确（1 分）。先检查水银柱是否在"0"点；被检查者肘部置于心脏同一水平。

（2）血压计气袖绑扎部位正确、松紧度适宜（1 分）。气袖均匀紧贴皮肤，缠于上臂（充气皮管向下、向上均可），其下缘在肘窝以上约 2～3cm。

（3）听诊器胸件（或称体件）放置部位正确（2 分）。胸件置于肱动脉搏动处（不能塞在气袖下，将听诊器胸件置于气袖下，扣 1 分）。

（4）测量过程流畅（3 分）。向气袖内充气，边充气边听诊至肱动脉搏动声消失，水银柱再升高 20～30mmHg 后，缓慢放气并双眼平视观察汞柱，根据听诊和汞柱位置读出收缩压、舒张压。

2. 考官复测血压，读数基本正确（3 分）。考生向考官报告测得实际血压读数（先报收缩压再报舒张压），考官复测一次，验证考生测定血压读数是否正确。（如读数与考官测得读数差异很明显，收缩压差异大于 10mmHg，舒张压差异大于 5mmHg 则不得分）

3. 查体前、后的爱伤意识（2 分）

4. 提问（3 个，由考官任选 1 个）（2 分）

（1）何谓高血压？（2 分）

答案:年龄在18岁以上成人,采用标准测量方法,至少3次非同日血压达到或超过140/90mmHg,或仅舒张压达到或超过90mmHg,即可认为高血压,仅收缩压达到或超过140mmHg称收缩期高血压。

(2)有一患者,多次测得两上肢血压(收缩压)差超过10mmHg。问多见于何种疾病?(举两个疾病)(2分)

答案:多见于多发性大动脉炎或先天性的动脉畸形。

(3)动脉血压测量方法有几种?(2分)

答案:直接测压法和间接测压法。

二、皮肤检查(蜘蛛痣和皮下出血、皮肤弹性及水肿检查,边操作边口述)(15分)

1. 蜘蛛痣和皮下出血(5分)

(1)蜘蛛痣与肝掌(3分):皮肤小动脉末端分支性扩张所形成的血管痣,形似蜘蛛,称为蜘蛛痣,多出现于上腔静脉分布的区域内,如面、颈、手背、上臂、前胸和肩部等处。检查时用棉签或火柴杆压迫蜘蛛痣的中心,其辐射状小血管即消退,去除压力后又复出现。

(2)皮下出血(2分):病理状态下可出现皮肤下出血,根据其直径大小及伴随情况分为以下几种,小于2mm称为淤点,3～5mm称为紫癜,大于5mm称为淤斑;片状出血并伴有皮肤显著隆起称为血肿。

2. 皮肤弹性和皮肤水肿的检查(5分)

(1)皮肤弹性检查(1分):取被检查者手背或上臂内侧部位,检查者用示指和拇指将皮肤捏起,松手后正常人皱褶迅速平复,当弹性减退时皱褶平复缓慢。

(2)水肿的检查(2分):视诊和触诊相结合。凹陷性水肿局部受压后可出现凹陷,而黏液性水肿及象皮肿(丝虫病)尽管组织肿胀明显,受压后无组织凹陷。根据水肿的轻重,可分为轻、中、重三度。

3. 查体前、后的爱伤意识(2分)

4. 提问(2个,由考官任选1个)(3分)

(1)何谓淤点、紫癜、淤斑?(3分)

答案:皮下出血直径<2mm为淤点;3～5mm为紫癜;>5mm为淤斑。

(2)蜘蛛痣有什么临床意义?(3分)

答案:一般认为蜘蛛痣的出现与肝脏对雌激素的灭活作用减弱有关,常见于急、慢性肝炎或肝硬化。

三、浅表淋巴结检查(20分)

1. 颈部淋巴结检查(5分)

(1)检查者位置(1分):一般应站在被检查者后面,边检查边告知被检查者正确体位、姿势。

(2)检查手法正确(2分):检查者先将自己的双手揉搓暖和,然后将手指紧贴检查部位,由浅及深进行滑动触诊。

(3)检查顺序正确(2分):一般顺序:耳前、耳后、乳突区、枕骨下区、颌下、颏下、颈前三角、颈后三角、锁骨上。(如顺序不对,无规律地触摸,不能得分)

2. 锁骨上淋巴结检查(5 分)

(1)告知被检查者正确体位、姿势(1 分),请被检查者取坐位(或仰卧位),考生站在被检查者对面,嘱其头部稍向前屈。

(2)检查手法正确(4 分):检查者先将自己的双手揉搓暖和,然后用左手触摸被检查者右侧锁骨上淋巴结,右手触摸被检查者左侧,由浅部逐渐触摸至锁骨后深部。

3. 腋窝淋巴结检查(5 分)

(1)告知被检查者的体位和姿势正确(1 分):请被检查者坐下,考生面对被检查者。

(2)检查手法正确(4 分):检查者左手握住被检查者左手腕,将其前臂外展,再以右手触诊被检查者左侧腋窝的 5 组淋巴结,另一侧腋窝则相反,检查者以右手握着被检查者右手腕,将其前臂外展,以左手检查右侧腋窝触摸 5 组淋巴结检查腋窝两侧由浅及深至腋窝顶部。

4. 查体前、后的爱伤意识(2 分)

5. 提问(2 个,由考官任选 1 个)(3 分)

(1)肺癌、胃癌及乳腺癌最易转移至何处浅表淋巴结?（3 分）

答案:肺癌常见向锁骨上或腋窝淋巴结群转移,尤以向右锁骨上转移多见。胃癌多见于向左锁骨上淋巴结转移,乳腺癌多见于转移至腋窝淋巴结。

(2)体检时发现浅表淋巴结肿大时,应注意什么?（3 分）

答案:应注意其部位、大小、数目、硬度、压痛、活动度、有无粘连,局部皮肤有无红肿、瘢痕、瘘管等。

【课后作业】

在医学模型人上做血压测量、浅表淋巴结检查。

任务二　头颈部检查

【任务目标】

1. 能对被检者进行头颈部检查。

2. 学会头颈部检查操作要领。

3. 掌握头颈部检查注意事项及阳性体征的临床意义。

【相关知识】

头颈部的检查,包括检查方法、正常表现、异常表现及原因。主要是眼部的外眼检查(眼睑、巩膜、结膜、眼球运动)、瞳孔的大小与形状、对光反射(直接、间接反射)、集合反射;咽部、扁桃体检查;颈部血管、甲状腺、气管的检查等。

一、头部检查

主要内容有:头发和头皮、头颅、颜面及器官的检查。

1. 头颅　头颅形态改变对诊断儿科疾病有重要意义,如方颅见于佝偻病。

2. 颜面及其器官　眼睑水肿多见于肾性水肿,结膜苍白见于贫血,巩膜发黄见于黄疸;正常瞳孔双侧对称、等大等圆,直径 3~4mm,瞳孔缩小见于有机磷类农药、毒蕈中毒等,瞳孔扩大见于外伤、药物影响(阿托品、可卡因)等;双侧瞳孔散大伴对光反射消失为濒死状态的表现。双侧瞳孔大小不等常提示颅内病变,瞳孔对光反射迟钝或消失见于昏迷病人。鼻翼扇动提示呼吸困难;鼻窦压痛提示鼻窦炎。口唇苍白见于贫血等、口唇深红见于急性发热性疾病、口唇发绀见于心力衰竭和呼吸衰竭等;麻疹黏膜斑为麻疹的早期特征。扁桃体肿大提示扁桃体炎症,分为三度肿大:不超过咽腭弓者为Ⅰ度;超过咽腭弓者为Ⅱ度;达到或超过咽后壁中线者为Ⅲ度。

二、颈部检查

1. 颈部形态　颈部直立,双侧对称,分为颈前三角及颈后三角。坐位时颈部直立,伸屈、转动自如。正常人颈静脉无怒张,若出现怒张考虑静脉压升高,见于右心衰竭、缩窄性心包炎等。

2. 颈部血管　颈动脉异常搏动多见于主动脉瓣关闭不全、高血压、甲状腺功能亢进及严重贫血病人。静脉压升高常见于右心功能不全、心包积液、上腔静脉阻塞综合征等。

3. 甲状腺　对甲状腺可通过视、触、听诊的方法进行检查;出现甲状腺肿大且能听到血管杂音、触及震颤考虑甲状腺功能亢进症。

4. 气管　正常人气管居于颈部正中,当大量胸腔积液、积气、纵隔肿瘤以及单侧甲状腺肿大可将气管推向健侧,而肺不张、肺硬化、胸膜粘连可将气管拉向患侧。

【操作要点】

一、眼部检查要点及注意事项

1. 外眼检查要点不要忘记检查泪囊。

2. 眼球运动检查要点

(1)目标物于眼前30~40cm。

(2)固定头部,双眼平视。

(3)检查移动顺序为先左后右,先上后下,呈"H"形。

3. 眼球震颤检查要点

(1)目标物于眼前30~40cm(不能过近或过远)。

(2)目标物水平移动,均匀一致(不能过快)。

(3)固定头部,双眼平视。

4. 直接对光反射检查要点

(1)光源一定从侧面逐渐移入。

(2)光源与眼的距离为30~40cm。

(3)头部固定,双眼平视。

5. 间接对光反射检查要点

(1)遮蔽物垂直放在鼻中线上。

(2)遮蔽物不透光。

(3)光照右侧,看左侧,反之亦然。

6. 集合反射检查要点　目标物距离1m以外逐渐移近鼻侧,距眼球约10cm处停止。

二、咽和扁桃体的检查要点及注意事项

1. 被检查者头后仰大张口并发"啊"音。
2. 压舌板压在舌的前2/3与后1/3交界处。
3. 检查者迅速下压。

三、颈部检查要点及注意事项

1. 血管检查要点　平卧时颈静脉充盈水平不超过锁骨上缘至下颌角之间距离的上2/3。当被检查者取45°坐位时若颈静脉明显充盈、怒张,提示静脉压升高。

2. 甲状腺检查要点

(1)侧叶(双手)前面触诊要点:①一手拇指施压于一侧甲状软骨,将气管推向对侧;②另一手示、中指在对侧胸锁乳突肌后缘向前推挤甲状腺侧叶,拇指在胸锁乳突肌前缘触诊;③做吞咽动作。

(2)侧叶(双手)后面触诊要点:①推挤甲状软骨的手指改为示、中指;②触诊甲状腺的手指改为拇指在胸锁乳突肌后缘向前推挤甲状腺侧叶,示、中指在胸锁乳突肌前缘触诊;③做吞咽动作。

(3)峡部触诊要点不论前后位,都是从胸骨上切迹向上触摸。不同的是:前面用拇指,后面用示指。

3. 气管检查要点

(1)被检查者要保持颈部自然直立位。

(2)三个手指要摆正。

【考试举例】

一、眼(眼球运动、间接对光反射、直接对光反射、集合反射、眼球震颤检查)。(18分)

1. 眼球运动检查(4分)　检查者置目标物(如棉签或手指尖)于受检查者眼前30~40cm,告之患者头部不动,眼球随目标物方向移动,一般按左、左上、左下、右、右上、右下6个方向的顺序进行(呈"H"型)。

2. 对光反射(间接、直接)检查(6分)

(1)直接对光反射是将光源直接照射被检查者瞳孔,观察瞳孔变化。(3分)

(2)间接对光反射是指光线照射一眼时,另一眼瞳孔立即缩小,移开光线,瞳孔扩大。间接对光反射检查时,应以一手挡住光线,以防光线照射到要检查之眼而形成直接对光反射。(3分)

3. 眼球震颤检查(3分)　告之被检查者头部不动,眼球随检查者手指所示方向垂直、水平运动数次,观察眼球是否出现一系列有规律的快速往返运动。

4. 集合反射(3分)　告之被检查者注视检查者手指。检查者手指自被检查者前面1m远处,匀速向被检查者鼻前移动,至10cm前停止。观察被检查者两侧瞳孔缩小及两眼聚合情况。

5. 提问(3个,由考官任选2个)(2分)

(1)两侧瞳孔不等大(一侧缩小)有什么临床意义?(1分)

答案:中枢神经和虹膜的神经支配障碍。

(2)两侧瞳孔缩小(针尖样)说明什么问题? (1分)

答案:见于虹膜炎、有机磷中毒、毛果芸香碱药物反应。

(3)两眼辐辏功能不良(不能聚合)考虑什么? (1分)

答案:动眼神经损害。

二、咽部、扁桃体的检查(7分)(边做边口述)

1. 体位、操作方法(2分)　被检查者取坐位,头稍后仰,口张大并发"啊"音,此时检查者用压舌板在舌的前2/3与后1/3交界处迅速下压,在照明的配合下观察软腭、悬雍垂、软腭弓、扁桃体、咽后壁是否有异常。

2. 指出主要检查项目(2分)　检查时注意咽部黏膜有无充血、红肿、分泌物,有无淋巴滤泡增生等,软腭运动情况、悬雍垂是否居中。吞咽有无呛咳,扁桃体有无充血肿大、脓性分泌物和假膜。

3. 提问(3分)

(1)扁桃体炎时有何表现? (1分)

答案:扁桃体炎时,腺体红肿、增大,在扁桃体隐窝内有黄白色分泌物,或渗出物形成的苔片状假膜,很易剥离。

(2)扁桃体增大分几度,标准是什么? (1分)

答案:扁桃体增大分三度:不超过咽腭弓者为Ⅰ度;超过咽腭弓者为Ⅱ度;达到或超过咽后壁中线者为Ⅲ度。

(3)咽和扁桃体的检查应注意哪些? (1分)

答案:咽部有无充血、水肿、淋巴滤泡增生,扁桃体有无肿大、充血、化脓及假膜。

三、甲状腺触诊、气管触诊(20分)

1. 甲状腺触诊手法正确,并能正确表达其大小及性质(12分)

(1)甲状腺峡部触诊检查者站于受检查者前面,用拇指(或站于受检者后面用示指)从胸骨上切迹向上触摸,可触到气管前软组织,判断有无增厚,此时请受检者做吞咽动作,可感到此软组织在手指下滑动,判断有无增大和肿块。(4分)

(2)甲状腺侧叶触诊一手拇指施压于一叶甲状软骨,将气管推向对侧,另一手示、中指在对侧胸锁乳突肌后缘向前推挤甲状腺侧叶,拇指在胸锁乳突肌前缘触诊,受检者配合吞咽动作,重复检查,可触及被推挤的甲状腺。用同样方法检查另一叶甲状腺。注意在前位检查时,检查者拇指应交叉检查对侧,即右拇指查左侧,左拇指检查右侧。(4分)

(3)后面触诊被检者取坐位,检查者站在被检查者后面,一手示、中指施压于一叶甲状软骨,将气管推向对侧,另一手拇指在对侧胸锁乳突肌后缘向前推挤甲状腺,示、中指在其前缘触诊甲状腺。再配合吞咽动作,重复检查。用同样方法检查另一侧甲状腺。(4分)

(4)在检查过程中,应能表述甲状腺肿大程度、对称性、硬度、表面光滑或有无结节、压痛感等。如果没有令被检查者做吞咽动作,应扣2分。

2. 检查气管方法、三手指放置部位正确并能表达气管正中或偏移(4分)

检查时让受检查者取舒适坐位或仰卧位,使颈部处于自然正中位置,检查者将示指与环指分别置于两侧胸锁关节上,然后将中指置于气管之上,观察中指是否在示指与环指中间,或以中指置于气管与两侧胸锁乳突肌之间的间隙,据两侧间隙是否等宽来判断气管有无偏移。

3. 查体前、后的爱伤意识(2分)

4. 提问(由考官任选2个)(2分)

(1)典型甲状腺功能亢进症,在检查甲状腺时,触诊、听诊有什么发现?(1分)

答案:触诊:甲状腺肿大,质地柔软,并在其左右叶上下极可能触到震颤。听诊:肿大甲状腺处常可听到收缩期吹风样或连续性收缩期增强的血管杂音。

(2)甲状腺肿大时,如何分度?(1分)

答案:看不出能触及为Ⅰ度;能看出能触及,在胸锁乳突肌内为Ⅱ度;超过胸锁乳突肌外缘为Ⅲ度。

(3)何谓甲状腺"冷结节"?其临床意义是什么?(1分)

答案:"冷结节"是指甲状腺肿块扫描图上呈无浓集的131I功能的结节,"冷结节"的癌变发生率较高,建议手术治疗。

(4)气管向右偏移,可能是胸部患了什么病变?(1分)

答案:患左侧甲状腺肿大、左侧胸腔积液、左侧气胸等。

【课后作业】

在医学模型人上做甲状腺触诊、气管触诊检查。

任务三 胸部检查

【任务目标】

1. 学会胸部视诊、触诊检查操作要领。

2. 能对被检者进行胸部叩诊、听诊检查及乳房检查。

3. 能对被检者进行心脏的视诊、叩诊及听诊检查。

4. 学会心脏触诊检查及外周血管检查的操作要领。

5. 掌握胸部检查注意事项及阳性体征的临床意义。

【相关知识】

胸部检查主要内容有胸廓、胸壁、乳房、肺、心脏、血管等。检查胸部时,按视、触、叩、听四诊顺序进行,一般先检查前胸部及两侧胸部,然后再检查背部,注意左右对比。

一、胸廓、胸壁、乳房检查

1. 胸廓 正常人胸廓,两侧大致对称,前后径与左右径之比约为1:1.5。常见的异常胸廓,如扁平胸见于肺结核等慢性消耗性疾病;桶状胸见于慢性阻塞性肺气肿等;佝偻病胸包括漏斗胸、鸡胸等,见于佝偻病所致的胸廓畸形。

2. **胸壁** 胸部出现皮下气肿,用手指按压时有握雪感;胸壁压痛见于肋间神经炎、肋软骨炎、带状疱疹、胸壁软组织炎、肋骨骨折等;胸骨压痛或叩击痛,可见于白血病、骨髓瘤;胸壁静脉充盈或曲张见于上、下腔静脉回流受阻。

3. **乳房** 检查一般先做视诊再做触诊。视诊检查内容包括乳房的对称性、表观情况、乳头及乳房皮肤有无回缩及腋窝和锁骨上窝等。乳房皮肤发红伴局部肿、热、痛,提示局部炎症;乳房局部皮肤呈"橘皮"或"猪皮"样改变,见于乳腺癌和炎症。乳房触诊顺序按外上象限、外下象限、内下象限、内上象限及尾部的进行检查,最后触乳头。检查时注意乳房皮肤有无红肿、橘皮样变、破溃、结节,乳房组织的硬度、弹性、有无压痛、肿块,注意如触及肿块应描述其部位、数目、大小、外形、质地、活动度、边界是否清楚、与周围皮肤是否粘连。

二、肺和胸膜检查

1. **视诊** 内容包括呼吸运动、呼吸频率、呼吸节律。男性及儿童呼吸以腹式呼吸为主,女性呼吸以胸式呼吸为主。肺部或胸壁疾病可使胸式呼吸减弱,而腹式呼吸加强。腹部疾病导致膈下降运动受限时,则腹式呼吸减弱,胸式呼吸加强。上呼吸道部分梗阻引起吸气性呼吸困难;下呼吸道部分梗阻引起呼气性呼吸困难。正常人平静呼吸时 16～20 次/分,呼吸均匀整齐。呼吸过速常见于心肺疾患、贫血、发热和甲状腺功能亢进,呼吸过缓见于颅内压增高及麻醉剂过量。呼吸深度的改变如深长呼吸(Kussmaul 呼吸)见于代谢性酸中毒。潮式呼吸(Cheyne-Stokes 呼吸)和间停呼吸(Biots 呼吸)为呼吸节律的改变,提示呼吸中枢抑制,见于中枢神经系统疾病。

2. **触诊** 内容包括胸廓扩张度、语音震颤和胸膜摩擦感。语音震颤减弱或消失见于肺气肿、阻塞性肺不张、大量胸腔积液和气胸等;语颤增强见于大叶性肺炎实变期、接近胸壁的肺内巨大空腔等。

3. **叩诊** 内容有叩诊方法、肺界叩诊、肺下界移动度。胸部叩诊多用间接叩诊法,叩诊音有清音、鼓音、浊音和实音。肺上界即肺尖宽度(Kronig 峡),正常约为 5cm。肺下界正常人位于锁骨中线上第 6 肋间、腋中线上第 8 肋间、肩胛线上第 10 肋间。肺下界上升见于肺萎缩、胸腔积液、腹水、肝大等;肺下界降低双侧见于肺气肿,单侧见于气胸。肺下界移动范围为 6～8cm,肺下界移动度减小见于肺气肿、肺不张、肺炎和肺水肿、胸膜粘连、胸腔积液等。病理性叩诊音若出现浊音或实音见于肺组织含气量减少或肺内不含气的病变,如肺炎、肺不张、肺肿瘤、胸腔积液等;若出现鼓音见于气胸或靠近胸壁的直径大于 3～4cm 的肺内空腔性病变。

4. **听诊** 内容有听诊方法、正常呼吸音、异常呼吸音、啰音、胸膜摩擦音。听诊顺序一般由肺尖开始,自上而下分别检查前胸部、侧胸部和背部,注意上下、左右对比。

(1)正常呼吸音:①支气管呼吸音见于喉部、胸骨上窝以及背部第 6、7 颈椎与 1、2 胸椎附近。②支气管肺泡呼吸音见于胸骨角附近、肩胛间区第 3、4 胸椎水平。③肺泡呼吸音见于大部分肺野内。

(2)异常呼吸音:肺泡呼吸音减弱或消失,见于胸廓活动受限、呼吸肌疾病(重症肌无力、膈肌瘫痪等)、支气管阻塞(慢性支气管炎、支气管狭窄等)、压迫性肺膨胀不全(胸腔积液或气胸等)、腹部疾病(大量腹水、腹部巨大肿瘤等)。异常支气管呼吸音(管状呼吸音),可由肺组织实变、肺内大空洞、压迫性肺不张等因素引起。

(3)啰音:①湿啰音主要发生于气管、支气管病变、肺部炎症、肺水肿、肺淤血和肺梗死等。肺部局限性湿啰音,仅提示该处有局部病变,如肺炎、肺结核或支气管扩张等;两侧肺底湿啰音,多见于肺淤血和支气管肺炎等;两肺野布满湿啰音,则多见于急性肺水肿。②干啰音如发生于主支气管以上大气道音调较高称喘鸣,低调干啰音为鼾音,哨笛音多源于较小支气管或细支气管,弥漫性小支气管狭窄或痉挛引起的呼气性高音调呼吸附加音称哮鸣音。双侧肺部的干啰音常见于支气管哮喘、慢性支气管炎和心源性哮喘等;局限性干啰音常见于支气管内膜结核或肿瘤等。

(4)胸膜摩擦音:呼吸两相均可听到,一般于吸气末或呼气初较为明显,屏气时消失,咳嗽和深呼吸摩擦音可增强。胸膜摩擦音最常听到的部位是腋下第5~7肋间,胸膜摩擦音常发生于纤维素性胸膜炎等。

三、心脏检查

按视、触、叩、听四诊依次进行。

1. 心脏视诊　内容有心前区隆起与凹陷、心尖搏动及心前区异常搏动。正常人前胸左右对称,心前区隆起常出现于胸骨下段及胸骨左缘第3、4、5肋间,提示先天性心脏病法洛四联症、肺动脉瓣狭窄等造成的右心室肥大;儿童期急性心包炎大量心包渗液可致心前区显著饱满。正常心尖搏动位于左侧第5肋间锁骨中线内0.5~1.0cm处,搏动范围为2.0~2.5cm。心尖搏动向左移位或略向上,提示右心室增大;心尖搏动向左下移位,提示左心室增大;抬举性心尖搏动见于高血压左心室肥大;负性心尖搏动见于粘连性心包炎或重度右室肥大。心前区异常搏动如出现在胸骨左缘第3、4肋间搏动提示右心室肥大;如出现在剑突下搏动提示右心室收缩期搏动或腹主动脉搏动。

2. 心脏触诊　内容有心尖搏动及心前区异常搏动、震颤、心包摩擦感。心尖区抬举性搏动为左室肥厚的体征。震颤为心血管器质性病变的体征,常见于某些先天性心血管病及狭窄性瓣膜病变,如胸骨右缘第2肋间出现收缩期震颤,见于主动脉瓣狭窄;胸骨左缘第2肋间出现收缩期震颤,见于肺动脉瓣狭窄;胸骨左缘3、4肋间出现收缩期震颤,见于室间隔缺损;胸骨左缘第2肋间出现连续性震颤,见于动脉导管未闭;心尖区出现舒张期震颤,见于二尖瓣狭窄。心包摩擦感多于胸骨左缘第4肋间触及,见于急性纤维蛋白性心包炎。

3. 心脏叩诊　内容有心界叩诊及左锁骨中线距前正中线距离的测量。叩诊的目的是确定心界大小及其形状,心相对浊音界反映心脏的实际大小。叩诊顺序通常先叩左界,后叩右界,由下而上,由外向内。心浊音界改变对诊断心脏病有重要的临床意义,如靴形心(主动脉型心脏)提示左心室增大,心浊音界向左下增大,心腰加深,常见于主动脉瓣病变或高血压性心脏病;心浊音界向左增大显著提示右心室增大,常见于肺心病;心浊音界向两侧增大,且左界向左下增大,提示左右心室增大,见于扩张型心肌病;梨形心(二尖瓣型心脏)提示左房与肺动脉段均增大,常见于二尖瓣狭窄;若心界向两侧增大且随体位改变,坐位时心浊音界呈三角烧瓶形,卧位时心底部浊音界增宽,为心包积液的特征性体征。

4. 心脏听诊　内容包括心率、心律、心音和额外心音、杂音以及心包摩擦音。

正常成人心率60~100次/分,>100次/分为心动过速,<60次/分为心动过缓。正常人心律规则,心律不齐最常见的有期前收缩和心房颤动,心房颤动(房颤)听诊

特点是心律绝对不规则、第一心音强弱不一致及脉搏短绌,常见于二尖瓣狭窄、冠心病等。

正常情况下,可听到第一心音(S_1)、第二心音(S_2)。S_1 标志着心室收缩的开始,为二尖瓣和三尖瓣关闭所致,心尖部最响;S_2 标志着心室舒张的开始,由半月瓣突然关闭引起瓣膜振动所致,心底部最响。心音异常包括心音的强度及性质改变、心音分裂。S_1 增强常见于二尖瓣狭窄,S_1 减弱常见于二尖瓣关闭不全;S_1 强弱不等常见于心房颤动和完全性房室传导阻滞。心音性质改变时,出现"钟摆律"或"胎心律",提示病情严重,见于大面积急性心肌梗死和重症心肌炎等。心音分裂中较为常见的是 S_2 分裂,常见于二尖瓣狭窄、肺动脉瓣狭窄、完全性右束支传导阻滞等。

额外心音按出现的时期不同,分为收缩期额外心音和舒张期额外心音两种,常见的舒张期额外心音有奔马律和开瓣音。奔马律是心肌严重损害的重要体征之一,其中舒张早期奔马律是心肌严重受损的重要体征,常见于心肌炎、心肌病、左心衰竭等;舒张晚期奔马律多见于心室阻力负荷过重和舒张晚期充盈阻力增加的疾病,如高血压性心脏病、冠状动脉粥样硬化性心脏病及主动脉瓣狭窄等。

心脏杂音是诊断心血管疾病的重要依据,根据杂音产生的部位有无器质性病变分为器质性杂音和功能性杂音。如果听到杂音,应注意杂音的部位、时期(收缩期、舒张期、连续性)、性质、强度、传导方向及杂音与体位和呼吸的关系。①二尖瓣区收缩期吹风样杂音柔和且在 2/6 级以下,为功能性杂音,常见于发热、贫血、妊娠与甲状腺功能亢进等;粗糙且 3/6 级以上,向左腋下传导,为器质性杂音,主要见于风湿性心脏病二尖瓣关闭不全、二尖瓣脱垂综合征等。主动脉瓣区收缩期喷射性杂音,粗糙且向颈部传导,常伴有震颤,见于主动脉瓣狭窄。②舒张期杂音多由于器质性瓣膜病变所致。二尖瓣区舒张期隆隆样杂音,多局限于心尖部,舒张中、晚期低调、递增型杂音,常伴心尖部第一心音亢进及震颤,为器质性杂音,主要见于风湿性二尖瓣狭窄;相对性杂音指 Austin-Flint 杂音,见于主动脉瓣关闭不全导致的二尖瓣相对狭窄而产生的杂音。三尖瓣区舒张期杂音,见于三尖瓣狭窄。主动脉瓣第二听诊区舒张期叹气样杂音,多为舒张早期杂音,递减型、柔和、常向胸骨左缘及心尖传导,见于主动脉瓣关闭不全。肺动脉瓣区舒张期杂音,见于二尖瓣狭窄伴肺动脉高压、扩张导致的相对性关闭不全,称 Graham-Steell 杂音。胸骨左缘第 2 肋间及其附近连续性杂音,粗糙、响亮似机器转动样,常伴震颤,多见于先天性动脉导管未闭。

心包摩擦音的特点粗糙、高调、搔抓样,与心跳一致,收缩期和舒张期均可听到,屏气时仍存在,胸骨左缘 3~4 肋间最明显,以听诊器体件向胸壁加压时,摩擦音可加强,常见于各种感染性心包炎。

四、血管检查

包括脉搏、血压、血管杂音及周围血管征。

脉搏检查一般触诊桡动脉,注意脉率、脉律、强弱及两侧是否对称,脉率与心率是否一致。心房颤动者脉律绝对不规则、强弱不等,且有脉搏短绌。常见的异常脉搏有水冲脉、交替脉及奇脉,水冲脉主要见于主动脉瓣关闭不全、动脉导管未闭、严重贫血、甲状腺功能亢进等;交替脉是左心衰竭的重要体征之一,常见于心肌炎、高血压性心脏病、冠状动脉粥样硬化性心脏病等;奇脉见于心脏压塞或心包缩窄。低血压见于休克、心肌梗死、急性心脏压塞等。

两上肢血压,差别 >5~10mmHg,见于多发性大动脉炎或先天性动脉畸形时;下肢血压低于上肢提示主动脉缩窄或胸腹主动脉型大动脉炎等。脉压增大见于主动脉瓣关闭不全、甲状腺功能亢进、贫血、原发性高血压等;脉压减小见于低血压、心包积液、缩窄性心包炎、主动脉瓣狭窄及严重衰竭等。

血管杂音分为静脉杂音及动脉杂音。脐周或上腹部闻及连续性静脉营营声见于肝硬化门静脉高压引起腹壁静脉曲张;甲状腺功能亢进症在甲状腺侧叶可闻及连续性杂音;多发性大动脉炎的狭窄部位可听到收缩期杂音;肾动脉狭窄时,在上腹部或腰背部闻及收缩期杂音;外周动静脉瘘时则在病变部位出现连续性杂音。

脉压显著增大时出现周围血管征,包括水冲脉、毛细血管搏动征、枪击音及 Duroziez 双重杂音,主要见于主动脉瓣关闭不全、甲状腺功能亢进和严重贫血等。

【操作要点】

一、胸部视诊

（一）注意事项

1. 环境温暖,光线充足,充分暴露全部胸廓。

2. 被检查者坐位或卧位,检查者立于被检查者右侧。

3. 胸部视诊包括俯视与侧视。

（二）检查要点

1. 胸部的体表标志

（1）骨性标志:胸骨角、第七颈椎棘突、肩胛下角、腹上角、肋脊角。

（2）垂直线标志:前正中线、锁骨中线、腋前线、腋后线、腋中线、肩胛线、后正中线。

（3）自然陷窝:腋窝、胸骨上窝、锁骨上窝、锁骨下窝。

2. 胸壁、胸廓和胸围

3. 呼吸运动

（1）观察呼吸频率、深（幅）度、类型、节律及两侧呼吸运动是否对称等。

（2）正常成人呼吸频率为 16~20 次/分,节律均匀、整齐。

二、胸部触诊

（一）注意事项

1. 环境温暖,光线充足,充分暴露全部胸廓。

2. 被检查者坐位或卧位,检查者立于被检查者右侧。

（二）检查要点

1. 胸廓扩张度检查要点

（1）被检查者取坐位,充分暴露前胸及背部。

（2）前胸廓扩张度的检查:检查者两手置于被检查者胸廓下面的前侧部,左右拇指分别沿两侧肋缘指向剑突,拇指尖在前正中线两侧对称部位,两手掌和伸展的手指置于前侧胸壁,嘱被检查者做深呼吸运动,观察比较两手的动度是否一致。

（3）后胸廓扩张度的检查:检查者将两手平置于被检查者背部,约于第 10 肋骨水平,拇指与中线平行,并将两侧皮肤向中线轻推。嘱被检查者做深呼吸运动,观察比较两手的动度是否一致。

2. 语音震颤检查要点

(1)让被检查者取坐位或仰卧位,充分暴露前胸部。

(2)检查者将左右手掌的尺侧缘轻放于被检查者两侧胸壁的对称部位,嘱被检查者用同等的强度重复发"yi"长音。依次检查前胸、侧胸和背部。

(3)自上而下,由内向外,两手交叉对比检查,注意有无语颤增强或减弱。

3. 胸膜摩擦感检查要点

(1)让被检查者取坐位或仰卧位,充分暴露前胸部。

(2)检查者以手掌平放于被检查者前下侧胸部或腋中线第5、6肋间。

(3)让被检查者深慢呼吸,触到吸气和呼气双相的粗糙摩擦感为阳性。

三、胸部叩诊

(一) 注意事项

1. 环境温暖,光线充足,充分暴露胸部。

2. 被检查者取坐位或卧位,检查者立于被检查者右侧。

(二) 检查要点

1. 间接叩诊法检查要点

(1)左手中指第二指节紧贴于叩诊部位,与肋间隙平行,其他手指稍微抬起,勿与体表接触。

(2)右手各指自然弯曲,以中指指端垂直叩击左手中指末端指关节处或第二指骨的远端。

(3)叩击时以腕关节和掌指关节活动为主,避免肘关节及肩关节参加运动。

(4)叩击后右手中指立刻抬起,一个部位叩诊每次可连续叩击2~3下。

(5)叩诊体位及顺序:①被检查者取坐位或仰卧位,放松肌肉,两臂垂放,呼吸均匀。②检查前胸时,胸部稍前挺;检查侧胸时,嘱被检查者举起上臂置于头部;检查后背时,被检查者向前稍低头,双手交叉抱肘,上半身略向前倾。

2. 叩诊内容检查要点

(1)胸部叩诊

1)由肺尖开始,自上而下,依次前胸、侧胸、后背进行叩诊,并作左右、上下、内外对比。前胸叩诊时由锁骨上窝开始,沿锁骨中线、腋前线自第1肋间隙从上至下逐一肋间隙进行叩诊;侧胸壁叩诊沿腋中线、腋后线向下检查至肋缘;背部叩诊自肺尖开始,由上向下进行叩诊。

2)叩诊前胸及侧胸壁时,扳指平贴肋间隙,与肋骨平行,并注意避开心脏及肝脏;叩诊背部时,扳指在肩胛间区与脊柱平行(与肋骨垂直),在肩胛下区与肋骨平行,并注意避开肩胛骨。

(2)叩诊音:正常双肺为清音,心肺及心肝重叠处为浊音。

3. 肺下界叩诊检查要点

(1)沿锁骨中线、腋中线及肩胛线自上而下进行叩诊,由清音变为浊音时为下界。

(2)分别检查左右锁骨中线、腋中线及肩胛线处肺下界的位置。

(3)正常人肺下界在左右锁骨中线第6肋间,左右腋中线第8肋间,左右肩胛线第10肋间。

4. 肺下界移动度检查要点

（1）在肩胛线上进行检查。

（2）先在平静呼吸时，于肩胛线上叩出肺下界并标记，然后嘱被检查者作深吸气后屏住呼吸，重新向下叩诊肺下界，用笔标记。

（3）当被检查者恢复平静呼吸后，同样先于肩胛线上叩出肺下界，再嘱作深呼气并屏住呼吸，再由下向上叩诊已升高的肺下界并标记，两点间的距离即为肺下界的移动度。

四、肺部听诊

（一）注意事项

1. 被检查者取坐位或仰卧位，微张口作均匀呼吸，必要时需深呼吸或咳嗽。

2. 检查者立于被检查者前方或右侧，正确佩戴听诊器，听诊器体件紧贴听诊部位。

3. 顺序 由肺尖开始，自上而下，上下对比和左右对比。

4. 分别检查前胸、侧胸和背部，每处至少听 1~2 个呼吸周期。听诊前胸部应沿锁骨中线和腋前线；听诊侧胸部应沿腋中线和腋后线；听诊背部应沿肩胛线，自上至下逐一肋间进行。

（二）检查要点

1. 正常呼吸音检查要点

（1）支气管呼吸音：类似抬舌后经口腔呼气时所发出"哈"音，特点为呼气期较吸气期为长，音较强而调较高。正常在喉部、胸骨上窝、背部第 6、7 颈椎和 1、2 胸椎附近可听到。

（2）肺泡呼吸音：类似上齿咬下唇吸气时所产生的"夫"音，特点为吸气时音响较强，音调较高，时相较长，在大部分肺野内均可听到。

（3）支气管肺泡呼吸音：吸气似肺泡呼吸音，但音调较高且较响亮。呼气似支气管呼吸音，但强度稍弱，音调较低。正常在胸骨两侧第 1、2 肋间，肩胛间区第 3、4 胸椎水平以及肺尖前后部可听及支气管肺泡呼吸音。

2. 啰音检查要点 区分干啰音、湿啰音，排除干扰。

3. 语音共振检查要点 嘱被检查者重复发"yi"长音，同时在胸部对称部位听诊，正常可听到柔而模糊的声音，音节不能分辨。

4. 胸膜摩擦音检查要点

（1）当胸膜有炎症时，胸膜表面粗糙，类似一手掩耳，以另一手指在其手背上摩擦时所听到的声音。

（2）最常见部位为前下侧胸壁。

五、乳房检查

（一）注意事项

1. 环境安静，光线充足。

2. 被检查者取坐位或仰卧位，腰部以上部位充分暴露。

3. 先作视诊，再作触诊。

4. 先查乳房，再查引流乳房部位的淋巴结。

（二）检查要点

1. 乳房视诊

（1）注意两侧乳房是否对称。

（2）表观情况：乳房皮肤有无发红，"橘皮"样、溃疡、色素沉着和瘢痕等。

（3）乳头：观察其位置、大小，两侧是否对称，有无乳头回缩、溢液等。

（4）皮肤有无回缩。

2. 乳房触诊

（1）先健侧，后患侧。

（2）以并拢之手指掌面平置在乳房上，由浅入深进行滑行触诊。

（3）触诊顺序依次为外上、外下、内下、内上象限及尾部，最后触诊乳头。

（4）检查腋窝及锁骨上窝淋巴结。

（5）应注意有无红肿、热痛和包块；乳头有无硬结、弹性消失和分泌物。

六、心脏视诊

（一）注意事项

1. 环境安静，光线充足且最好来自左侧。

2. 被检查者取坐位或仰卧位；检查者立于被检查者右侧。

3. 分俯视与侧视，前者要正俯视整个前胸，后者视线要与胸廓同高。

（二）检查要点

1. 侧视观察心前区有无隆起。

2. 俯视观察心尖搏动。

3. 观察心前区有无异常搏动。

七、心脏触诊

（一）注意事项

1. 被检查者取仰卧位，检查者立于在被检查者右侧，手要温暖。

2. 触诊时右手置于心前区，依次用右手全手掌→手掌尺侧（小鱼际）→示、中指并拢指腹或单指指腹进行检查。

（二）检查要点

1. 心尖搏动检查要点

（1）触诊心尖搏动时，注意最强点的准确位置与范围。

（2）注意有无心前区异常搏动。

2. 震颤检查要点

（1）震颤检查顺序：用手掌尺侧（小鱼际）或手指指腹依次触诊心尖部、胸骨左缘第2肋间、胸骨右缘第2肋间、胸骨左缘第3、4肋间。

（2）区分震颤时期：收缩期、舒张期和连续性。

3. 心包摩擦感检查要点

（1）心前区或胸骨左缘第3、4肋间易触及。

（2）为收缩期和舒张期双相的粗糙摩擦感，收缩期更易触及。

（3）前倾坐位和呼气末更为明显。

八、心脏叩诊

（一）注意事项

1. 环境安静、温暖,适当暴露检查部位。

2. 被检查者取坐位或仰卧位;检查者立于被检查者右侧,手要温暖。

（二）检查要点

1. 叩诊方法　常用间接叩诊法。被检查者平卧位时,检查者左手板指与肋间平行;坐位时,板指与肋间垂直,紧贴胸壁放在肋间。

2. 叩诊顺序　心脏叩诊应先叩左界,后叩右界,自下而上,由外向内进行。左界叩诊从左侧第 5 肋间心尖搏动外 2~3cm 处开始,由外向内,逐个肋间向上叩击,直至第 2 肋间;右界叩诊时先叩出肝上界,然后于其上一肋间(通常为第 4 肋)由外向内,逐一肋间向上叩诊,直至第 2 肋间。对各肋间叩得的浊音界逐一作出标记。

3. 测量记录　测量左锁骨中线与胸骨中线的距离,再测量各肋间叩得的浊音界与胸骨中线间的垂直距离,填入表格(如表4-1)。

表 4-1　正常成人心脏相对浊界

右界（cm）	肋间	左界（cm）
2~3	Ⅱ	2~3
2~3	Ⅲ	3.5~4.5
3~7	Ⅳ	5~6
	Ⅴ	7~9

注:左锁骨中线距胸骨中线为 8~10cm

九、心脏听诊

（一）注意事项

1. 环境安静温暖。

2. 被检查者取坐位或仰卧位,必要时取左侧卧位。

（二）检查要点

1. 心脏瓣膜听诊区

(1)二尖瓣区(心尖区):位于左侧第 5 肋间锁骨中线内侧 0.5~1.0cm 处或心尖搏动最强点;

(2)肺动脉瓣区:在胸骨左缘第 2 肋间;

(3)主动脉瓣区:位于胸骨右缘第 2 肋间;

(4)主动脉瓣第二听诊区:在胸骨左缘第 3、4 肋间;

(5)三尖瓣区:在胸骨下端左缘,即胸骨左缘第 4、5 肋间。

2. 听诊顺序　二尖瓣区→肺动脉瓣区→主动脉瓣区→主动脉瓣第二听诊区→三尖瓣区。

3. 听诊内容

(1)心率、心律、心音、额外心音、杂音与心包摩擦音。

(2)心率应在心尖区听诊,计数 1 分钟。正常人心律整齐,能听到第一心音和第二心音。

十、外周血管检查

1. 脉搏 脉搏检查一般触诊桡动脉,注意脉率、脉律。

2. 血管杂音

(1)静脉杂音:一般不明显。

1)颈静脉营营声:在颈根部近锁骨处,尤其是右侧,可出现低调、柔和、连续性杂音,坐位及站立明显。指压迫颈静脉暂时中断血流,杂音可消失,属无害性杂音。

2)腹壁静脉曲张:肝硬化门静脉高压引起腹壁静脉曲张时,可在脐周或上腹部闻及连续性静脉营营声。

(2)动脉杂音:多见于周围动脉、肺动脉和冠状动脉。

3. 周围血管征

(1)水冲脉:检查者握紧被检查者手腕掌面,将其前臂高举过头部,可明显感知桡动脉犹如水冲的急促而有力的脉搏冲击。

(2)枪击音:在外周较大动脉表面(如股动脉),轻放听诊器膜型体件,可闻及与心跳一致短促如射枪的声音。

(3)Duroziez 双重杂音:将听诊器钟型体件稍加压力于股动脉,并使体件开口方向稍偏向近心端,可闻及收缩期与舒张期双期吹风样杂音。

(4)毛细血管搏动征:用手指轻压被检查者指甲末端或以玻片轻压被检查者口唇黏膜,使局部发白,发生有规律的红、白交替改变的现象。

【考试举例】

一、胸部的体表标志(12 分)

1. 口述胸廓形态视诊内容(3 分)

答案:正常胸廓,异常胸廓:桶状胸,扁平胸,佝偻病胸,胸廓一侧变形,胸廓局部有无隆起或凹陷,脊柱畸形引起的胸廓改变。(答对 4 项,即可得 2 分)

2. 在被检查者身体上指出前胸(正面观)主要人为划分标志线或自然陷窝(边在人体上指点边说明)(4 分)

(1)自然陷窝(正面观)(2 分):锁骨上窝、锁骨下窝,胸骨上窝及腹上角。

(2)人为划分标志线(2 分):前正中线,胸骨线,胸骨旁线,锁骨中线。(只讲出标志线或自然陷窝名称,而指点位置错误,只能得 2 分)

3. 查体前、后爱伤意识(2 分)

4. 提问 何谓鸡胸? 鸡胸常见于什么病变?(3 分)

答案:胸廓的前后径略大于左右径,其上下距离较短,胸骨下端常前突,胸骨前侧壁肋骨凹陷称为鸡胸,常见于佝偻病患儿。

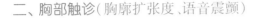

二、胸部触诊（胸廓扩张度、语音震颤）

（一）胸廓扩张度检查（15 分）

1. 胸廓扩张度触诊方法正确（10 分）

（1）前胸廓扩张度的检查（5 分）：检查者先将自己的双手对搓使之暖和，然后两手置于被检查者胸廓下方的前侧部，左右手拇指分别沿两侧肋缘指向剑突，拇指尖在前正中线两侧的对称部位，两手掌和伸展的手指置于两侧前壁，嘱被检查者作深呼吸运动，观察比较两手的动度是否一致，以此对比患者呼吸时两侧胸廓进展度。

（2）后胸廓扩张度的检查（5 分）：将两手平置于被检查者背部，约于第十肋骨水平，拇指与中线平行，并将两侧皮肤向中线轻推，嘱被检查者作深呼吸运动，在吸气相和呼气相时，观察比较两手的动度是否一致。

2. 查体前、后爱伤意识（2 分）

3. 提问　胸廓扩张度检查临床意义？（3 分）

答案：正常人的两侧胸廓扩张度应相等，若一侧胸廓的扩张受限，见于大量胸腔积液、气胸、胸膜增厚和肺不张等。

（二）语音震颤检查（14 分）

1. 语音震颤触诊方法正确（8 分）

（1）检查者先将自己的双手对搓使之暖和，然后将左右手掌的尺侧缘或掌面轻放于被检查者两侧胸壁的对称部位，告知被检查者用同等强度重复轻发"yi"长音。（4 分）

（2）自上至下，从内到外，两手交叉比较两侧相应部位语音震颤的异同，注意有无增强或减弱。（男性、成人和消瘦者比女性、儿童和肥胖者为强，前胸上部比下部强，右上胸比左上胸强）（4 分）

2. 口述语音震颤临床意义（2 分）

（1）语言震颤减弱或消失：主要见于肺气肿，阻塞性肺不张，大量胸腔积液或气胸，胸膜高度增厚粘连等疾病（答对三个得 1 分）。

（2）语言震颤增强：主要见于大叶性肺炎实变期，大片肺梗死，空洞型肺结核，肺脓肿等疾病。（答对三个得 1 分）。

3. 查体前、后爱伤意识（2 分）

4. 提问　语言震颤检查的原理是什么？（2 分）

答案：当被检查者发出语言时，声波起源于喉部，沿气管、支气管及肺泡，传到胸壁所引起的共鸣的振动，可由检查者的手触及，故又称触觉语颤。根据其振动的增强或减弱，可判断胸内病变的性质。

三、胸部叩诊

（一）胸部间接叩诊检查（13 分）

1. 间接叩诊手指动作、方法正确（4 分）

（1）以左中指的第一、二指节作为叩诊板指，平紧贴于叩击部位表面，右手中指指端为叩诊锤，垂直方向叩击左手中指第二指骨的前端或末梢指关节。（2 分）

（2）以右腕关节和掌指关节活动为主，避免肘关节和肩关节参与运动，叩击动作要灵活、短促，富有弹性。（1 分）

（3）叩击后右手中指立即抬起,在同一部位叩击可连续 2～3 次。(1 分)

2. 胸部叩诊顺序正确(4 分)

（1）顺序正确:从上到下,从前胸到侧胸,最后为背部;比较两侧叩诊音的变化。(1 分)

（2）先检查前胸,嘱被检查者胸部稍向前挺,叩诊由锁骨上窝开始,沿锁骨中线、腋前线自第一肋间隙从上至下逐一肋间隙两侧对比进行叩诊。(1 分)

（3）其次检查侧胸壁,嘱被检查者举起上臂置于头部,自腋窝开始向下叩诊至肋缘。(1 分)

（4）最后叩诊背部,请被检查者坐起告知其向前稍低头,双手交叉抱肘,由上至下进行叩诊。(1 分)

3. 查体前、后爱伤意识。(2 分)

4. 提问　哪些部位听到支气管呼吸音属于正常呼吸音？(3 分)

答案:支气管呼吸正常部位:喉部、胸骨上窝,背部第 6、7 颈椎及第 1、2 胸椎附近。

（二）右肺下界叩诊及肺下界移动度检查（17 分）

1. 叩诊手指动作、方法正确(4 分)

（1）以左中指的第一、二指节作为叩诊板指,平紧贴于叩击部位表面。(1 分)

（2）右手中指指端为叩诊锤,垂直方向叩击左手中指第二指骨的前端或末端指关节。(1 分)

（3）以右腕关节和掌指关节活动为主,避免肘关节和肩关节参与活动。(1 分)

（4）叩击动作要灵活、短促,富有弹性,叩击后右手中指立抬起,在同一部位叩诊可连续 2～3 下。(1 分)

2. 肺下界及肺下界移动范围叩诊方法正确(8 分)

（1）被检查者取坐位在平静呼吸时,检查者先于被检查者右肩胛线上叩出肺下界的位置。(2 分)

（2）告知被检查者作深吸气后并屏住呼吸的同时,沿该线继续向下叩诊,当清音变为浊音时,即为深吸气时的肺下界的最低点做标记。(2 分)

（3）当被检查者恢复平静呼吸时,再告知做深呼气并屏住呼吸,然后由上向下叩诊,直至清音变为浊音,即为深呼气时的肺下界的最高点做标记,由此测量出的最高点与最低点之间的距离为肺下界移动度。(2 分)

（4）口述最高至最低点之间距离即为肺下界移动度(正常为 6～8cm),肺下界为平静呼吸时锁骨中线在第 6 肋间,腋中线在第 8 肋间,肩胛线在第 10 间。(2 分)

3. 查体前、后爱伤意识。(2 分)

4. 提问　肺上界叩诊正常人宽度？肺上界变窄、变宽的临床意义？(3 分)

答案:肺上界叩诊为肺尖的宽度,正常人为 5～6cm;肺上界变窄,常见于肺结核所致肺尖浸润、纤维性变及萎缩;肺上界变宽,叩诊稍呈过清音,常见于肺气肿的患者。

四、胸部(肺)听诊检查(15 分)

1. 手持听诊器胸件手势正确(2 分)

（1）双耳戴上听诊器耳件,右手拇指与中指握住听诊器胸体件。(1 分)

（2）繁密而适度地置于听诊部位。(1 分)(不可隔衣服听,否则应扣 1 分)

2. 听诊部位顺序正确(4分)

(1)听诊的顺序由肺尖开始,自上而下,分别检查前胸部、侧胸部、背部。而且能注意上下、左右对称部位的对比。(4分)

(2)考生需边演示边指出听诊部位。(听诊部位名称不对,酌情扣分;听诊顺序不对,不得分)

3. 考生在被检查者身上指出其部位(2个,任选1个)(4分)

(1)支气管肺泡呼吸音正常位置(4分):胸骨两侧第1、2肋间,肩胛间区第3、4胸椎水平以及肺尖前、后部的肺野部位,听到支气管肺泡呼吸音均属正常呼吸音。

(2)支气管肺泡呼吸音不正常部位(4分):除上述正常部位外,听到支气管肺泡呼吸音均属不正常呼吸音。(考生应在被检查者身上指出其部位)

4. 查体前、后爱伤意识(2分)

5. 提问(2个,由考官任选1个)(3分)

(1)左下大叶性肺炎,而且病变开始累及胸膜,听诊时可能有什么发现? 如何与心包摩擦音区别?(3分)

答案:可在胸壁左前下侧听到胸膜摩擦音,如果当患者屏住呼吸时,胸膜摩擦音即消失,而心包摩擦音与心脏搏动有关。

(2)胸腔积液时患侧胸部听诊有何变化?(3分)

答案:患侧呼吸音减弱或消失,积液区上方有时可听到支气管呼吸音,少量积液时可能听到胸膜摩擦音。

五、乳房触诊(15分)

1. 触诊手法正确(4分)

(1)被检查者取仰卧位,双臂放松平放于身体两侧,可以用一小枕头垫高肩部有助于检查。(1分)

(2)检查者首先将自己双手对搓使之暖和。(1分)

(3)将一手的手掌和手指平置在乳房上,用指腹轻施压力。(1分)

(4)以旋转或来回滑动进行触诊。(1分)

2. 触诊顺序正确(6分)

(1)先由健侧乳房,后患侧。(2分)(若次序颠倒,扣1分)

(2)检查左侧乳房时,由外上象限开始;按顺时针方向进行由浅入深触诊四个象限,最后触诊乳头;以同样方式检查右侧乳房,但沿逆时针方向进行(左、右或顺、逆方向相反则不能得分)。(4分)

3. 查体前、后爱伤意识(2分)

4. 提问(2个,由考官任选1个)(3分)

(1)乳房视诊主要内容有哪些?(3分)

答案:观察两侧乳房是否对称;乳头有无溢液;乳房表观情况如皮肤颜色、皮下浅表静脉、皮肤有无红肿、"橘皮"征、"酒窝"征、溃疡等;乳头位置、大小、是否对称、有无内陷等。

(2)触诊乳房时应注意哪些物理征象?(3分)

答案:硬度和弹性;压痛;包块(部位、大小、外形、硬度、压痛、活动度)。

六、心脏视诊(心前区隆起、心尖搏动、心前区异常搏动)(17分)

1. 心脏视诊(5分)

(1)被检查者仰卧位(或坐位),正确暴露胸部(仰卧位时,上至颈以下,下至中上腹,两侧至腋中线)。(1分)(暴露不规范扣分)

(2)检查者站在被检查者右侧,其视线先与胸部同水平开始视诊,仔细观察心前区有无隆起及异常搏动,然后正俯视整个前胸,观察心尖搏动范围与位置。(4分)

2. 正确叙述被检查者心尖搏动范围(被检查者必须平卧位)(4分)

(1)正确指出被检查者心尖搏动在第几肋间?在锁骨中线内侧还是外侧?(2分)正常成人于第5肋间,左锁骨中线内侧0.5~1.0cm。

(2)正确描述被检查者心尖搏动范围及是否正常?(2分)

正常成人搏动范围直径为2.0~2.5cm。

3. 指出心前区异常搏动的常见部位(要求考生在人体上指出其部位)(3分)

胸骨左缘第3~4肋间搏动,剑突下搏动,心底部异常搏动。

4. 查体前、后爱伤意识(2分)

5. 提问(2个,由考官任选1个)(3分)

(1)心前区隆起常见于什么疾病?

答案:先天性心脏病,儿童期风湿性心瓣膜病的二尖瓣狭窄心脏病,主动脉弓动脉瘤或升主动脉扩张。

(2)叙述心脏视诊主要内容。

答案:心前区隆起与凹陷,心尖搏动位置与范围,心前区异常搏动。

七、心脏触诊(心尖搏动及心前区异常搏动、震颤、心包摩擦感)(15分)

1. 心尖搏动触诊手法正确(4分)

(1)触诊手法正确(3分):考生先将双手搓擦暖和,用右手全手掌开始检查,置于心前区,再用手掌尺侧(小鱼际)或示指、中指及环指指腹并拢同时触诊,也可用单一手指指腹触诊。

(2)指出被检查者心尖搏动最强点正确(1分):心尖搏动最强点在锁骨中线内侧或外侧(指点不正确不能得分)。

2. 心脏震颤触诊和心包摩擦感触诊(6分)

(1)心脏震颤触诊(2分):用手掌或手掌尺侧小鱼际肌平贴于心前区各个部位,以触知有无微细的震动感。

(2)心包摩擦感触诊(4分):触诊手法正确;部位正确,胸骨左缘第3~4肋间触诊;能说出触诊最佳条件,被检查者胸前倾位;注意收缩期、呼气末触诊感觉。

3. 查体前、后爱伤意识。(2分)

4. 提问:临床上凡心前区触到震颤即肯定心脏有器质性病变,对不对?为什么?(3分)

答案:对。凡触及震颤均可认为心脏有器质性病变,因为心脏瓣膜病变尤其主动脉瓣、二尖瓣狭窄或重度二尖瓣闭锁不全及室间隔缺损、动脉导管未闭,均可引起震颤。

八、心脏叩诊检查(17分)

1. 叩诊手法正确(4分)

(1)叩诊前,考生将双手搓擦暖和。(1分)

(2)以左手中指第1、2指节为叩诊板指,平置于心前区拟叩诊的部位,板指与肋间平行。(1分)

(3)右手指自然弯曲,以中指指端叩击左手中指(板指)第二指骨的前端,叩击方向与叩诊部位的体表垂直。(1分)

(4)叩诊时应以腕关节和指关节的活动为主,叩击动作要灵活、短促、富有弹性,每次叩击2~3次。(1分)

2. 叩出实际心浊音界,并在被检查者胸廓体表量出心浊音界。(8分)

(1)左界叩诊(4分):自左侧心尖搏动外2~3cm处开始叩诊,由外向内叩至由清变浊时作出标记,再逐一肋间向上叩诊直至第2肋间,将其标记点记录下来。并测量其与前正中线距离。

(2)右界叩诊(4分):右侧自肝浊音界上一肋间叩起,方法同上(2分)。测量左锁骨中线与前正中线的距离,其结果应与正常人浊音界基本相符。

3. 查体前、后爱伤意识。(2分)

4. 提问(2个,由考官任选1个)(3分)

(1)心脏叩诊疑为心包积液,叩诊时被检查者体位应注意什么?(3分)

答案:疑为心包积液时,叩诊时令被检查者改变体位,叩出心浊音界变化:卧位时心底部浊音界增宽;坐位时心浊音界呈三角形烧瓶样。

(2)何谓梨形心?提示什么病变?(3分)

答案:叩诊时,胸骨左缘第2、3肋间心浊音界增大,心腰丰满或膨出,心浊音界似梨形。提示风湿性心脏病二尖瓣狭窄。

九、心脏听诊(19分)

1. 在被检查者人体上指出常用的心脏5个听诊区的名称和位置(8分)(见表4-2)。

表4-2 心脏各瓣膜听诊区名称及位置

说出听诊区名称	指出具体位置
二尖瓣区(又称心尖区)(1分)	位于心尖搏动最强点,正常位于左侧第5肋间锁骨中线内0.5~1.0cm处(1分)
肺动脉瓣区(0.5分)	在胸骨左缘第2肋间(1分)
主动脉瓣区(0.5分)	在胸骨右缘第2肋间(1分)
主动脉瓣第二听诊区(0.5分)	在胸骨左缘第3肋间(1分)
三尖瓣区(0.5分)	在胸骨下端左缘,即胸骨左缘第4~5肋间(1分)

2. 心脏听诊(3分)(要求在心脏5个听诊区进行听诊操作演示)

二尖瓣区开始→肺动脉瓣区→主动脉瓣区→主动脉瓣第二听诊区→三尖瓣区。逆时针方向。听诊过程中漏一项扣 0.5 分。

3. 正确叙述心脏听诊内容(3 分)

心率、心律、心音、杂音和额外心音。

4. 查体前、后爱伤意识(2 分)

5. 提问(3 个,由考官任选 1 个)(3 分)

(1)典型的"主动脉瓣关闭不全"(非重度反流者),在主动脉瓣区或主动脉瓣第二听诊区可听到什么?(3 分)

答案:可闻及叹气样、递减型、舒张期,向胸骨左下方及心尖区传导。

(2)如果心尖部听到舒张期杂音时,听诊时应注意什么?(3 分)

答案:要注意杂音的特点,粗糙还是柔和,杂音是递增还是递减,杂音出现于舒张期的中晚期还是早期,体位与杂音的关系,杂音是否传导。

(3)心尖区收缩期杂音记录为"3/6"级是什么意思?能否判断有器质性心脏病?(3 分)

答案:"3/6"分子"3"表示杂音响度为 3 级,分母"6"级为杂音强度采用 Levine6 级分级法。"3/6"级杂音多为心脏有器质性病变。

十、周围血管征(毛细血管搏动征、水冲脉)检查。(特指典型的"主动脉瓣关闭不全",边操作边口述)(15 分)

1. 毛细血管搏动征检查方法正确(5 分)

(1)检查操作正确(3 分):用手指轻压被检查者指甲末端(或以玻片轻压被检查者口唇黏膜)。

(2)解释正确(2 分):典型的"主动脉瓣关闭不全"甲床下可见局部发白,发生有规律的红、白交替改变,即为毛细血管搏动征阳性。

2. 水冲脉检查方法正确(5 分)

(1)检查操作正确(3 分):检查者握紧被检查者手腕掌面,将其前臂高举超过头部触诊。

(2)解释正确(2 分):有水冲脉者可使检查者明显感知犹如水冲的脉搏,此系脉压增大所致。

3. 查体前、后爱伤意识(2 分)

4. 提问(3 个,由考官任选 1 个)(3 分)

(1)严重主动脉瓣关闭不全时,心脏听诊在什么部位可听见何种杂音?并描述听到的杂音。(3 分)

答案:在主动脉瓣区或主动脉瓣第二听诊区(要求在人体上具体指出部位),在舒张期可闻及叹气样杂音,如果让患者上身以前倾的坐位时则最易听清杂音,在心尖区可听到舒张期杂音(Austin-Flint 杂音)。

(2)何为脉压?脉压减小有什么临床意义?(3 分)

答案:收缩压与舒张压之差为脉压。当脉压小于 30mmHg 时为脉压减小,可见于主动脉瓣狭窄、严重心力衰竭、心包积液(答出 2 个即可得 1 分)。

(3)为患者做周围血管体征检查时,可能有哪些体征发现?(3 分)

答案:周围血管体征:可能有颈动脉搏动明显、有水冲脉及毛细血管搏动周围血管

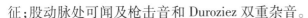

征;股动脉处可闻及枪击音和 Duroziez 双重杂音。

【课后作业】

1. 在医学模型人上做肺下界叩诊及肺下界移动度检查、肺听诊检查。

2. 在医学模型人上做心脏触诊、心浊音界叩诊、心脏听诊检查。

任务四 腹 部 检 查

【任务目标】

1. 能对被检者进行腹部视诊及触诊检查。

2. 学会腹部叩诊及听诊检查的操作要领。

3. 掌握腹部检查注意事项及阳性体征的临床意义。

【相关知识】

腹部检查的方法为视、触、叩、听四诊。

一、腹部视诊

检查的主要内容有腹部的体表标志及分区、腹部外形与腹围、呼吸运动、腹壁静脉、胃肠型和蠕动波。

1. 腹部的体表标志及分区 常用腹部体表标志有剑突、肋弓下缘、腹上角、脐、腹中线、髂前上棘、腹股沟韧带、耻骨联合、腹直肌外缘、肋脊角,腹部分区常用四区法和九区法。

2. 腹部外形 在健康成人平卧时,呈平坦、饱满或低平。全腹膨隆常见于腹腔积液、胃肠道积气及腹内巨大包块,腹腔积液者平卧位时可呈蛙状腹。局部膨隆常见于脏器肿大、腹内肿瘤或炎性包块、腹壁上的肿物或疝等。全腹凹陷见于显著消瘦和严重脱水,舟状腹见于恶病质,如结核病、恶性肿瘤等慢性消耗性疾病。

3. 呼吸运动 腹式呼吸减弱见于腹膜炎、腹水、急性腹痛、腹腔内巨大肿物或妊娠等;腹式呼吸消失提示胃肠穿孔所致的急性腹膜炎等。

4. 腹壁静脉 曲张静脉以脐为中心向四周伸展,提示门静脉高压;曲张静脉分布在腹壁两侧,脐上下的静脉血流方向皆自下向上,提示下腔静脉阻塞;上腹壁或胸壁的浅静脉曲张,血流方向均自上向下,提示上腔静脉阻塞。

5. 胃肠型和蠕动波 见于胃肠道发生梗阻时。

二、腹部触诊

内容包括腹壁紧张度、压痛及反跳痛、肝脾触诊及测量方法、腹部包块触诊、液波震颤及振水音。

1. 腹壁紧张度、压痛及反跳痛 全腹壁紧张度增加,若硬如木板称板状腹,见于急性胃肠穿孔或脏器破裂所致的急性弥漫性腹膜炎;若呈揉面感见于结核性腹膜炎。右锁骨中线与肋缘交界处(胆囊压痛点)有压痛,提示急性胆囊炎。右下腹的麦氏点(McBurney 点)有压痛,提示急性阑尾炎。反跳痛为炎症波及壁层腹膜的征象,见于腹膜炎。压痛、反跳痛、腹肌紧张合称腹膜刺激征,为急性腹膜炎的重要体征。

2. 肝脏触诊 触诊肝脏时应注意其大小、质地、表面及边缘、压痛及搏动等。正常肝脏在肋弓下缘 <1cm,剑突下 <3cm。弥漫性肝大见于病毒性肝炎、肝淤血、脂肪肝、早期肝硬

化、白血病等;局限性肝大见于肝脓肿、肝肿瘤及肝囊肿等。

3. 脾脏触诊 正常情况下不能触及脾脏,触及脾脏应注意其大小、质地、表面情况、有无压痛及摩擦感等。脾大时要通过测量脾三线来表示肿大程度,亦可分为轻、中、高三度。轻度肿大见于肝炎、伤寒、亚急性感染性心内膜炎等;中度肿大见于肝硬化、慢性淋巴细胞性白血病、淋巴瘤等;高度肿大见于慢性粒细胞性白血病、慢性疟疾等。

4. 胆囊触诊 正常胆囊触不到。胆囊肿大有囊性感伴压痛,见于急性胆囊炎;胆囊进行性肿大而无压痛,见于壶腹周围癌;胆囊肿大有实体感,见于胆囊结石或胆囊癌;胆囊触痛征(Murphy 征)阳性见于急性胆囊炎。

5. 腹部肿块 触及腹部肿块时应注意肿块的位置、大小、形态、质地、压痛、移动度、搏动、与腹壁的关系等特点。

6. 波动感(液波震颤) 见于腹水量 >3000 ~4000ml 的腹腔积液患者。

三、腹部叩诊

检查内容有腹部叩诊音、肝浊音界、移动性浊音、肋脊角叩击痛及膀胱叩诊。

腹部叩诊音以鼓音为主,鼓音范围缩小,见于腹腔内肿瘤或大量腹水者;鼓音范围扩大,见于胃肠高度胀气、胃肠穿孔者。肝上界在右锁骨中线上第 5 肋间,肝下界位于右季肋下缘,肝上、肝下界之间的距离正常约为 9 ~11cm。肝浊音界扩大,见于各种原因引起的肝大;肝浊音界消失代之鼓音提示急性胃肠穿孔。肝浊音界向上移位见于右肺纤维化、右下肺不张及气腹鼓肠等;肝浊音界向下移位见于肺气肿、右侧张力性气胸等。肝区叩击痛阳性见于肝炎、肝脓肿及肝淤血等。移动性浊音提示腹腔内游离腹水量 >1000ml。肋脊角叩击痛多见于肾脏病变。尿潴留时膀胱区叩诊呈浊音。

四、腹部听诊

主要内容有肠鸣音、振水音、血管杂音等。正常人肠鸣音为 4 ~5 次/分。肠鸣音活跃常见于急性肠炎、服用泻药后或胃肠道大出血;肠鸣音亢进见于机械性肠梗阻;肠鸣音减弱见于便秘、腹膜炎等;肠鸣音消失见于急性腹膜炎、腹部大手术或麻痹性肠梗阻等。振水音于正常人仅在餐后或多饮时出现,如在空腹或餐后 6 ~8 小时仍有振水音,则提示胃排空不良,见于幽门梗阻、胃扩张等。中腹部听到的收缩期杂音,常提示腹主动脉瘤或腹主动脉狭窄;左、右上腹部出现收缩期血管杂音,多提示肾动脉狭窄;静脉性杂音多为连续的潺潺声,位于脐周或上腹部,常提示门静脉高压。

【操作要点】

一、腹部视诊

(一)注意事项

(1)环境温暖,被检查者仰卧,双腿弯曲,充分暴露腹部。

(2)检查者立于被检查者右侧,利用侧面来的光源观察腹部,先俯视、再侧视。

(二)检查要点

1. 腹部体表标志及分区

(1)腹部体表标志:肋弓下缘、剑突、腹上角、脐、腹中线、髂前上棘、腹股沟韧带、耻骨联合、腹直肌外缘、肋脊角。

（2）腹部分区：四区法和九区法。

2. 腹部外形、腹围检查要点

（1）腹部外形：正常人平卧时，前腹壁大致处于肋缘至耻骨联合同一平面或略低，为腹部平坦；若明显高于该平面，称腹部膨隆；若明显低于该平面，为腹部凹陷。

（2）腹围测量：嘱被检查者排尿后平卧，用皮尺绕脐一周读数，一般以 cm 表示，每日定时测量比较，动态观察。

3. 呼吸运动检查要点　观察有无腹式呼吸减弱或消失。

4. 腹壁静脉检查要点

（1）检查者将右手示、中指并拢压于曲张的静脉上，中指紧压静脉向上滑动，挤出该段静脉内血液（7.5～10cm）；

（2）放松中指，示指紧压不动，静脉迅速充盈，说明血流方向是由上而下；

（3）同法放松示指，静脉不充盈，说明血流方向是由上而下。

二、腹部触诊

（一）注意事项

1. 被检查者取低枕仰卧位，两手自然置于身体两侧，两腿屈起并稍分开，作张口缓慢腹式呼吸，使腹肌松弛。

2. 检查者手要温暖，动作轻柔，立于在被检查者右侧。

3. 检查者边触诊边观察被检查者的反应与表情，并与被检查者交谈，转移其注意力减少腹肌紧张。

4. 检查顺序，一般自左下腹开始逆时针方向至右下腹，再至脐部，依次检查腹部各区。原则是先触诊健康部位，逐渐移向病变区域。

5. 手脑并用，边检查边思考。

6. 触诊手法

（1）浅部触诊：触诊时使腹壁压陷约 1cm，用于检查腹壁紧张度、表浅的压痛、肿块、搏动和腹壁上的肿物等。

（2）深部触诊：触诊时使腹壁压陷至少 2cm 以上，用于了解腹腔内脏器情况，检查压痛、反跳痛和腹内肿物等。

（二）检查要点

1. 腹壁紧张度检查要点

（1）采用浅部触诊法。

（2）腹壁柔软，正常人腹壁有一定张力，但触之柔软，较易压陷。

（3）腹壁紧张度增加，甚至强直硬如木板呈板状腹；或呈揉面感或柔韧感。

（4）腹壁紧张度减低，检查时腹壁松软无力，失去弹性。

2. 压痛及反跳痛检查要点

（1）方法：腹部触诊有压痛时，并拢的 2～3 个手指（示、中、环指）可于原处稍停片刻，然后迅速抬手，如此时被检查者感觉腹痛骤然加重，并有痛苦表情，为反跳痛。

（2）压痛点检查：胆囊压痛点位于右锁骨中线与肋缘交界处，阑尾压痛点（McBurney 点）位于右髂前上棘与脐部连线的外 1/3 与内 2/3 交界处。

3. 肝脏触诊检查要点

（1）深部滑行触诊法，检查者右手四指并拢，掌指关节伸直，与肋缘大致平行地放在右上腹部（或脐右侧）估计肝下缘的下方。触诊时配合呼吸，呼气时，手指压向腹壁深部；吸气时，手随腹壁抬起，上抬的速度要晚于腹壁的抬起，并以指端桡侧向前上迎触下移的肝，如此反复进行，手指逐渐向肋缘移动，直到触及肝下缘或肋缘。

（2）双手触诊时，检查者右手位置同单手法，左手托住被检查者的右腰部，拇指张开置于肋部，触诊时左手向上推，使肝下缘紧贴前腹壁下移，并限制右下胸扩张，以增加膈肌下移的幅度，使吸气时下移的肝脏更容易被触及。

（3）肝脏触诊注意事项：①大小（深吸气状态下测量肝脏在右锁骨中线肋下及剑突下的距离，以 cm 表示）；②质地；③边缘和表面状态；④压痛；⑤搏动；⑥肝区摩擦感；⑦肝震颤等。

4. 脾脏触诊检查要点

（1）检查方法同肝脏。检查者左手置于被检查者左腰部第 9～11 肋处，将脾从后向前托起，右手掌平放于脐部，与左肋弓大致成垂直方向，自脐平面开始配合呼吸，如同触诊肝脏一样，迎触脾尖，直至触到脾缘或左肋缘为止。仰卧位不易触及时，可嘱其取右侧卧位，右下肢伸直，左下肢屈曲常可触及。

（2）脾大时要通过测量脾三线来表示肿大程度，以 cm 表示。脾三线测量方法：

第Ⅰ线测量　指左锁骨中线与左肋缘交点至脾下缘的距离。

第Ⅱ线测量　指左锁骨中线与左肋缘交点至脾脏最远点的距离。

第Ⅲ线测量　指脾最右缘至正中线的距离。若脾脏高度肿大超过正中线，以"＋"表示，若未超过正中线，则以"－"表示。

（3）脾大分度：分为轻、中、高三度。

轻度肿大　脾缘不超过肋下 2cm 者；

中度肿大　超过 2cm，在脐水平线以上者；

高度肿大　超过脐水平线或前正中线者，即巨脾。

5. 胆囊触诊检查要点

（1）采用单手滑行触诊法：①右手四指并拢，掌指关节伸直，与肋缘大致平行地放在右上腹部；②触诊时配合呼吸，呼气时，手指压向腹壁深部；吸气时，手随腹壁抬起，并以指端桡侧在右肋缘下腹直肌外缘处向前上迎触下移的胆囊。

（2）胆囊触痛征（Murphy 征）：采用钩指触诊法。①左手掌平放于被检查者右胸下部，以拇指指腹勾压于右肋下胆囊点处；②嘱被检查者缓慢深吸气，在吸气过程中发炎的胆囊下移时碰到用力按压的拇指，即可引起疼痛或因疼痛而中止吸气称 Murphy 征阳性。

6. 腹部肿块检查要点

（1）检查方法：深部滑行触诊法或双手触诊法。

（2）检查内容：触及腹部肿块时，先除外正常可触及组织与脏器，并注意肿块的位置、大小、形态、质地、压痛、移动度、搏动等特点。

7. 波动感（液波震颤）检查要点

（1）嘱被检查者仰卧位。

（2）检查者以一手掌贴于一侧腹壁，另一手四指并拢屈曲，用指端叩击对侧腹壁，若腹腔内有大量液体存在，则贴于腹壁的手掌有液体波动冲击感。

（3）为防止腹壁本身的震动传至对侧，可让另一人将手掌尺侧缘压于脐部腹中线上，即可阻止。

三、腹部叩诊

（一）注意事项

（1）被检查者取仰卧位,两腿屈曲,充分暴露腹部。

（2）检查者立于在被检查者右侧。

（3）采用间接叩诊法。

（二）检查要点

1. 腹部叩诊音检查要点

（1）一般自左下腹开始逆时针方向至右下腹,再至脐部。

（2）腹部叩诊大部分区域为鼓音,肝、脾、增大的膀胱、子宫以及两侧腹部近腰肌处叩诊为浊音。

2. 肝脏叩诊检查要点

（1）肝上界叩诊:沿右锁骨中线第2肋间逐一肋间向下叩诊,当清音变为浊音时为肝上界(肝相对浊音界)。

（2）肝下界叩诊:最好由腹部鼓音区沿右锁骨中线或正中线向上叩,由鼓音转为浊音为肝下界。

（3）测量肝上、下界间距为肝上下径。

3. 移动性浊音检查要点

（1）被检查者仰卧位,叩诊腹中部为鼓音,两侧为浊音。

（2）检查者自腹中部(脐部)开始向左侧叩诊,鼓音变为浊音时,板指固定不动,嘱被检查者右侧卧。

（3）被检查者右侧卧,再度叩诊,浊音变为鼓音,向右(腹下侧)叩诊直至再次出现浊音,板指固定不动,嘱被检查者左侧卧。

（4）被检查者左侧卧,继续叩诊,浊音再次变为鼓音。

4. 肋脊角叩击痛检查要点

（1）左手掌平放于肋脊角处。

（2）右手握拳以轻至中等力量叩击左手手背。

（3）两侧对比叩诊。

5. 充盈膀胱的叩诊检查要点

（1）腹中线上由脐部向下叩诊。

（2）鼓音转成浊音,为充盈的膀胱的上界。

（3）同法叩诊下腹两侧,叩出凸面向上的圆形浊音区。

四、腹部听诊

（一）注意事项

1. 被检查者取仰卧位,两腿屈曲,充分暴露腹部。

2. 检查者立于被检查者右侧。

3. 听诊器膜型体件置于腹壁上,全面听诊各区,尤其注意上腹部、中腹部、腹部两侧及肝、脾各区。

（二）检查要点

1. 肠鸣音检查要点　通常听诊右下腹部。正常人肠鸣音 4~5 次/min。

2. 振水音检查要点

（1）一耳凑近上腹部或将听诊器膜型体件置于上腹部。

（2）同时以冲击触诊法振动胃部。

（3）空腹闻及气、液撞击声为阳性。

3. 血管杂音检查要点

（1）动脉性杂音常在腹中部或腹部两侧,提示动脉狭窄。

（2）静脉性杂音为连续性潺潺声,常出现于脐周或上腹部,提示门静脉高压。

【考试举例】

一、腹部视诊

（一）腹部的体表标志及分区检查（14 分）

1. 视诊方法正确(5 分)

（1）检查者立于被检查者右侧。（1 分）

（2）检查者先俯瞰正视全腹。（1 分）

（3）视诊顺序为自上腹部至下腹部视诊全腹。（1 分）

（4）视线再处于被检查者腹平面同水平。（1 分）

（5）自侧面沿切线方向观察。（1 分）

2. 在人体上指点体表标志及口述几种分区法。（4 分）

（1）体表标志(2 分):肋弓下缘、腹上角、腹中线、腹直肌外缘,髂前上棘、腹股沟韧带、脐（答对 1 个得 0.5 分,答对 6 个或以上满分）。

（2）分区法(2 分):4 区法、9 区法、7 区法。

3. 查体前、后爱伤意识(2 分)

4. 提问(3 个,由考官任选 1 个)(3 分)

（1）病理性全腹部膨隆可见于什么情况？（3 分）

答案:腹腔大量积液、腹内积气(气腹);肠积气(如肠梗阻);腹内巨大包块等疾病。

（2）板状腹临床意义？（3 分）

答案:说明脏器有炎症,例如阑尾炎或胃肠穿孔,提示炎症已累及腹膜壁层。

（二）腹壁静脉曲张检查来源和其血流方向（边操作边口述。 13 分）

1. 辨别腹壁静脉曲张血流方向操作正确(5 分)

（1）考生将一手的示指和中指并拢在曲张的静脉上。（1 分）

（2）然后一只手指紧压静脉向外滑动,挤出该段静脉内血液,至一定距离（约 7.5~10cm）放松该手指。（1 分）

（3）另一手指紧压不动,看静脉是否充盈,如迅速充盈,则血流方向是从放松的一端流向紧压手指的一端。（1 分）

（4）再用同法放松另一手指,则可看出血流方向。（2 分）

2. 口述腹部视诊应重点注意检查的内容？（3 分）

（1）腹部外形:平坦、凹陷还是膨隆。（0.5 分）

（2）腹式呼吸运动。（0.5 分）

164

（3）腹壁静脉有无充盈或曲张。（0.5分）

（4）胃肠型和蠕动波。（0.5分）

（5）腹壁其他情况（皮疹、色素、腹纹、瘢痕、疝、脐部腹部有无蠕动等，答出2项得1分）。

3. 查体前、后爱伤意识。（2分）

4. 提问（3个，由考官任选1个）（3分）

（1）门脉高压显著时，腹部可见怎样的腹壁静脉曲张？并可常在此听到什么声音？（3分）

答案：腹部可见一簇以脐为中心向四周放射曲张静脉，有人形容为"水母头"，常在此可听到静脉血管杂音。

（2）腹部视、触、听诊检查应重点检查哪些体征？（3分）

答案：腹部视诊：腹部是否膨隆，有无肠型及蠕动波；腹部触诊：有无腹部包块，腹肌是否紧张，有无压痛和反跳痛；腹部听诊：有无肠鸣音或肠鸣音是否亢进。

二、腹部触诊

（一）腹部触诊和腹部包块触诊（15分）

1. 腹部触诊（浅部触诊）（6分）

（1）检查手法正确（5分）：检查者立于被检查者的右侧，检查者应将手温暖（可以用双手搓擦法）、指甲短、前臂应在被检查者的腹部表面同一水平，先以全手掌放于腹壁上，使被检查者适应片刻，检查者此刻可感受被检查者腹壁紧张程度，然后以轻柔动作开始触诊。触诊时应避免用指尖猛戳腹壁。检查每个区域后，检查者的手应提起并离开腹壁，再以上述手法检查下一区域。

（2）腹部触诊检查顺序正确（1分）：一般先从左下腹开始，逆时针方向进行触诊，最后检查疼痛部位。

2. 腹部包块触诊（4分）

（1）深部滑行触诊法（2分）：检查者以并拢的2、3、4指端逐渐触向腹腔包块，并在其上做上下左右滑行触摸。

（2）双手触诊法（2分）：将左手置于被检查包块的后部，并将被检部位向右手方向推动，以有助于右手触诊。

3. 查体前、后爱伤意识（2分）

4. 提问（2个，由考官任选1个）（3分）

（1）炎症性包块和肿瘤性包块各在腹部触诊时有什么区别？（3分）

答案：炎症性包块常有腹痛和腹肌紧张，不易推动（1分）；肿瘤性包块一般情况下触痛不重（1分）；与肝、脾、肾脏有关者可随呼吸移动（1分）。

（2）腹部触诊时，左下腹发现较粗索条状肿块，轻压痛，应采取什么简便方法鉴别乙状结肠粪块？（3分）

答案：应在肿块部位皮肤上做标记，再采取措施促其排便（洗肠等）后，再进行腹部触诊检查，即可鉴别是粪块还是肿块。

（二）腹壁紧张度触诊和压痛、反跳痛检查（15分）（边操作边口述）

1. 腹壁紧张度触诊（6分）

（1）检查者手法正确（3分）：检查者立于被检查者的右侧，检查者应手温暖、指甲短、前臂应在被检查者的腹部表面同一水平,先以全手掌放于腹壁上,使被检查者适应片刻,然后以轻柔动作开始触诊。检查每个区域后,检查者的手应提起并离开腹壁,再以上述手法检查下一区域。

(2)考生口述腹部紧张度增加时触诊感觉(2分):腹膜壁层受刺激而引起腹肌痉挛,触诊时腹壁有明显紧张(强直呈木板状),使检查者手指不易下压,有明显反跳痛。

(3)考生口述腹部紧张度减低时触诊感觉(1分)手指按压时腹壁松软无力,失去弹性。

2. 压痛和反跳痛检查(4分)　查体操作正确:检查者用手触诊被检查者腹部出现压痛后,手指可于原处稍停片刻,使压痛感觉趋于稳定,然后迅速将手抬起,离开腹壁,被检查者腹痛骤然加重,并有痛楚表情或呻吟,称为反跳痛。

3. 查体前、后爱伤意识(2分)

4. 提问:(2个,由考官任选1个)(3分)

(1)体检腹部出现肌紧张与反跳痛,其临床意义是什么?(3分)

答案:说明脏器有炎症,例如阑尾炎或胃肠穿孔,腹膜壁层已受炎症累及。

(2)正常人腹部能触到哪些脏器?(3分)

答案:肝脏、肾脏、充盈的膀胱和乙状结肠。

(三) 肝脏触诊(单、双手触诊)和肝上下径测量(沿右锁骨中线)(15分)

1. 肝脏触诊(6分)

(1)单手触诊手法正确(4分):先将自己双手搓擦暖和,检查者站在其右侧,然后将右手四指并拢,掌指关节伸直,与肋缘大致平行地放在被检查者右上腹部或脐上方,估计肝下缘的下方。随被检查者呼气时,手指压向腹深部,吸气时,手指向前上迎触下移的肝缘。如此反复进行中手指不能离开腹壁并逐渐向肝缘滑动,直到触及肝缘或肋缘为止。

(2)双手触诊法正确(2分):检查者右手位置同单手触诊手法,而用左手托住被检查者右腰部,拇指张开置于肋部,触诊时左手向上托推,使肝下缘紧贴前腹壁下移,并限制右下胸扩张,以增加膈下移的幅度,可提高触诊的效果。

2. 肝上界叩诊及肝上下径测量(4分)

(1)沿右锁骨中线,由肺区向腹部叩。当由清音转为浊音时即为肝上界。(2分)

(2)触诊确定肝下缘。(1分)

(3)测量肝上下径:用尺测量肝上界至肝下缘(触诊时触及的肝缘)的垂直距离。(1分)

3. 查体前、后爱伤意识(2分)

4. 提问(3个,由考官任选1个)(3分)

(1)触诊肝脏时重点注意哪些体征?(3分)

答案:肝脏是否肿大(1分),注意肝质地(1分),有无结节或肿块(1分)。

(2)体检时正常成人的肝脏大小标准,如何鉴别肝大与肝下垂?(3分)

答案:体检时正常成人的肝脏一般在肋缘下触不到,但腹壁松软的患者于深吸气时可于肋弓下触及肝下缘,但在1cm以内,在剑突下可触及3cm之内的肝下缘,在腹上角较锐的瘦高者在剑突根部下可达5cm。肝大与肝下垂的区别在于肝上下径是否超过正常值(9~11cm)。

(四) 脾脏触诊检查(15分)

1. 平卧位触诊(5分)

（1）检查者站在被检查者右侧,先将双手搓擦暖和。（1分）

（2）左手绕过腹前方,手掌置于左腰部第9～11肋处,试将其脾从后向前托起。（2分）

（3）右手掌平放于左上腹部,与肋弓大致成垂直方向,配合呼吸,以手指弯曲的力量下压腹壁,直至触及脾缘。（2分）

2. 右侧卧位触诊（5分）

（1）当平卧位触诊不到脾脏时,请被检查者取右侧卧位。（1分）

（2）右下肢伸直,左下肢屈曲。（1分）

（3）检查者左手掌于被检查者左腰部第9～11肋处,试将其脾脏从背腰部向腹部推。（1分）

（4）右手示指、中指、无名指、小指伸直与肋缘大致呈垂直方向,配合呼吸,以手指的力量压腹壁,直至能触到脾缘或左肋缘。（2分）

3. 查体前、后爱伤意识（2分）

4. 提问（2个,由考官任选1个）（3分）

（1）在临床上,常将脾大分为轻、中、高三度,请叙述如何分法。（3分）

答案:深吸气时,脾缘不超过肋下2cm为轻度肿大;超过2cm至脐平线以上为中度肿大;超过脐水平线或前正中线则为高度肿大,即巨脾。

（2）肝、脾触诊检查时应注意哪些内容?（3分）

答案:肝脏触诊:肝脏大小、质地、有无结节、触痛。脾脏触诊:脾脏肿大程度、质地。

（五）胆囊触诊（包括单手滑行触诊和钩指触诊）及液波震颤检查（18分）

1. 单手滑行触诊法（6分）

（1）检查者站在其右侧,先将双手搓擦暖和。（1分）

（2）然后将右手四指并拢,掌指关节伸直,与肋缘大致平行地放在被检查者右上腹部。（1分）

（3）然后随被检查者呼气,手指压向腹深部。（1分）

（4）再次吸气时,手指向前向上在胆囊点下方滑行触诊下移的胆囊。（2分）

（5）如上腹部触及包块,应垂直于长轴方向滑行触诊。（1分）

2. 钩指触诊手法（Murphy征检查）（4分）

（1）检查者左手掌平放在被检查者右胸下部,拇指指腹勾压于胆囊点。（2分）

（2）告知其缓慢做深吸气,突然因疼痛屏住呼吸或胆囊点压痛,判断为Murphy征阳性。（2分）

3. 液波震颤检查（4分）

（1）被检查者平卧,双腿屈曲,放松腹肌,检查者以一手掌面贴于患者一侧腹壁。（1分）

（2）另一手四指并拢稍屈曲,用指端叩击对侧腹壁或指端冲击腹壁。（2分）

（3）为防止腹壁本身的震动传至对侧,可请另一人的手掌尺侧缘压于腹中线上协助检查。（1分）

4. 查体前、后爱伤意识（2分）

5. 提问（2个,由考官任选1个）（2分）

（1）Murphy征阳性提示什么?（2分）

答案:提示胆囊炎症。

（2）黄疸进行性加深患者,当体检时触及肿大的胆囊且有实性感,提示何种疾病可能?（2分）

答案:胰头癌或壶腹周围癌,胆囊癌或胆石症、胆囊炎。

三、腹部叩诊检查(20分)

1. 移动性浊音检查(10分)

(1)叩诊手法、方法正确(9分):叩诊自腹中部开始;向左侧腹部叩诊,出现浊音时,板指手不离开腹壁;令被检查者右侧卧继续叩诊,叩诊呈鼓音;当叩诊向腹下侧时,叩诊音又为浊音;再令被检查者左侧卧,同样方法叩击。

(2)口述:因体位不同而出现的浊音区变动现象称移动性浊音(1分)。

2. 膀胱叩诊(6分)

(1)叩诊手法正确(3分)

(2)叩诊操作正确(3分):一般以腹中线自脐下开始,扳指与腹中线垂直,叩诊逐渐向耻骨上方移动(边叩边移),直至鼓音转为浊音,即可能为充盈膀胱之上界,下腹两侧依同法叩诊。

3. 查体前、后爱伤意识。(2分)

4. 提问(2个,由考官任选1个)(2分)

(1)腹部叩诊移动性浊音阳性,提示什么?(2分)

答案:提示腹腔内有游离液体(漏出液、渗出液或血液),量＞1000ml。

(2)腹水与巨大卵巢囊肿如何区别?(2分)

答案:巨大卵巢囊肿者叩诊浊音在腹中部,不移动,尺压试验可阳性;腹水患者移动性浊音阳性。

四、腹部听诊(听诊方法,描述肠鸣音、血管杂音)(20分)

1. 听诊方法正确并能指出主要听诊部位(4分)

(1)听诊方法、顺序正确(2分):将听诊器体件暖和,再置于腹壁上,全面地听诊各区;从左至右、下至上顺序听诊。

(2)主要听诊部位选择正确(2分):在上腹部、脐部、右下腹及肝、脾区听诊(在做听诊演示时要指出各听诊部位名称)。

2. 会听并能表述何谓肠鸣音正常、亢进、消失(4分)

(1)能描述正常肠鸣音:每分钟4～5次。(2分)

(2)能描述肠鸣音亢进:每分钟10次以上且肠鸣音响亮、高亢。(1分)

(3)能描述肠鸣音消失标准:3～5分钟听不到肠鸣音。(1分)

3. 腹部血管杂音(动脉性和静脉性)听诊(8分)

(1)动脉性杂音听诊部位正确:在腹中部或腹部一侧,听到收缩期喷射性血管杂音。(3分)

(2)静脉性杂音听诊部位正确:常在脐周或上腹部,听到连续的嗡鸣音。(3分)

(3)能说出腹部血管杂音的形成。(2分)

4. 查体前、后爱伤意识。(2分)

5. 提问(3个,由考官任选2个)(2分)

(1)怎样才算肠鸣音消失?(1分)

答案:3～5分钟听不到肠鸣音。

(2)如何区别动脉性和静脉性血管杂音?(1分)

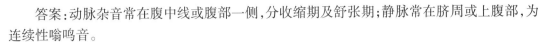

答案:动脉杂音常在腹中线或腹部一侧,分收缩期及舒张期;静脉常在脐周或上腹部,为连续性嗡鸣音。

(3)腹中线部位听到动脉性血管杂音要考虑什么?如何进一步检查?(1分)

答案:腹主动脉瘤(可触及一搏动性肿块)或腹主动脉狭窄(下肢血压低于上肢,严重者足背动脉搏动消失)。

【课后作业】

在医学模型人上做肝脾触诊、移动性浊音检查。

(李淑萍)

任务五 脊柱、四肢、肛门检查

【任务目标】

1. 熟悉脊柱、四肢、肛门检查的内容及阳性体征的临床意义;

2. 学会脊柱、四肢、肛门检查方法,能对被检者进行脊柱、四肢、肛门的检查。

【相关知识】

一、脊柱检查

脊柱是支撑体重,维持躯体各种姿势的重要支柱,并作为躯体活动的枢纽。脊柱有病变时表现为局部疼痛、姿势或形态异常以及活动度受限等。

正常人直立时,从侧面观察脊柱有四个生理弯曲,即颈段向前凸,胸段向后凸,腰段向前凸,骶段向后凸。正常人脊柱无侧弯,脊柱的病理性变形主要有颈椎变形及脊柱的后、前、侧凸,颈椎变形可见于先天性斜颈,脊柱后凸常见于佝偻病、脊柱结核、强直性脊柱炎、脊椎退行性变、外伤等,前凸多由晚期妊娠、大量腹水、腹腔内巨大肿瘤等引起,侧凸有姿势性和器质性两种情况。

正常人脊柱有一定的活动度,可作前屈、后伸、侧弯、旋转等动作,颈椎段和腰椎段活动范围最大,已有脊柱外伤可疑骨折或关节脱位时,应避免脊柱活动,以防损伤脊髓。脊柱颈椎段活动受限常见于颈部肌纤维组织炎及韧带受损、颈椎病、结核或肿瘤、外伤、骨折或关节脱位等;腰椎段活动受限常见于腰部肌纤维组织炎及韧带受损、腰椎椎管狭窄、椎间盘突出、结核或肿瘤、外伤及骨折等。

正常人脊柱棘突及椎旁肌肉均无压痛,如有提示压痛部位有病变。正常人脊柱各部位无叩击痛,如有可见于脊柱结核、骨折、椎间盘突出等。

二、四肢、关节检查

四肢检查除大体形态和长度外,应以检查关节为主。双上肢长度不一见于骨折重叠和关节脱位等。双下肢检查时一侧肢体缩短见于先天性短肢畸形,骨折或关节脱位。一侧肢体肿胀见于深层静脉血栓形成;肿胀并有皮肤灼热、发红肿胀,见于蜂窝织炎或血管炎。

上肢各关节检查时注意外形、运动及压痛,如肩关节弧形轮廓消失肩峰突出,呈“方肩”,见于肩关节脱位或三角肌萎缩;锁骨骨折,远端下垂,使该侧肩下垂,肩部突出畸形如戴肩章状,见于外伤性肩锁关节脱位;肩关节周围炎时,关节各方向的活动均受限,称冻结肩;肩关节外展开始即痛,但仍可外展,见于肩关节炎;轻微外展即感疼痛见于肱骨或锁骨骨折;肩肱关节或肩锁骨关节脱位搭肩试验常为阳性（Dugas 征阳性）。肘部骨折,脱位可引起肘关节外形改变,如髁上骨折时,可见肘窝上方突出,为肱骨下端向前移位所致;桡骨头脱位时,肘窝外下方向桡侧突出;肘关节后脱位时,鹰嘴向肘后方突出。腕关节肿胀可因外伤、关节炎、关节结核而肿胀,腕关节背侧或旁侧局部隆起见于腱鞘囊肿,腕背侧肿胀见于腕肌腱腱鞘炎或软组织损伤。下尺桡关节半脱位可使尺骨小头向腕背侧隆起。手指关节出现梭形肿胀见于类风湿性关节炎。腕部手掌的神经、血管、肌腱及骨骼的损伤或先天性因素及外伤等均可引起畸形,常见的有:①腕垂症:桡神经损伤所致;②猿掌:正中神经损伤;③爪形手:手指呈鸟爪样,见于尺神经损伤等;④餐叉样畸形:见于 colles 骨折。杵状指（趾）常见于呼吸系统疾病、某些心血管疾病及营养障碍性疾病。匙状甲常见于缺铁性贫血。

髋关节检查时如有内收畸形、外展畸形、旋转畸形多为髋关节脱位,股骨干及股骨头骨折错位。膝关节检查时如有膝内、外翻多见于佝偻病,有肿胀见于膝关节积液,浮髌试验阳性,提示有中等量以上关节积液。踝关节检查时如有均匀性肿胀见于踝关节扭伤、结核、化脓性关节炎及类风湿关节炎。足部畸形常风的有扁平足、足内、外翻等。

三、肛门检查

肛门和直肠触诊通常称为肛诊或直肠指诊。对肛门、直肠、前列腺与精囊、子宫颈、子宫、输卵管等器官的疾病诊断有重要价值。此外,对盆腔的其他疾病如阑尾炎,髂窝脓肿也有诊断意义。直肠指诊时应注意有无以下异常改变:①直肠剧烈触痛,常因肛裂及感染引起;②触痛伴有波动感见于肛门、直肠周围脓肿;③直肠内触及柔软、光滑而有弹性的包块常为直肠息肉;④触及坚硬凹凸不平的包块,应考虑直肠癌;⑤指诊后指套表面带有黏液、脓液或血液,应取其涂片镜检或作细菌学检查。

【操作要点】

一、脊柱检查

（一）脊柱弯曲度

脊柱弯曲度检查时,被检查者取站立位或坐位,充分暴露躯体,从侧位和后位观察脊柱的四个生理弯曲是否存在;轻度侧弯时需借助触诊确定,检查方法是检查者用示、中指或拇指沿脊椎的棘突以适当的压力往下划压,划压后皮肤出现一条红色充血痕,以此痕为标准,观察脊柱有无侧弯。

（二）脊柱活动度

检查脊柱的活动度时,嘱被检查者做前屈、后伸、侧弯、旋转等动,观察脊柱活动是否受限及有无变形。正常人直立、骨盆固定的条件下,颈段、胸段、腰段的活动范围参考值如表4-3。

表4-3 颈、胸、腰椎及全脊椎活动范围

	前屈	后伸	左右侧弯	旋转度（一侧）
颈椎	35°～45°	35°～45°	45°	60°～80°
胸椎	30°	20°	20°	35°
腰椎	75°～90°	30°	20°～35°	30°
全脊柱	128°	125°	73.5°	115°

注:由于年龄、活动训练以及脊柱结构差异等因素,脊柱运动范围存在较大的个体差异

（三）脊柱压痛与叩击痛

1. 脊柱压痛检查　检查时嘱患者取端坐位,身体稍向前倾。检查者以右手拇指从枕骨粗隆开始自上而下逐个按压脊椎棘突及椎旁肌肉,观察有无压痛。并以第7颈椎棘突为标志计数病变椎体的位置。

2. 脊柱叩击痛检查　①直接叩击法,即用中指或叩诊锤垂直叩击各椎体的棘突,多用于检查胸椎与腰椎;②间接叩击法,嘱患者取坐位,检查者将左手掌置于其头部,右手半握拳以小鱼际肌部位叩击左手背,了解患者脊柱各部位有无疼痛。

二、四肢、关节检查

四肢及其关节的检查通常运用视诊与触诊,两者相互配合。

（一）肢体与关节形态

检查时应充分暴露检查部位,上肢检查时被检查者取坐位观察。下肢髋关节检查时取仰卧位,双下肢伸直,使病侧髂前上棘连线与躯干正中线保持垂直,腰部放松,腰椎放平贴于床面观察。膝关节检查时取站立位及平卧位进行检查,直立时双腿并拢,二股骨内髁及二胫骨内踝可同时接触。踝关节与足部检查一般让患者取站立或坐位时进行,有时需患者步行,从步态观察正常与否。

（二）肢体与关节运动

检查各肢体关节运动时注意双侧对比,活动范围是否达正常范围。肩关节检查时嘱被检查者作外展、内收、前屈、后伸、旋转动作;肘关节检查时作屈、伸、旋前(手背向上转动)、旋后(手背向下转动)动作;腕关节检查时作背伸、掌屈、内收(桡侧)、外展(尺侧)动作;髋关节检查时作屈曲、后伸、旋转、外展、内收动作;膝关节检查时作屈曲、伸、内旋、外旋动作;踝关节检查时可嘱被检查者主动活动或检查者检查时做被动活动,踝关节与足可作背伸、跖屈、内翻、外翻、内收、外展等动作。

三、肛门检查

肛门检查要点(直肠指诊检查):①体位:肘膝位、左侧卧位或仰卧位。②操作:触诊时检查者右手示指戴指套或手套并涂以润滑剂(如肥皂液、凡士林、液状石蜡)后,将示指置于肛门外口轻轻按摩,等患者肛门括约肌适应放松后,再徐徐插入肛门、直肠内;③检查内容:先检查肛门及括约肌的紧张度,再查肛管及直肠的内壁。注意有无压痛及黏膜是否光滑,有无肿块及搏动感。男性还可触诊前列腺与精囊,女性则可检查子宫颈、子宫、输卵管等。④必要时配用双合诊。

【考试举例】

一、**脊柱检查**(操作方法,描述脊柱弯曲度、脊柱活动度、压痛与叩击痛)。(10分)

1. 病人的体位(1分)　脊柱检查可采用立位、坐位或卧位,检查时应肌肉放松,上肢自然下垂,若俯卧检查则头部不放枕头。注意防止因姿势不当造成的误差。

2. 检查内容及方法(5分)

(1)脊柱弯曲度(1分):从病人背后观察躯干是否对称,注意脊柱有无异常弯曲及畸形(前凸,后凸、侧凸)。

(2)脊柱活动度(2分):嘱病人作前屈、后伸、侧弯、旋转等动作,以观察脊柱的活动情况,注意是否有活动受限现象。

(3)脊柱压痛与叩击痛(2分):压痛:检查者以右手拇指从枕骨粗隆开始自上而下逐个按压脊椎棘突及椎旁肌肉,观察有无压痛。叩击痛:①直接叩击法,即用中指或叩诊锤垂直叩击各椎体的棘突,多用于检查胸椎与腰椎;②间接叩击法,嘱患者取坐位,检查者将左手掌置于其头部,右手半握拳以小鱼际肌部位叩击左手背,了解患者脊柱各部位有无疼痛。

3. 查体前后爱伤意识(2分) 态度、语言(告知)、动作。

4. 提问(2分)

(1)脊柱叩击痛阳性多见于哪些疾病?(1分)

答案:见于脊椎结核、脊椎骨折、椎间盘脱出等。

(2)正常人直立时,脊柱从侧面观察有几个生理弯曲?(1分)

答案:正常人直立时,脊柱从侧面观察有四个生理弯曲,即颈段稍向前凸,胸段稍向后凸,腰椎段明显向前凸,骶椎段明显向后凸。

二、直肠指检(5分)

1. 病人的体位(1分) 除采用左侧卧位及膝胸位外,病人尚可仰卧、臀部垫高。仰卧式体位适用于重症体弱病人和膀胱直肠窝的检查。

2. 检查方法(3分) 告知病人检查目的、要求、取得合作。检查时要求病人保持肌肉松弛,避免肛门括约肌紧张,医生右手戴橡皮手套或指套,示指涂以润滑油或肥皂液,让病人行深呼吸,先以指腹轻按压肛门,再缓慢插入直肠内进行检查。插入直肠后,有顺序地上下左右全面检查。检查完毕后取出指套,观察其上有无脓血等分泌物,必要时送检。

3. 查体后的爱伤意识(1分) 态度、语言(告知)、动作。

【课后作业】

1. 在医学模型人上做四肢及关节的检查,并口述上述检查阳性体征的临床意义。

2. 在医学模型人上做直肠指诊检查,并口述检查内容及临床意义。

任务六 神经系统检查

【任务目标】

1. 学会肱二头肌反射、膝反射、跟腱反射、腹壁反射、Babinski 征和脑膜刺激征的检查方法;

2. 熟悉以上检查的临床意义;

3. 具有爱护和关心患者的职业素养。

【相关知识】

一、神经反射

神经反射检查主要内容有深反射、浅反射和病理反射检查。深反射是刺激骨膜、肌腱经深部感受器完成的反射。浅反射是刺激皮肤、黏膜和角膜等引起的反应。

肱二头肌腱反射中枢为颈髓5～6节,膝反射中枢为腰髓2～4节,跟腱反射中枢为骶髓1～2节,腹壁反射中枢上、中、下腹部分别为胸髓7～8节、9～10节、11～12节。

腹壁反射消失提示上、中、下腹部上述不同平面的胸髓病损,双侧上、中、下部腹壁反射

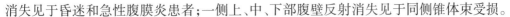

消失见于昏迷和急性腹膜炎患者；一侧上、中、下部腹壁反射消失见于同侧锥体束受损。

病理反射最常用的是 Babinski 征，阳性提示锥体束病损，但 1 岁半以内的婴幼儿出现阳性不属于病理反射。

二、脑膜刺激征

脑膜刺激征为脑膜受激惹的体征，包括颈强直、Kernig 征和 Brudzinski 征，阳性见于脑膜炎、蛛网膜下腔出血和颅内压增高等。Kernig 征应注意与 Lasegue 征（直腿抬高试验）相区别。

【操作要点】

一、神经反射检查

检查时被检查者要合作，肢体肌肉应放松；检查者叩击力量要均等，两侧要对比。

（一）深反射（肱二头肌腱、膝腱、跟腱反射）

1. 肱二头肌腱反射 被检查者前臂屈曲，检查者以左手拇指置于被检查者肘部肱二头肌腱上，然后右手持叩诊锤叩左手拇指指甲，可使肱二头肌收缩，前臂快速屈曲。

2. 膝反射 坐位检查时，被检查者小腿完全松弛下垂与大腿呈直角（仰卧位检查时，被检查者仰卧，检查者以左手托起其膝关节使之屈曲约 120°），右手持叩诊锤叩膝盖髌骨下方股四头肌腱，可引起小腿伸展。

3. 跟腱反射 又称踝反射。患者仰卧位，髋及膝关节稍屈曲、下肢取外旋外展位。检查者左手将被检查者足部背屈成直角，以叩诊锤叩击跟腱，反应为腓肠肌收缩，足向跖面屈曲。

（二）浅反射（腹壁反射）

被检查者仰卧位，下肢稍屈曲，使腹壁松弛，然后用钝头竹签分别沿肋缘下、脐平及腹股沟上的方向，由外向内轻划腹壁皮肤。正常反应是局部腹肌收缩。

（三）病理反射（Babinski 征）

检查时用较钝物沿足底外侧缘由后向前划至小趾跟部转向内侧拇趾，如出现拇趾背伸而其余四趾呈扇形展开为阳性。

二、脑膜刺激征

（一）颈强直

被检查者仰卧，检查者左手托被检查者枕部，右手置于前胸上部，以左手力量托起枕部做屈颈动作，使颏部接近胸部，如感觉到抵抗力增强则为颈部阻力增加或颈强直。

（二）Kernig 征

被检查者仰卧，一侧下肢髋、膝关节屈曲成直角，检查者将被检查者小腿抬高伸膝，正常人膝关节可伸达 135°以上。如伸膝受阻且伴疼痛与屈肌痉挛，则为阳性。

（三）Brudzinski 征

被检查者仰卧，双下肢伸直，检查者在右侧，右手按于被检查者胸前，左手托起其枕部，做头部前屈动作时，双髋与膝关节同时屈曲则为阳性。

【考试举例】

脑膜刺激征 考官指定考生做颈强直试验和 Brudzinski 征、Kernig 征测试，并说明其临

床意义。(7分)

1. 查体前,爱伤意识(1分) 态度、语言(告知)、动作。

2. 颈强直试验(1分) 检查方法正确:检查者左手托被检查者枕部,右手置于被检查者胸前,左手作屈颈检查,重复1~2次。考生口述何为颈强直,阳性表现为被动屈颈时抵抗力增强。

3. Brudzinski 征测试(1分) 检查方法正确(1分):被检查者仰卧(去掉枕头),双下肢伸直,检查者在右侧,右手置于被检查者胸前,左手托起其枕部,作头部前屈动作时,观察双膝关节和髋关节是否同时屈曲。考生口述何为阳性(当头部前屈时,双髋与膝关节同时屈曲为阳性)。

4. Kernig 征测试(1分) 嘱病人仰卧,先将一侧髋关节屈成直角,再用手抬高小腿,正常人可将膝关节伸达135°以上。考生口述何为阳性(阳性表现为伸膝受限,并伴有疼痛与屈肌痉挛)。

5. 考生口述脑膜刺激征的临床意义(1分) 为脑膜受激惹的表现。阳性见于各种脑膜炎、蛛网膜下腔出血、颅内压增高等情况。

6. 检查结束,爱伤意识(1分) 态度、语言(告知)、动作。

7. 提问(1分) Kernig 征与 Lasegue 征(直腿高举试验)体检操作时有何区别?(1分)

答案:Kernig 征:髋关节屈曲成直角,再用手抬高小腿,正常膝关节伸展角应大于135°,阳性表现为伸膝受限;直腿抬高试验:伸直双下肢,医生抬高其一侧下肢,阳性反应为伸直的下肢小于70°,伴发下肢屈肌痉挛或沿坐骨神经走向的疼痛。

【课后作业】

1. 在医学模型人上做肱二头肌反射、膝反射、跟腱反射、腹壁反射检查,并口述上述检查反射中枢和临床意义。

2. 在医学模型人上做 Babinski 征检查,并口述其阳性表现及临床意义。

(王景舟)

项目五 基 本 操 作

学习目标

1. 学会本项目中的 21 项基本操作的操作方法。
2. 熟悉本项目中的 21 项基本操作相关的基本理论知识。
3. 能独立完成本项目中的 21 项基本操作。

【任务描述】

本项目中的基本操作是执业助理医师必须具备的基本技能,在执业助理医师实践技能考试中基本操作技能内容包括:外科无菌技术、诊疗技术(各种穿刺)、某些护理操作(导尿、吸痰、吸氧、插胃管等)共 21 项。要求考生能根据试题所给场景,按规范完整的操作流程完成操作。整个操作过程应体现医师的职业素养。

【操作要点】

1. 操作前告知,对病人做必要的解释,以取得配合;
2. 合理暴露相关部位,体现人文关怀;
3. 准备物品要齐全,严格按操作流程进行操作;
4. 整个操作过程应注意无菌观念,边操作,边叙述,操作过程流畅;
5. 结束操作后要告知注意事项,整理用物及床单元。

任务一 手术区消毒、铺巾

【任务目标】

能按操作标准要求进行手术区消毒、铺巾,能回答手术区消毒、铺巾相关的提问。

【相关知识】

手术区消毒、铺巾是指对手术患者手术部位皮肤进行消毒后铺盖手术巾的一种技术。手术区消毒、铺巾目的是消灭拟作切口处及其周围皮肤上的细菌,防止细菌进入手术切口内引起感染。无论是大、小手术,术前都需要对切口及其周围皮肤进行适当范围的消毒、铺巾。如对某种消毒剂过敏的患者,可以更换其他消毒剂进行消毒。

【操作流程】

操作流程	操作步骤
术前准备	患者准备:患者手术区皮肤剃毛、清洗、更衣;手术台上充分暴露消毒范围
	材料准备:消毒液体、消毒棉球或纱布、消毒盘或消毒碗、卵圆钳
	操作者准备:修剪指甲;更换洗手衣、裤、鞋,戴好口罩和帽子;术前刷手,进入手术室后接过器械护士传递的消毒器械
消毒范围、方式和原则	消毒范围:(以腹部正中切口为例)范围为上自双侧乳头连线,下至大腿上 1/3 处,两侧至腋中线;体表小手术皮肤消毒范围为手术切口周围 15cm 的区域
	消毒方式:大手术野常采用平行式或叠瓦式消毒方式;小手术野常采用环形或螺旋形消毒方式
	消毒原则:清洁皮肤的消毒应以切口为中心向四周呈离心形涂擦;感染伤口或肛门、会阴部皮肤的消毒,则应从手术区外周清洁部向感染伤口或肛门会阴部消毒
手术区皮肤消毒方法	碘酒乙醇消毒法:2%~3%碘酊涂一遍,后用 70%乙醇涂两遍。操作者先将 2%碘酊少许滴入肚脐,再用卵圆钳夹住纱布蘸碘酊,以切口为中心绕过肚脐开始以叠瓦式涂擦手术区皮肤至应消毒范围处;涂擦完毕,翻过卵圆钳用纱布的另一侧将肚脐内消毒液沾干;然后再以同样的方法用 70%乙醇涂擦 2 遍脱碘
	碘伏消毒法:用 0.5%碘伏(吡咯烷酮)涂擦 3 遍。第 1 遍,操作者先将碘伏滴入肚脐,以切口为中心绕过肚脐开始以叠瓦式涂擦手术区皮肤至消毒范围处;涂擦完毕,翻过卵圆钳用纱布的另一侧将肚脐内消毒液沾干;然后再以同样方法消毒第 2、3 遍。第 2、3 遍涂擦可以不再专门沾肚脐,也可以每遍都和第 1 遍一样的在开始时将碘伏滴入肚脐,结束时沾干肚脐。婴儿、碘酒过敏者以及面部、会阴部和生殖器等处消毒采用碘伏或 0.1%苯扎溴铵(苯扎溴铵)消毒方法
手术区铺巾方法	操作者手臂洗手消毒后,依次接过器械护士已折叠 1/4 的四块无菌巾,将折叠面朝下,铺置于切口边缘,用布钳夹住无菌巾的四个交角处。四块无菌巾的铺盖顺序是:先铺相对不洁区(如会阴部),再铺净侧(头部)或对侧,最后铺操作者的一侧(如穿好手术衣,则先铺自己的一侧,再铺相对不洁侧,然后铺其他两侧)
	操作者穿好手术衣、戴好手套与另一个穿好手术衣、戴好手套的手术人员铺中单及大单。铺中单时先铺下方,后铺上方。铺大单时,先将大单的洞孔对准手术切口部位盖好,然后将大单向手术台两侧展开,再向手术台两端展开,大单头端应盖过麻醉架,两侧和足部应下垂超过手术台边 30cm

【考试举例】

患者男性,48 岁,拟做胃大部分切除术,请你做手术区的皮肤消毒、铺巾(在医学模拟人上示意操作)。(20 分)

1. 消毒区域(范围)选择正确(3 分) 上至胸乳头连线,下至腹股沟、耻骨联合、两侧至腋前线。

2. 持消毒器方法正确(3 分) 右手持卵圆钳夹住消毒纱球,浸醮消毒液。

3. 消毒方法正确(6 分) 自手术区中心切口线两侧依次向外消毒。

4. 铺巾方法正确(6 分) ①四块无菌巾的铺盖顺序是:先铺相对不洁区(如会阴部),再铺净侧(头部)或对侧,最后铺操作者的一侧。(3 分)②铺中单时先铺下方,后铺上方。铺

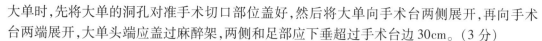

大单时,先将大单的洞孔对准手术切口部位盖好,然后将大单向手术台两侧展开,再向手术台两端展开,大单头端应盖过麻醉架,两侧和足部应下垂超过手术台边 30cm。(3 分)

5. 提问:试述阑尾炎手术区消毒范围?(2 分)

答:以右侧髂前上棘到脐连线外 1/3 与 2/3 交叉点为中心,消毒范围:右腹部至右大腿 1/3、会阴部,向左至腰部,向上至右季肋部。

【课后作业】

患者女性,28 岁,拟做甲状腺次全切除术,请做手术区的皮肤消毒(在医学模拟人上操作)。

任务二 手术刷手法

【任务目标】

能按操作标准要求进行手术刷手法操作,能回答手术刷手法相关的提问。

【相关知识】

手术刷手作为一种简便易行的消毒措施,能有效预防和控制病原体的传播,防止术后感染的发生。凡参加手术的人员都必须进行手术前刷手。但参加手术的人员的手臂皮肤有破损或有化脓性感染或参加手术的人员患有传染性疾病,且处于传染期者(如流感等)禁忌参与手术,防止交叉感染。

【操作流程】

操作流程	操作步骤
术前准备	材料准备:无菌毛刷、肥皂或肥皂液、碘伏、70% 乙醇、1∶1000 苯扎溴铵溶液、无菌方巾
	操作者准备:修剪指甲,摘除手部饰品;更衣室更换洗手衣、裤、鞋,戴好口罩和帽子,将刷手衣袖挽到肘上 10cm 处
肥皂水洗手法	操作者先用普通肥皂依次清洗双手、腕部、前臂、肘部、肘上 10cm,然后流动水冲洗干净肥皂
	拿取无菌毛刷蘸取适量的肥皂液、保持指尖朝上、肘部朝下,依顺序交替刷洗指尖、掌面手指及指缝、掌面、掌背手指及指缝、掌背、腕部、前臂、肘部、上臂、肘上 10cm,放下无菌刷,双手略微抬高,置肘关节于低位,用水冲洗双手、前臂和上臂的肥皂泡沫至干净;更换无菌刷,按上述的方法再刷洗两遍,每遍 3 分钟,共约 10 分钟。冲洗后保持拱手姿势
	刷手完毕后取无菌小毛巾擦干双手,将小毛巾对折成三角巾,把三角巾顶角对着指尖方向搭在一侧手背上,另一只手握住垂下的两角,顺势向上移动无菌巾,擦干前臂、肘部及肘上 6cm;翻转小毛巾后同法再擦干另一侧手
	将擦干的手、前臂、肘上 6cm 处浸泡在 70% 乙醇或 1∶1000 苯扎溴铵溶液中,浸泡 5 分钟后,移出双手保持拱手姿势,待其自行蒸干
简易洗手法	用无菌毛刷蘸取适量刷手清洁剂(刷手皂液),保持指尖朝上、肘部朝下,依顺序交替刷洗指尖、掌面手指及指缝、掌面、掌背手指及指缝、掌背、腕部、前臂、肘部、上臂、肘上 10cm,放下无菌刷,双手略微抬高,置肘关节于低位,用水冲洗双侧手、前臂和上臂的肥皂泡沫至干净,时间为 3 分钟。冲洗后保持拱手姿势

操作流程	操作步骤
碘伏洗手法	用无菌小毛巾擦干手、前臂、肘上6cm(方法同肥皂水洗手法)
	取免冲洗消毒剂均匀涂于两手和前臂至肘部,先涂抹两前臂至肘部,再涂抹双手
	先用肥皂和水把手和前臂清洗一遍(方法同肥皂水洗手法)
	用消毒的软毛刷蘸取碘伏依顺序交替刷洗手、前臂肘关节以上6cm,时间为3~5分钟,至少两遍,流水冲净碘伏,冲洗后保持拱手姿势
	用无菌小毛巾擦干手、前臂、肘上6cm(方法同肥皂水洗手法)
	取碘伏均匀涂于两手和前臂到肘部,先涂抹两前臂至肘部,再涂抹双手
术后处理	手臂消毒后不能触碰任何污染物,保持拱手姿势于胸前

【考试举例】

患者女性,21岁,拟作右侧甲状腺瘤切除术,你是参与手术的医生,请你做手臂洗手消毒准备。(20分)

1. 洗手前准备工作正确(3分) 修剪指甲,摘除手部饰品;更换洗手衣、裤、鞋,戴好口罩和帽子,将刷手衣袖挽到肘关节上(10cm)。

2. 洗手过程正确(6分) ①先用普通肥皂依次清洗双手、腕部、前臂、肘部、肘上10cm,然后流动水冲洗干净肥皂(2分)。②拿取无菌毛刷蘸取适量的肥皂液,保持指尖朝上、肘部朝下,依顺序交替刷洗指尖、掌面手指及指缝、掌面、掌背手指及指缝、掌背、腕部、前臂、肘部、上臂、肘上10cm,放下无菌刷,双手略微抬高,置肘关节于低位,用水冲洗双侧手、前臂和上臂的肥皂泡沫至干净。(2分)③更换无菌刷,按上述的方法再刷洗两遍,每遍3分钟,共约10分钟。冲洗后保持拱手姿势。(2分)

3. 无菌巾擦干手臂方法正确操作正确(3分) 刷手完毕后取无菌小毛巾擦干双手,将小毛巾对折成三角巾,把三角巾顶角对着指尖方向搭在一侧手背上,另一只手握住垂下的两角,顺势向上移动无菌巾,擦干前臂、肘部及肘上6cm;翻转小毛巾后同法再擦干另一侧手。

4. 手臂消毒方法操作正确(3分) 将擦干的手、前臂、肘上6cm处浸泡在70%乙醇或1:1000苯扎溴铵溶液中,浸泡5分钟后,移出双手保持拱手姿势,待其自行蒸干。

5. 刷手完毕后双手臂摆放姿势正确(2分) 保持拱手姿势于胸前。

6. 提问 手术前刷手的目的是什么?(3分)

答:能有效预防和控制病原体的传播,防止术后感染的发生。

【课后作业】

请到外科实验室的模拟手术室进行练习,熟练掌握刷手操作技能。

任务三 穿、脱手术衣

【任务目标】

能按操作标准要求进行穿脱手术衣,能回答穿脱手术衣相关的提问。

【相关知识】

穿手术衣的目的是隔绝手术室医护人员皮肤及衣物上的细菌、防止细菌移位到手术切口和皮肤引起污染;同时,保护手术人员,避免手术人员被病人血液传染疾病。凡参加手术的人员都必须穿手术衣。但参加手术人员的手臂皮肤有破损或有化脓性感染或参加手术的人员患有传染性疾病,且处于传染期者(如流感等)禁忌参与手术,防止交叉感染。

【操作流程】

操作流程	操作步骤
术前准备	准备:巡回护士打开无菌手术包
	操作者准备:操作者已完成术前洗手、消毒液泡手并晾干或涂抹的消毒液晾干
穿手术衣	操作者自打开的无菌手术包内取出折叠好的手术衣至一空旷处,双手提起手术衣领的两角,轻轻抖开手术衣,有腰带一面向外,袖口一面对着自己
	将手术衣略向上抛起,顺势双手同时插入袖筒,手伸向前,不可举高过肩,待巡回护士在后面协助穿衣,同时使双手伸出衣袖口
	穿上手术衣后,稍弯腰,使腰带悬空,双手交叉提起腰带中段(腰带不要交叉),巡回护士在侧后接住手术衣带端头,并在背后系紧带,避免接触手术衣的其他部分
脱手术衣	他人协助脱衣法:操作者双手抱肘,由巡回护士在背后解开手术衣腰带,再将手术衣自操作者肩部向肘部翻转,然后向手的方向扯脱手术衣
	个人脱手术衣法:左手抓住右肩手术衣,自上拉下,使衣袖翻向外;如法拉下左肩手术衣。脱下全部手术衣,使衣服内面外翻,保护手臂及洗手衣裤不被手术衣外面污染。最后脱下手术衣扔于污衣袋中
术后处理	手术人员用清水冲洗手臂,脱去洗手衣、裤

【考试举例】

患者女性,18 岁,拟做阑尾切除术,你是上台手术人员,请你术前做穿手术衣、术后脱手术衣。(20 分)

1. 取衣正确(3 分)　手提衣领两端,抖开全衣者体位正确。

2. 抖开双手穿入正确(3 分)　抖开衣服后双手同时伸入袖筒。

3. 系腰带正确(3 分)　提起腰带双手交叉向对侧后,让他人系结。

4. 如接台手术时脱衣与脱手套顺序与方法正确(8 分)　①操作者双手抱肘,由巡回护士在背后解开手术衣带,再将手术衣自操作者肩部向肘部翻转,然后向手的方向脱去,使手套的腕部随之翻转于手上。(4 分)②用戴手套的右手指伸入左手手套反折部内,脱下左手手套,再用已脱去手套的左手手指伸进右手手套内面脱去右手手套。(4 分)

5. 提问:试述穿上无菌手术衣、戴上无菌手套后的无菌区范围。(3 分)

答:肩部以下、腰部以上、腋前线前、双上肢为无菌区。

【课后作业】

自行练习穿脱手术衣至熟练掌握。

任务四　戴无菌手套

【任务目标】

能按操作标准要求进行戴无菌手套,能回答戴无菌手套相关的提问。

【相关知识】

戴无菌手套的目的是隔绝手术人员手部皮肤的细菌,防止其对手术切口和皮肤的污染;同时,保护手术人员,避免手术人员被病人血液传染疾病。凡参加手术的人员在洗手、穿手术衣后均需要戴无菌手套。但参加手术的人员的手臂皮肤有破损或有化脓性感染或参加手术的人员患有传染性疾病,且处于传染期者(如流感等)禁忌参与手术,防止交叉感染。

【操作流程】

操作流程	操作步骤
术前准备	材料准备:准备好无菌手套
	操作者准备:已穿好无菌手术衣
戴无菌手套	操作者先选尺码合适自己的无菌手套,后从灭菌手套内取出滑石袋,轻轻地涂擦双手
	用左手自手套袋内捏住两只手套反折部将两只手套一并取出,用左手捏住右侧手套的翻折部内面,右手5指并拢插入右侧手套内,然后打开并拢的5指对准手套相应指套部位,将手插入,向上拉好手套
	用已戴好手套的右手2、3、4、5指插入左侧手套反折部内提持,左手5指并拢插入左侧手套内,打开并拢的5指对准手套相应指套部位,将手插入,向上拉好手套
	整理双手衣袖口,避免触及腕部皮肤,两手分别将手套反折部翻回套住手术衣的袖口上,避免手套的外面接触到手套的反折部
术后处理	用无菌生理盐水将手套外面的滑石粉冲洗干净,双手、前臂置于胸前向上或将双手互握置于胸前,等待手术开始

【考试举例】

患者男性,45岁,拟做剖腹探查术,你是参加手术人员,刷手、穿手术衣后,该如何戴无菌手套。(20分)

1. 开包正确(2分)　防止包内侧清洁面的污染。

2. 取手套正确(4分)　从手套包内取出手套,捏住手套反折处。

3. 第一只手套戴法正确(4分)　右手对准手套五指插入戴好,并将右手四个手指插入另一手套的反折处。

4. 第二只手套戴法正确(4分)　左手顺势戴好手套,两手分别把反折部翻至手术衣袖口上。

5. 戴好手套后双手位置姿势正确(4分)　双手、前臂置于胸前向上,不能接触胸腹部,防止污染。

6. 提问　戴无菌手套的目的是什么?(2分)

答案:隔绝手术人员手部皮肤的细菌,防止其对手术切口和皮肤的污染。

【课后作业】

患者男性,22 岁,急性阑尾炎术后,请你戴无菌手套、清洁伤口换药。

任务五 外科手术基本操作切开、缝合、结扎、止血

【任务目标】

能按操作标准要求进行外科手术基本操作切开、缝合、结扎、止血,能回答外科手术基本操作切开、缝合、结扎、止血相关的提问。

【相关知识】

外科手术基本操作切开、缝合、结扎、止血是外科手术的最基本操作技能。切开是外科手术的第一步,是指使用手术刀在组织或器官作切口的操作过程;缝合是指利用缝线的牵拉将切开的组织或器官的伤口边缘相互对合的过程,有利于伤口的愈合;结扎是指术中的止血和缝合组织或器官后进行打结的一种操作技能;止血是指针对术中的出血采取各种的止血方法,以减少手术出血、保持术野清楚、利于手术操作。在手术过程中合理运用切开、缝合、结扎、止血的技术,能更好保证手术顺利、安全,术后病人按时康复出院。

【操作流程】

操作流程	操作步骤
术前准备	器械准备:手术包、刀片、缝线、纱布或棉垫等
	患者准备:向患者说明手术目的,消除顾虑;告知可能出现的并发症,签署手术同意书
	术者准备:手臂刷洗消毒、穿手术衣、戴手套
体位与手术切口的选择	患者取能充分暴露手术部位且舒适的体位
	根据不同部位的手术确定切口位置,如为复杂切口,可用深色笔画标记线
切开	患者麻醉后,助手进行手术区消毒、铺巾
	术者用镊子取一乙醇棉球,再次消毒手术切口皮肤
	切开皮肤:术者左手拇、示指分开,绷紧固定手术切口两侧皮肤(如为较大的切口,应由术者和助手用左手掌边缘或纱布垫相对应压迫皮肤至绷紧);术者右手持手术刀,将刀刃垂直于皮肤进刀,倾斜刀柄利用刀腹,适当用力一次性将皮肤、皮下组织切开至切口末端时垂直出刀;用手术巾覆盖切口周围,以隔离和保护伤口,免受污染
	切开肌肉或腱膜:先切一小口或找出肌肉边缘,用手指、血管钳或刀柄伸入小口或肌肉深面,向两侧加以分离,再用手术剪或刀切开

操作流程	操作步骤
	切开腹膜:术者和助手各用一有齿镊(助手也可以用弯止血钳),在切口中段处先后夹起腹膜(大约相距1~2cm),经交替提起2~3次后,术者再用手指触摸,确认未夹住内脏器官后,由术者用刀在两镊子间切一小口,随后由术者顺小口插入两指稍微抬起腹膜以保护内脏,并引导方向,再用组织剪或刀向上、下分别打开腹膜。(胸膜、硬脑膜打开体腔时,也应先切小口,再加以扩大,以免损伤体腔内器官)
止血	结扎止血法:①单纯结扎:术者用血管钳夹住出血点,由助手提起血管钳柄使之直立,绕过结扎线后,将血管钳放平,钳尖上翘,待收紧第一单结时,助手即松开血管钳。松钳时收紧结扎线不要停顿,松钳后应继续将第一单结进一步收紧,再打第二单结。②缝合结扎又称贯穿结扎:术者将缝线用缝针穿过血管断端和组织,绕过一侧,再绕过另一侧打结;或在绕过一侧后,再穿过血管和组织,于另一侧打结(双贯穿缝合法)。
	填塞、压迫止血法:术者可用纱布或热盐水纱布对无明显出血点的毛细血管渗血创面进行压迫止血;有时深部组织(如肝脏、子宫腔、鼻腔等)大血管损伤,一时找不到出血点或因患者全身情况不好,处于危急情况,不宜立即对显露部位出血的血管进行处理者,可用纱布垫等物填塞于出血部位暂时压迫,待病人情况好转后,再找出破裂血管结扎止血或3~5天后将填塞纱布垫逐渐取出,最迟不超过7天将填塞物逐渐取出
	电凝止血法:术者先用血管钳夹住出血点,再用电凝器头接触血管钳柄而止血,也可以用电凝器直接接触出血点止血
	局部药物止血法:术者先吸干积血,再在出血处敷擦止血剂(如明胶海绵、淀粉海绵、中草药止血粉、纤维蛋白黏合剂、骨蜡等),然后用干纱布压迫片刻即可
	其他止血法:用止血带、指压、无损伤血管钳阻断血流,创造出"无血"手术野,减少术中失血量,有利于精细操作
缝合	单纯缝合法:①单纯间断缝合法:缝针引线由切缘一边垂直进针,至另一边垂直穿出,然后作结。②"8"字缝合:由切缘一边A点进针,斜向对边B点出针,然后将线绕过切口,再由原切缘边A′点进针,斜向对边B′点出针,为内"8"字缝合;如果垂直切缘由A点进针、B点出针,斜向绕过切口,再垂直切缘由A′点进针、B′点出针,为外"8"字缝合。③连续单纯缝合:以间断缝合作结起始,连续缝合操作,再以一剪短缝合结束。④连续交锁缝合:又称毯边缝合,即连续单纯缝合每逢合一针,同时将缝线锁紧一次
	内翻缝合:①间断内翻缝合:若平行于切缘先做一侧同边进、同边出缝合,再转向对侧做持反针做同边进、同边出缝合,形同U字,称U形内翻缝合或水平内翻缝合;而垂直于切缘同边进、同边出的缝合,则称垂直内翻缝合。②连续内翻缝合:以一间断内翻或间断单纯缝合起始,按水平内翻缝合连续操作,再以一间断内翻或间断单纯缝合作结。③荷包缝合:为连续内翻缝合的特殊类型,方法是围绕开口处作连续内翻缝合,在从荷包处将组织或残端向内翻入的同时,拉紧缝线打结

操作流程	操作步骤
	外翻缝合:①间断外翻缝合:从切缘一边 A 点进针、至对边 B 点出针,再由该点(同)边 B'进、至原切缘(对)边 A'出针,简述为"同边进、对边出"。②连续外翻缝合:以一间断外翻或间断单纯缝合起始,按水平外翻连续操作,再以一间断外翻或间断单纯缝合结束
结扎	单手打结:①方结:打第一个单结时,双手示指和拇指各捏住线两端,右手其余手指指背将右手所持线向下压,并置于左手所持线下,此时右手中指、无名指、小指位于两线之间,其指腹面有两根线,一根是左手所持线,一根是右手所持先的一半,指背面是右手所持线的另一半,用右手中指越过左边的线,用指背挑右边一根线,同时右手拇指和示指放松线头,使其穿过的线,顺势翻转右手,改用拇指和中指拉住线头打紧;打第二单结时,左手示指和拇指捏住线一端,右手拇指和中指拉住线头,用右手示指将右手所持线与左线交叉,右手线在上,用右手示指越过线挑右手所持线,放松右手拇指中指,用拇指和手指拉住线头,打紧即可。②三重结:在方结的基础上再重复第一个结,即由三个方向相互相反的单结组成。③外科结:打第一个结时缠绕两次,打第二个结时仅缠绕一次,拉紧即可 器械打结:左手持线,右手持持针钳,将左手线从下向上绕在钳上,用右手持针钳去夹线的另一端,向下拉,左手向上拉,两手分别向上下拉紧,完成第一单结;打第二单结,将左手线从上向下绕在钳上,用持针钳去夹线的短端,将短端向下拉,左手向上拉,左手转向下,右手向上拉,两手分别拉紧,完成第二单结
术后处理	适当卧床休息,严密观察伤口有无红肿、出血

【考试举例】

患者男性,60 岁,行胃穿孔修补术中,手术顺利缝合至皮肤,请你对切口皮肤进行缝合。(20 分)

1. 持针钳的拿法正确(2 分)

2. 缝合操作正确(6 分)　①单纯间断缝合伤口。(2 分)②垂直皮肤进针,顺缝针弯度出针。(2 分)③边距、针距正确。(2 分)

3. 使用持针钳打结操作正确(4 分)

4. 剪线操作正确(4 分)

5. 术后处理正确(2 分)　用70%乙醇再次消毒缝合的伤口,覆盖敷料,胶布固定。

6. 提问:缝合的目的是什么？(2 分)

答:有利于伤口的愈合。

【课后作业】

请你在医用缝合模块上熟练掌握各种缝合、打结方法以及剪线的操作技能。

任务六　清　创　术

【任务目标】

能按操作标准要求进行清创术,能回答清创术相关的提问。

【相关知识】

清创术是用手术的方法处理污染的新鲜伤口,为伤口的良好愈合创造条件。清创术应在伤后越早进行越好。适应于伤后 6～8 小时以内者;伤口污染较轻,不超过 12 小时者;头面部伤口,一般不超过 24～48 小时。禁忌证包括患者的伤情没有判断清楚者,患者出现休克、重要器官功能衰竭,内脏活动性出血等严重情况时,必须首先处理休克等,待病情平稳后才能清创。

【操作流程】

操作流程	操作步骤
术前准备	器械准备:消毒清创包、肥皂水、无菌生理盐水,70% 乙醇、3% 过氧化氢、碘伏及 1:5000 苯扎溴铵溶液、无菌注射器、2% 利多卡因溶液、绷带、胶布、止血带等
	患者准备:向患者说明清创术的目的、方法;消除顾虑,告知可能出现的并发症,签署手术同意书
伤口清创	患者取能充分显露清创部位且舒适的体位
	操作者用无菌纱布覆盖伤口区域皮肤,剃去伤口周围的毛发,其范围应距离伤口 5cm 以上,如有油污者,可用汽油或者乙醚涂擦干净
	手术者手臂消毒、穿手术衣、戴无菌手套
	用肥皂水和无菌毛刷刷洗伤口周围的皮肤,继以用无菌盐水反复冲洗 3 次以上至清洁为止,冲洗时注意勿使肥皂水流入伤口内
	用碘伏消毒伤口周围皮肤至 15cm,铺盖手术巾。术者取无菌注射器抽 2% 利多卡因溶液进行伤口常规麻醉
	术者除去覆盖伤口的无菌纱布,用无菌生理盐水冲洗伤口,同时用海绵钳持小纱布轻轻擦拭伤口内组织,用 3% 的过氧化氢溶液冲洗,待创面呈现泡沫后,再用无菌生理盐水冲洗干净。最后用无菌纱布擦干伤口及周围皮肤
	检查伤口,清除血凝块和异物,并检查伤口深度,有无合并神经、血管、肌腱与骨骼损伤,如有较大的出血点,应予以止血
	伤口周围皮肤重新消毒、铺无菌巾、更换手术器械;操作者再次消毒双手、戴无菌手套后,由浅入深仔细切除失去活力组织,手术剪清除伤口周围不整齐的皮肤边缘 1～2mm,再次用无菌生理盐水冲洗伤口。清理伤口,由深层向浅层按局部解剖层次进行缝合。再用 70% 乙醇消毒缝合切口皮肤后,覆盖无菌纱布,以胶布固定
术后处理	注意观察伤口有无红、肿、热、痛;伤口换药

【考试举例】

患者男性,28 岁,右臂被玻璃割伤 4 小时来就诊。查体发现右前臂伸侧有一长约 6cm 伤口,伤口周围有少许油污。在手术室,已做右臂丛神经麻醉,请你对伤口进行清创缝合。(20 分)

1. 准备工作(2 分)　消毒钳、持针器、镊子、缝合线、三角针、剪刀、引流条或橡皮管、外用生理盐水、70% 乙醇、3% 过氧化氢、消毒纱布、棉垫、绷带、胶布等。

2. 清创前告知(1 分)　告知患者清创和缝合的目的、意义和配合的内容。

3. 戴帽子、口罩、无菌手套正确(2 分)　①洗手后、戴帽子、口罩。(1 分)②打开手套

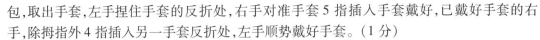

包,取出手套,左手捏住手套的反折处,右手对准手套 5 指插入手套戴好,已戴好手套的右手,除拇指外 4 指插入另一手套反折处,左手顺势戴好手套。(1 分)

4. 清洗去污,伤口处理(6 分) ①首先用肥皂水或汽油除去伤口周围油污,然后用外用生理盐水清洗创口周围皮肤,消毒伤口,必要时可扩大伤口,再用过氧化氢反复冲洗,止血。(2 分)②用无菌干纱布蘸干伤口内的冲洗液及伤口周围皮肤,可用 0.5% 碘伏等无刺激性消毒液消毒伤口内及周围皮肤,检查伤口内有无血凝块及异物。若有,及时清除。(2 分)③检查伤口深度,注意检查有无合并血管、神经、肌腱与骨骼损伤。(2 分)

5. 缝合伤口(4 分) ①铺无菌洞巾,2% 利多卡因局部麻醉。(2 分)②缝合方法正确,注意进针、出针的角度、边距、针距等;用持针器打结,注意打结的方向,避免出现滑结。(2 分)

6. 缝合后伤口的处理(2 分) 用 70% 的乙醇在已缝合的伤口上消毒一次,再以无菌纱布覆盖伤口,胶布固定。

7. 清创后告知(1 分) 告知患者清创和缝合的情况,缝合应注意的事项。

8. 提问 清创术的最佳时间是何时?（2 分）

答:伤后 6 ~ 8 小时。

【课后作业】

患者女性,23 岁,因左臂碾压伤来医院急诊,经检查诊断为左桡骨开放性骨折,病人已在清创室,并已由麻醉师进行了左臂丛神经麻醉,现请你实施清创和缝合伤口(在医学模拟人上操作,提示:应先准备和检查操作所需物品,以皮肤代用品进行缝合)。

任务七 开放性伤口的止血包扎

【任务目标】

会按操作标准进行开放性伤口的止血包扎,能回答开放性伤口止血包扎相关的提问。

【相关知识】

开放性伤口的止血包扎目的是控制开放性伤口的出血并避免伤口被污染,为伤口的下一步清创缝合创造条件。适用于各种情况的出血,特别是大出血的急救处理。如患者出血的同时伴有呼吸困难、呼吸停止或心搏骤停状况,此时不宜先进行伤口的处理。

【操作流程】

操作流程	操作步骤
术前准备	器械准备:消毒用品、无菌纱布、棉垫、绷带、三角巾,止血带等,也可用清洁毛巾、手绢、布单、衣物等
	患者准备:向患者或家属交代病情,争取理解配合
止血方法	(1)加压包扎法:用敷料盖住伤口,再用绷带加压包扎
	(2)堵塞止血法:用消毒的纱布、棉垫等敷料堵塞在伤口内,再用绷带、三角巾或四头带加压包扎,松紧度以达到止血为宜。常用于颈部、臀部等较深的伤口
	(3)指压止血法:用手指压迫出血的血管上端,即近心端,使血管闭合阻断血流达到止血的目的。适用于头、面、颈部及四肢的动脉出血急救

续表

操作流程	操作步骤
	(4)屈曲加垫止血法:当前臂或小腿出血时,可在肘窝或腘窝内放置棉纱垫、毛巾或衣服等物品,屈曲关节,用三角巾或布带做"8"字形固定。注意有骨折或关节脱位者不能使用,同时,因此方法令伤员产生较大痛苦,不做首选
	(5)止血带止血法:适用于四肢大血管破裂或经其他急救止血无效者。包括①橡皮止血带止血法:常用气囊止血带或长1米左右的橡皮管,先在止血带部位垫一层布或单衣,再以左手拇指、示指、中指持止血带头端,另一手拉紧止血带绕肢体缠2~3圈,并将橡皮管末端压在紧缠的橡皮管下固定;②绞紧止血法:急救时可用布带、绳索、三角巾或毛巾替代橡皮管,先垫衬垫,再将带子在垫上绕肢体一圈打结,在结下穿一短棒,旋转此短棒使带子绞紧,至不流血为止,最后将短棒固定在肢体上
包扎方法	(1)绑带包扎法:主要用于四肢及手、足部伤口的包扎及敷料、夹板的固定等。包括:①环形包扎法——主要用于腕部和颈部;②"8"字形包扎法——用于关节附近的包扎;③螺旋形包扎法——主要用于上肢和大腿;④人字形包扎法——多用于前臂和小腿等
	(2)三角巾包扎法:依据伤口不同部位,采用不同的三角巾包扎方法,常见的有:
	1)头顶部伤口:采用帽式包扎法。将三角巾底边折叠约3cm宽,底边正中放在眉间上部,顶尖拉向枕部,底边经耳上向后在枕部交叉并压住顶角,再经耳上绕到额部拉紧打结,顶角向上反折至底边内或用别针固定。
	2)头顶、面部或枕部伤口:将三角巾顶角打结放在额前,底边中点打结放在枕部,底边两角拉紧包住下颌,再绕至枕骨结节下方打结,称为风帽式包扎法。
	3)颜面部较大范围的伤口:采用面具式包扎法。将三角巾顶角打结,放在下颌处,上提底边罩住头面,拉紧两底角至后枕部交叉,再绕至前额部打结,包扎好后根据伤情在眼、鼻、口处剪洞。
	4)头、眼、耳处外伤:采用头眼包扎法。三角巾底边打结放在鼻梁上,两底角拉向耳后下,枕后交叉后绕至前额打结,反折顶角向上固定。
	5)一侧眼球受伤:采用单眼包扎法。将三角巾折叠成4指宽的带形,将带子的上1/3盖住伤眼,下2/3从耳下至枕部,再经健侧耳上至前额,压住另一端,最后绕经伤耳上,枕部至健侧耳上打结。
	6)双眼损伤:采用双眼包扎法。先将带子中部压住一眼,下端从耳后到枕部,经对侧耳上至前额,压住上端,反折上端斜向下压住另一眼,再绕至耳后、枕部,至对侧耳上打结。
	7)下颌、耳部、前额或颞部的伤口:采用下颌带式包扎法。将带巾经双耳或颞部向上,长端绕顶后在颞部与短端交叉,将两端环绕头部,在对侧颞部打结。
	8)肩部伤口:可用肩部三角巾包扎法、燕尾式包扎法或衣袖肩部包扎法包扎。燕尾式包扎法:将三角巾折成燕尾式放在伤侧,向后的角稍大于向前的角,两底角在伤侧腋下打结,两燕尾角于颈部交叉,至健侧腋下打结。
	9)前臂悬吊带:①前臂大悬吊带适用于前臂外伤后骨折,方法:将三角巾平展于胸前,顶角与伤肢肘关节平行,屈曲伤肢,提起三角巾下端,两端在颈后打结,顶尖向胸前外折,用别针固定。②前臂小悬吊带适用于锁骨、肱骨骨折、肩关节损

操作流程	操作步骤
包扎方法	伤和上臂损伤,方法:将三角巾叠成带状,中央放在伤侧前臂的下 1/3,两端在颈后打结,将前臂悬吊于胸前。 10)胸背部伤口:包括单胸包扎法、胸背部燕尾式包扎法、胸背部双燕尾式包扎法。 11)腹部伤口:包括腹部兜式包扎法、腹部燕尾式包扎法。 12)臀部伤口:单臀包扎法。需两条三角巾,将一条三角巾盖住伤臀,顶角朝上,底边折成两指宽在大腿根部绕成一周作结;另一三角巾折成带状压住三角巾顶角,围绕腰部一周作结,最后将三角巾顶角折回,用别针固定。 13)四肢肢体包扎法:将三角巾折叠成适当宽度的带状,在伤口部环绕肢体包扎。 14)手(足)部三角巾包扎法:将手或足放在三角巾上,与底边垂直,反折三角巾顶角至手或足背,底边缠绕打结
术后处理	嘱患者卧床休息,注意观察出血部位血渗血情况;包扎松紧度是否适,观察肢体远端有无麻木,发绀、疼痛等症状

【考试举例】

患者男性,20 岁,因车祸导致左小腿开放性骨折,伤口流血,现请你现场紧急救护,做开放性伤口的止血包扎。(20 分)

1. 准备工作(3 分) 消毒钳、持针器、镊子、缝合线、剪刀、引流条或橡皮管、外用生理盐水、消毒纱布、棉垫、绷带、胶布、夹板等。

2. 清洁、去污,处理伤口(8 分) 除去伤口周围污垢油腻脏物,用外用生理盐水清洗创口周围皮肤,消毒伤口、麻醉,切除失去活力的组织,必要时可扩大伤口,再用过氧化氢反复清洗,止血,缝合伤口,无菌纱布或棉垫覆盖伤口,胶布固定。

3. 夹板固定、操作正确(6 分) 夹板长度超过膝关节,上端固定至大腿,下端固定至踝关节及足底;膝关节、踝关节处垫以敷料,再以绷带捆扎。

4. 提问 开放性伤口止血包扎的目的是什么?(3 分)
答:控制开放性伤口的出血并避免伤口被污染,为伤口的下一步清创缝合创造条件。

【课后作业】

患者男性,25 岁,因摔倒导致右前臂开放性骨折,现请你现场紧急救护,做开放性伤口包扎及急救处理(在医学模拟人上操作)。

任务八 脓肿切开术

【任务目标】

能按操作标准要求进行脓肿切开术,能回答脓肿切开术相关的提问。

【相关知识】

脓肿切开术的目的是引流感染形成的脓液,以促进感染区的炎症消退及伤口愈合。适应于表浅脓肿,表面有波动感;深部脓肿,诊断性穿刺可抽吸出脓液或 B 超提示局部有脓肿形成者。禁忌证为感染区脓肿末形成者,脓肿范围不明确者需首先通过检查明确脓肿的范围。

【操作流程】

操作流程	操作步骤
术前准备	器械准备:无菌手术包、3%过氧化氢、碘伏及1∶5000苯扎溴铵溶液、无菌注射器、2%利多卡因溶液、纱布、胶布等
	患者准备:向患者及其家属说明脓肿切开目的,交代术后换药及伤口愈合过程;消除顾虑,告知可能出现的并发症,签署手术同意书
	术者准备:戴口罩、帽子、术者手臂消毒
浅部脓肿的切开术	根据脓肿部位取患者舒适体位
	操作者用无菌注射器抽取2%利多卡因溶液,从远处向脓腔附近进针打麻药进行局部浸润麻醉,如为深部或较大脓肿则宜采用静脉麻醉。对引流部位的区域皮肤进行常规消毒,戴手套,铺盖无菌洞巾
	术者持手术刀,用刀尖适当刺入脓肿的中央,然后用刀向上反挑一小切口,即有脓液排出。待脓液排出后,伸手指进入脓腔,探查其大小、位置以及形状,以便决定是否延长切口。如探查发现为多房性脓肿,应用手指进行钝性分离,使之变为单一大脓腔,以利排脓
	用止血钳轻轻向脓腔填入湿盐水纱布或碘仿纱布或凡士林纱布,并用干纱布或棉垫覆盖包扎固定
深部脓肿的切开术	根据脓肿部位取患者舒适体位
	选用适当的有效麻醉
	切开脓肿之前先用针穿刺抽吸,找到脓腔后,将针头留在原处,作为切开的标志。
	用手术刀先切开皮肤、皮下组织、筋膜后,手持紧闭血管钳顺针头方向,插入脓腔,然后将血管钳的尖端缓慢充分打开,并以手指伸入脓腔内检查
	手术后于脓腔内置入干纱布条,一端留在外面,或置入有侧孔的橡皮引流管。干纱布或棉垫覆盖包扎固定
	若脓肿切开后,腔内有多量出血时,可用干纱布按顺序紧紧填塞整个脓腔,以压迫止血,术后第2天,用无菌生理盐水浸湿全部堵塞敷料后,轻轻取出,改换烟卷或凡士林纱布引流
	术后做好手术记录,特别应注明引流物的数量
术后处理	嘱患者卧床休息,严密观察敷料有无渗湿、及时更换;注意观察脓肿引流情况

【考试举例】

患者男性,32岁,因右侧大腿中部红肿、疼痛2天就诊。查体,右侧大腿中部可触及一大小约3cm×4cm包块,边界清楚,波动感明显,穿刺抽出脓液,诊断为表浅脓肿,拟做脓肿切开术,现请你实施脓肿切开术。(在医学模拟人上操作)(20分)

1. 准备工作(2分) 无菌手术包、3%过氧化氢、碘伏及1∶5000苯扎溴铵溶液、无菌注

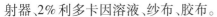

射器、2%利多卡因溶液、纱布、胶布。

2. 清创前告知(2分) 告知患者脓肿切开的目的、意义和配合的内容。

3. 戴帽子、口罩、无菌手套正确(4分) ①戴帽子、口罩正确。(2分)②打开手套包,取出手套,左手捏住手套的反折处,右手对准手套5指插入手套戴好,已戴好手套的右手,除拇指外4指插入另一手套反折处,左手顺势戴好手套。(2分)

4. 脓肿切开的处理(8分) ①脓肿部位消毒,铺无菌洞巾,2%利多卡因局部麻醉。(2分)②术者持手术刀,用刀尖适当刺入脓肿的中央,用刀向上反挑一小切口,待脓液排出后,伸手指进入脓腔,探查脓腔。如探查发现为多房性脓肿,应用手指进行钝性分离,以利排脓。(3分)③于脓腔内置入干纱布条,一端留在外面,或置入有侧孔的橡皮引流管。以无菌纱布,覆盖伤口,胶布固定。(3分)

5. 脓肿切开后告知(2分) 告知患者脓肿切开引流的情况及应注意的事项。

6. 提问 脓肿形成后最佳的治疗方法是什么?(2分)

答:及时切开引流。

【课后作业】

在医学缝合模块上熟练掌握脓肿切开引流的操作技能。

任务九 换药与拆线

【任务目标】

能按操作标准要求进行换药与拆线,能回答换药与拆线相关的提问。

【相关知识】

换药的目的是观察伤口,改善伤口环境,缩短疗程,保护伤口。适用于缝合伤口到期需要拆线者;伤口放置引流物需要拔除者;伤口的引流液、渗出液、血液湿透敷料者;需要观察和检查伤口局部情况者。拆线的目的是在伤口愈合良好时尽早去除保持皮肤张力的线结,保证伤口的良好愈合。缝合伤口如愈合良好,已到拆线日期即可以进行拆线。一般的拆线日期为:头颈部3~5天;腋下、下腹部、会阴部5~7天;上腹部、胸部、臀部7~10天;背部、四肢近关节处10~14天;减张缝合14天,老人、营养不良者适当延迟拆线时间。

【操作流程】

操作流程	操作步骤
术前准备	器械准备:换药包、线剪、70%乙醇棉球、生理盐水棉球、纱布、棉垫、胶布、无菌棉签等
	患者准备:告知患者换药目的,消除顾虑;告知可能出现的不适症状,取得配合
	换药者准备:穿好工作服、带好口罩、帽子
伤口换药	一般在术后第2天或第3天更换第一次敷料
	根据伤口情况取患者舒适体位,充分暴露伤口

续表

操作流程	操作步骤
伤口换药	用手固定压住胶布一端皮肤,慢慢用另一手轻轻拉起该端胶布。先揭开一侧,然后揭开另一侧,再连同外层敷料一起移除
	沿伤口长轴方向用无菌镊子取下伤口内层敷料及引流物。若内层敷料与创面干结成痂或被脓液浸透粘紧,可用生理盐水浸湿浸透,再轻轻沿创口长轴揭去敷料放到弯盘内
	去除敷料后,用左手镊子从换药碗中夹取70%乙醇棉球,右手镊子接过左手镊子的乙醇棉球(两镊不可接触),消毒创口周围皮肤,沿创口方向,范围大约距创口3~5cm,擦拭2~3遍
	用无菌纱布遮盖伤口,距离切口边缘3cm以上,下层纱布光滑面向下,上层纱布光滑面向上,一般覆盖8~12层纱布。胶布固定,贴胶布方向应与该躯体运动方向垂直
	将敷料丢弃至指定医疗废弃区域
伤口拆线	当证实切口已愈合成牢固的黏合(可扪及切口处有一道"硬脊"),此时可拆线。
	用碘伏或乙醇棉球从内向外消毒切口、缝线及针眼和周围皮肤,范围约3~5cm
	左手用镊子轻轻提起线结,使线结下埋于皮内的缝线露出一小段,右手持线剪用剪尖在线结下将露出部剪断后,左手持镊夹住缝线,顺势朝切口方向拉出
	拆线后,重新消毒切口一次,然后用纱布覆盖,胶布固定
换药、拆线后处理	嘱患者适当休息,保持敷料干燥

【考试举例】

患者男性,45岁,右侧腹股沟斜疝修补术第7天,需要换药拆线,你应如何进行换药?(20分)

1. 准备工作(2分) 换药包、线剪、70%乙醇棉球、生理盐水棉球、纱布、棉垫、胶布、无菌棉签等。

2. 取、开换药包正确。(2分)

3. 伤口处理正确(6分) ①用手固定压住胶布一端皮肤,慢慢用另一手轻轻拉起该端胶布。先揭开一侧,然后揭开另一侧,再连同外层敷料一起移除。(2分)②沿伤口长轴方向用无菌镊子取下伤口内层敷料及引流物。(2分)③左手镊子从换药碗中夹取70%乙醇棉球,右手镊子接过左手镊子的乙醇棉球,消毒创口周围皮肤,沿创口方向,范围大约距创口3~5cm,擦拭2~3遍。(2分)

4. 拆线线方法正确(6分) 左手用镊子轻轻提起线结,使线结下埋于皮内的缝线露出一小段,右手持线剪用剪尖在线结下将露出部剪断后,左手持镊夹住缝线,顺势朝切口方向拉出。

5. 覆盖消毒纱布及胶布粘贴方向正确,长度适度(2分) 用无菌纱布遮盖伤口,距离切口边缘3cm以上,下层纱布光滑面向下,上层纱布光滑面向上,一般覆盖8~12层纱布。胶布固定,贴胶布方向应与该躯体运动方向垂直。

6. 提问 头颈部拆线时间是多少天?(2分)

答:3~5天。

【课后作业】

患者男性,45 岁,胆囊切除术后第二天,需要换药,你应如何进行换药(在医学模拟人上操作)?

(陈剑龙)

任务十 吸 氧 术

【任务目标】

会按操作标准要求吸氧术操作,能回答吸氧相关的提问。

【相关知识】

吸氧的目的是纠正各种原因造成的缺氧状态,提高动脉血氧分压和动脉血氧饱和度,增加动脉血氧含量,促进组织的新陈代谢,维持机体生命活动。适用于:呼吸系统疾病如肺源性心脏病、哮喘、重症肺炎、肺水肿、气胸等;心血管系统疾病如心源性休克、心力衰竭、心肌梗死、严重心律失常等;中枢神经系统疾病如颅脑外伤、各种原因引起的昏迷等;其他严重的贫血、出血性休克、一氧化碳中毒、麻醉药物及氰化物中毒、大手术后、产程过长等。

【操作流程】

操作流程	操作步骤
术前准备	器械准备:中心供氧氧气装置、一次性吸氧管、蒸馏水、治疗碗内盛温开水、棉签、弯盘、手电筒、用氧记录单、笔
	患者准备:向病人解释操作目的,取得病人同意,戴口罩,协助病人取舒适卧位
操作前准备	用手电筒检查病人鼻腔,用湿棉签清洁两侧鼻孔
	检查流量表开关是否关紧。打开总开关,再慢慢打开流量表开关,连接鼻导管,观察氧气流出是否通畅,然后关闭流量表开关
吸氧	一、鼻导管法 1. 用湿棉签清洁鼻腔。 2. 打开流量表先调节氧流量,后连接鼻导管,将鼻导管用水润湿后,自一侧鼻孔轻轻插入至鼻咽部,长度约为鼻尖至耳垂的 2/3。 3. 用胶布将鼻导管固定于鼻翼或鼻背及面颊部。 4. 调节流量。缺氧伴有严重二氧化碳潴留者,1 ~ 2L/min,无二氧化碳潴留患者,2 ~ 4L/min;心脏病、肺水肿患者,可用 4 ~ 6L/min。(一般成人氧流量 2 ~ 4L/min。严重缺氧者 4 ~ 6L/min,小儿 1 ~ 2L/min)观察吸氧情况并记录吸氧时间。 5. 停用氧气时,先分离鼻导管和玻璃接头,后关流量表小开关,取下鼻导管置于弯盘内,清洁面部并去除胶布痕迹,关闭总开关,重开小开关,放尽余氧后关小开关,记录停氧时间
	二、口罩法 以漏斗代替鼻导管,多用于婴幼儿。将漏斗罩于患者口鼻处,距离皮肤约 1 ~ 3cm。也可用绷带适当固定,以防移动。一般流量 4 ~ 5L/min

操作流程	操作步骤
吸氧	三、面罩法 1. 检查面罩各部功能是否良好。 2. 放上面罩,使其与患者面部密合,以橡皮带固定。 3. 调节流量:一般 3～4L/min,严重缺氧者 7～8L/min。 4. 本法适用于无二氧化碳潴留的患者 四、鼻塞法 1. 拭净鼻腔,将鼻塞塞入一只鼻孔,鼻塞大小以恰能塞严鼻孔为宜,勿深塞入鼻腔。 2. 调节流量同鼻导管法

【考试举例】

吸氧术(面罩吸氧法,在医学模拟人上操作)(8 分)

1. 先检查吸氧器具(1 分);

2. 面罩安装是否与患者面部吻合(2 分);

3. 开启氧气阀及流量表,调整流量操作正确(1 分);

4. 氧气流量调节适当(1 分);

5. 术毕,氧气阀及流量表关闭操作正确(1 分);

6. 整个操作流畅、正确(2 分)。

【课后作业】

在医学模拟人上操作吸氧术。

任务十一 吸 痰 术

【任务目标】

会按操作标准要求吸痰术操作,能回答吸痰相关的提问。

【相关知识】

吸痰术是指经口腔,鼻腔,人工气道(气管切开术)将呼吸道的分泌物吸出,以保持呼吸道通畅,预防吸入性肺炎,肺不张,窒息等并发症的一种方法。适用于危重、老年、昏迷及麻醉后病人因咳嗽无力、咳嗽反射迟钝或会厌功能不全,不能自行清除呼吸道分泌物或误吸呕吐物而出现呼吸困难时,在病人窒息的紧急情况下,如溺水、吸入羊水等。颅底骨折病人禁用鼻导管吸痰。

【操作流程】

操作流程	操作步骤
术前准备	器械准备:电动吸引器、治疗盘内盛无菌生理盐水、有盖罐 2 只(或用一次性吸痰管)、棉签、镊子、弯盘、纱布、治疗巾,必要时备压舌板、开口器、拉舌器等 患者准备:向病人解释操作目的,取得病人同意,戴口罩,协助病人取舒适卧位

续表

操作流程	操作步骤
操作前准备	接电源,打开开关,检查吸引器性能是否良好
	操作者戴手套,检查吸引管道是否通畅
吸痰	将患者的头转向一侧,昏迷者可用压舌板或开口器启开,折叠导管末端,将吸痰管由口颊部插至咽部,在患者吸气时将吸痰管插入气管;如口腔吸痰有困难,可从鼻腔插入,有气管切开或气管插管者,可直接插入,吸痰时动作要轻柔,从深部向上提拉,左右旋转,如此反复直到吸净。插入一定深度时,立即放开导管折叠处,进行吸痰。每次插入吸痰时间不超过15秒,以免缺氧,导管退出后,应用生理盐水抽吸冲洗,防导管被痰液阻塞。操作完毕,关上吸引器开关,并将吸痰玻璃接管插入盛有消毒液的容器中浸泡
禁忌证	颅底骨折病人禁用鼻导管吸痰

【考试举例】

电动吸引器吸痰术(在医学模拟人上操作)(8分)

1. 装置吸痰器操作正确(2分) 接上电源,打开开关,检查吸引器性能是否良好,吸引管道是否畅通。

2. 模拟人体位正确(2分) 半卧或平卧,头转向一侧,昏迷者可用开口器或压舌板帮助启开口腔。

3. 吸痰过程操作正确(4分)

(1)吸痰管从鼻孔插入(或由口颊部插入)至咽部,当吸气时顺势插入气管,插入一定深度时放开导管折叠处进行吸痰,动作轻柔(2分);

(2)一次吸痰持续时间<15秒,插入时捏紧吸管,向上提拉吸痰时放松吸管,并将吸管左右旋转,如此反复直到吸净,操作流畅(2分)。

【课后作业】

在医学模拟人上操作吸痰术。

任务十二 胃管置入术

【任务目标】

会按操作标准要求操作胃管置入术,能回答胃管置入术的提问。

【相关知识】

胃管置入的目的有缓解肠梗阻所致的症状;进行胃肠道手术的术前准备,以减少胃肠胀气及对不能经口进食的患者,从胃管灌入流质食物,保证病人摄入足够的营养、水分和药物,以利早日康复等作用。主要适用于急性胃扩张、上消化道穿孔或胃肠道有梗阻、急腹症有明显胀气者或较大的腹部手术前等及昏迷病人或不能经口进食者。对鼻咽部有癌肿或急性炎症的患者;食管静脉曲张、上消化道出血、心力衰竭和重度高血压;吞食腐蚀性药物的患者禁用胃管置入术。

【操作流程】

操作流程	操作步骤
术前准备	器械准备:治疗碗且内盛温开水、一次性胃管、手套、棉签、纱布、治疗巾、20ml 注射器、石蜡油棉球、弯盘、手电筒、别针,必要时备压舌板、听诊器等
	患者准备:向病人解释操作目的,取得病人同意,戴口罩。根据病情取适宜卧位(能配合者取半坐位或坐位,病情不允许坐起者取右侧卧位,昏迷患者取去枕平卧位,头向后仰)
操作前准备	检查鼻腔,选择通畅一侧,用湿棉签清洁鼻腔,有义齿者取下并妥善放置。初步估量插管长度,在体表做好标记
	戴手套,检查胃管是否通畅,测量胃管插入长度(一般为前额发际至胸骨剑突处,或由鼻尖经耳垂至胸骨剑突的距离。成人 45 ~ 55cm,婴儿约 14 ~ 18cm)并做好标记
插胃管	用石蜡油棉球润滑胃管前端。沿选定的鼻孔插入胃管,先稍向上而后平行再向后下缓慢轻轻地插入,插入 14 ~ 16cm(咽喉部)时,嘱病人做吞咽动作,当病人吞咽时顺势将胃管向前推进。直至预定长度。初步固定胃管,检查胃管是否盘曲在口中。确定胃管位置,通常有三种方法:一是将胃管末端置于盛水的治疗碗内,无气泡逸出;二是抽取胃液法,这是确定胃管是否在胃内最可靠的方法;三是听气过水声法,即将听诊器置病人胃区,快速经胃管向胃内注入 10ml 的空气。听到气过水声确认胃管在胃内后,用纱布拭去口角分泌物,撤弯盘,摘手套,用胶布将胃管固定于面颊部。将胃管末端反折,用纱布包好,撤治疗巾,用别针固定于枕旁或病人衣领处
注意事项	1. 插管过程中患者出现恶心,应该休息片刻,嘱深呼吸后再插入,出现呛咳、呼吸困难、发绀等,表示误入气管,应立即拔出,休息片刻重插。
	2. 昏迷患者插管是应先撤去枕头,头向后仰,当胃管插入至会厌部时(约 15 厘米),左手托起头部,使下颌靠近胸骨柄,加大咽部通道的弧度,使管段沿后壁滑行,插至所需长度。
	3. 长期胃肠减压者,根据胃管说明书更换胃管,从另一侧鼻腔插入

【考试举例】

患者男性,30 岁,因幽门梗阻,急性胃扩张,急需行胃肠减压术,请你操作插胃管术(需戴无菌手套,在医学模拟人上操作)(20 分)

1. 必需物品准备正确(4 分)   准备消毒的胃管和石蜡油(1 分),肠内营养液(1 分),50ml 注射器 1 支(1 分),过程中注意无菌操作(1 分),戴无菌手套。

2. 放置胃管时模拟人体位正确(2 分)   模拟人半卧位或平卧位。

3. 放置胃管时操作流畅、正确(10 分)   清洁鼻孔、石蜡油润滑导管,由一侧鼻孔缓缓插入,胃管达咽喉部时,告知病人做吞咽动作逐步插入(4 分)。当胃管插入 45 ~ 55cm 时,或插入长度约为患者前额发际到剑突的距离时,估计胃管进入胃内。(4 分)在确定胃管已插入胃内后,取 50 毫升针筒,吸取营养液,接胃管徐徐注入。(2 分)

4. 提问   如何检查胃管已插入胃内?(3 分)

答:检查胃管是否插入胃内,检查方法如下:试抽胃液或向胃管内注入空气,同时用听诊器于胃部听诊;或将胃管末端置于盛水碗内,观察有无气泡逸出。

【课后作业】

在医学模拟人上操作胃管置入术。

任务十三　导　尿　术

【任务目标】

会按操作标准要求操作导尿术,能回答导尿术的提问。

【相关知识】

导尿术是在严格的无菌操作下,将无菌导尿管经尿道插入膀胱引出尿液的技术。导尿术主要用于尿潴留患者导尿以解除腹胀;盆腔器官术前导尿以排空膀胱,避免误伤膀胱;泌尿系统术后留置导尿可促使伤口愈合、恢复功能;昏迷、尿失禁、外阴伤口,留置导尿以保持局部清洁干燥;对休克、危重者正确记录尿量、比重以观察肾功能;协助临床诊断,如收集无菌尿做细菌培养,膀胱或尿道造影等。对尿道周围有严重感染、急性前列腺炎、急性附睾炎、急性尿道炎避免行导尿术。

【操作流程】

操作流程	操作步骤
术前准备	器械准备:无菌导尿包:弯盘、治疗碗、小药杯(棉球 4 个)、洞巾、小镊子、标本瓶、20ml 注射器(内有 10ml 生理盐水)、导尿管、纱布、血管钳、治疗碗(不少于 15 个棉球)、血管钳、弯盘、无菌持物钳、无菌手套、碘伏、橡胶单、治疗巾、便盆等
	患者准备:向病人解释操作目的,取得病人同意,戴口罩。脱近侧裤腿,盖于对侧腿上,近侧下肢用大毛巾遮盖,嘱病人两腿屈膝自然分开,暴露外阴
操作前准备	患者仰卧,两腿屈膝外展,臀下垫油布或中单。患者先用肥皂液清洗外阴;男患者翻开包皮清洗。以 2% 红汞或 0.1% 苯扎溴铵或 0.1% 氯已定溶液由内向外环形消毒尿道口及外阴部。外阴部盖无菌洞巾,男性则用消毒巾裹住阴茎,露出尿道口
插导尿管	术者戴无菌手套站于患者右侧,以左手拇、示二指夹持阴茎,女性则分开小阴唇露出尿道口,右手将涂有无菌润滑油之导尿管慢慢插入尿道,导尿管外端用止血钳夹闭,将其开口置于消毒弯盘中。男性约进入 15～20cm,女性约入 6～8cm,松开止血钳,尿液即可流出。需作细菌培养者,留取中段尿于无菌试管中送检。术后将导尿管夹闭后再徐徐拔出,以免管内尿液流出污染衣物。如需留置导尿时,则以胶布固定尿管,以防脱出,外端以止血钳夹闭,管口以无菌纱布包好,以防尿液逸出和污染;或接上留尿无菌塑料袋,挂于床侧
注意事项	①严格无菌操作,预防尿路感染。②插入尿管动作要轻柔,以免损伤尿道黏膜,若插入时有阻挡感可更换方向再插见有尿液流出时再插入 2cm,勿过深或过浅,尤忌反复抽动尿管。③选择导尿管的粗细要适宜,对小儿或疑有尿道狭窄者,尿管宜细。④对膀胱过度充盈者,排尿宜缓慢以免骤然减压引起出血或晕厥。⑤测定残余尿时,嘱患者先自行排尿,然后导尿。残余尿量一般为 5～10m,如超过 100ml,则应留置导尿。⑥留置导尿时,应经常检查尿管固定情况,有否脱出,必要时以无菌药液每日冲洗膀胱一次;每隔 5～7 日更换尿管一次,再次插入前应让尿道松弛数小时,再重新插入

【考试举例】

患者女性,42岁,因患子宫肌瘤,需作子宫切除术,术前准备,请你做留置导尿术(在医学模拟人上操作)(20分)

1. 患者体位及冲洗清洁操作正确(3分)　模拟人仰卧,两腿屈膝外展,臀下垫油布或中单(1分)。用肥皂液清洗患者会阴部(1分)。翻开大阴唇清洗(1分)。

2. 戴无菌手套(5分)　打开手套包,取出手套。左手捏住手套反折处,右手对准手套5指插入戴好(2分)。已戴手套的右手,除拇指外4指插入另一手套反折处,左手顺势戴好手套(3分)。

3. 消毒、铺巾正确(3分)　以蘸碘伏或0.1%苯扎溴铵或0.1%氯已定的棉球,由尿道口向外周消毒(2分)。铺洞巾露出尿道口(1分)。

4. 插入导尿管操作正确(3分)　考生站于模拟人右侧,先用无菌注射器检查导尿管是否通畅,以左手拇、示指翻开大阴唇暴露尿道口(1分)。右手持镊子将涂有无菌润滑油之导尿管慢慢插入尿道,导尿管外端用止血钳夹闭,将其开口置于消毒弯盘中,女性进入6~8cm,松开止血钳,尿液即可流出(2分)。

5. 留置导尿操作正确(3分)　可采用近端带充气套囊的Foley乳胶导尿管,先用无菌注射器检查导尿管是否通畅与气囊是否漏气,成人一般用14号导管,插入后经侧管注气4~5ml,固定。

6. 提问　留置导尿术适应证?(3分)

答:尿潴留或膀胱减压(1分)。留置导尿或观察每小时尿量变化(1分)。盆腔器官手术前准备(1分)。

【课后作业】

在医学模拟人上操作导尿术。

任务十四　静脉穿刺术

【任务目标】

会按操作标准要求操作静脉穿刺术,能回答静脉穿刺术的提问。

【相关知识】

静脉穿刺术通过静脉穿刺可抽取血液,通过静脉给药,可迅速进入血液循环,生效快速;其次,较高浓度的液体或血液经静脉注射入体内,不受量的限制;特别在体液循环不足的病例,必须尽快建立静脉通道,快速补充血容量,建立有效血液循环,保护脑、心、肝、肾等重要脏器的功能。

【操作流程】

操作流程	操作步骤
术前准备	用物准备:清洁盘,穿刺针包、一次性注射器、消毒洗手液、止血带,皮肤消毒剂,棉签
	患者准备:告知患者穿刺的目的,指导患者配合

续表

操作流程	操作步骤
静脉穿刺	以股静脉穿刺为例 1. 病人取平卧位其穿刺下肢轻微外展外旋,在腹股沟韧带中心的内下方1.5～3.0cm,股动脉搏动内侧为穿刺点。 2. 术者戴好帽子口罩立于病人一侧,消毒局部皮肤,戴无菌手套,铺无菌洞巾。于穿刺点处轻轻压迫皮肤及股静脉并稍加固定。 3. 右手持注射器向左手示指、中指固定的穿刺点刺入,进针方向与穿刺部位的皮肤呈30～45度角,顺应血流方向或成垂直方向,边进针边抽吸缓缓刺入。 4. 当穿刺针进入股静脉后,即有静脉血液回流入注射针管内,再进针2～4mm即可采血或注射药物。 5. 若未能抽出血液则先向深部刺入,采用边退针边抽吸至有血液抽吸出为止;或者调整穿刺方向、深度或重新穿刺。 6. 穿刺完毕,拔出针头并消毒皮肤,盖上无菌小纱布,局部压迫3～5分钟,以防出血,再用胶布固定
注意事项	1. 必须严格无菌操作,以防感染。 2. 如抽出鲜红色血液表示误入动脉,应立即拔出,压迫穿刺点5分钟。 3. 尽量避免反复穿刺,一般穿刺3次不成功应停止。 4. 穿刺后妥善压迫止血,防止局部血栓形成

【考试举例】

四肢浅静脉穿刺取血(20分)

1. 向病人说明操作内容、目的及可能出现的情况,取得病人及家属合作与配合。(2分)。

2. 穿刺部位可选择肘部静脉(2分)。

3. 用品准备　压脉带,治疗盘,2%～3%的碘酊,70%乙醇,镊子,棉签,弯盘,无菌干燥的10ml注射器,试管,输血输液用品。(2分)

4. 操作(12分)

(1)操作者戴帽、口罩,洗手,病人取仰卧位。

(2)将病人一上臂放于一旁,搏动最明显处所扎上压脉带,可见静脉曲张,取穿刺条件最好的静脉进行消毒,用碘酊消毒局部皮肤及操作者左手拇、示指。

(3)用左手两指固定穿刺部位皮肤及静脉,右手持注射器,针尖斜面朝上,使针头与皮肤呈15°～30°角,刺入皮肤,再沿静脉近心方向潜行,然后刺入静脉,注意不要用力过猛,见回血后再顺静脉进针少许,将针头放平并固定,进行抽血或注入药物。

(4)抽取完毕,解开压脉带,拔出针头,局部用无菌纱布加压止血到不出血为止。

(5)采血后取下针头,将血液顺标本管壁缓慢注入,贴标签送检。

(6)对病人做术后爱伤意识。

5. 考官提问(2分)　静脉穿刺时,操作者应注意哪些事项?

答:(1)穿刺点应选取穿刺条件最好的静脉进行消毒。

(2)针刺入静脉时不要用力过猛,见回血后再顺静脉进针少许。

(3)操作完毕,局部必须加压5分钟,直至无出血为止。

【课后作业】

在人体模型上练习静脉穿刺术。

任务十五 胸腔穿刺术

【任务目标】

会按操作标准要求操作胸腔穿刺术,能回答胸腔穿刺术相关的提问。

【相关知识】

胸腔穿刺术主要用于诊断原因未明的胸腔积液,可作诊断性穿刺,做胸水涂片、培养、细胞学和生化学检查以明确病因。其次用于治疗胸腔大量积液、气胸产生压迫症状,可抽液或抽气以减压;急性脓胸或恶性肿瘤侵及胸膜引起积液,可抽液或注入药物。

【操作流程】

操作流程	操作步骤
术前准备	器械准备:胸腔穿刺包一件,内有 12 或 16 号带有乳胶管的胸腔穿刺针、小镊子、止血钳、5ml 注射器及针头、50ml 注射器、纱布、洞巾和换药碗,无菌试管数支(留送常规、生化、细菌、病理标本等,必要时加抗凝剂)
	患者准备:术前经 B 超定位。应向患者阐明穿刺的目的和大致过程,以消除其顾虑,取得配合。嘱患者取坐位面向椅背,两前臂置椅背上,前额伏于前臂上,自然呼吸。不能起床者可取半坐位,患侧前臂上举抱于枕部
操作前准备	操作者戴无菌帽、口罩。穿刺点可行超声波定位,或选在胸部叩诊实音最明显部位进行,胸水较多时一般常取肩胛线或腋后线第 7、8 肋间,有时也选腋中线第 6、7 肋间或腋前线第 5 肋间隙为穿刺点。包裹性积液可结合 X 线胸透或 B 型超声检查确定穿刺方向与深度,以确保穿刺成功。穿刺点用蘸甲紫的棉签在皮肤上作标记。气胸病人选择锁骨中线第 2 肋间或腋中线第 4、5 肋间。操作者戴无菌手套,常规消毒皮肤,覆盖消毒洞巾
穿刺	选穿刺点在下一肋骨的上缘为穿刺点,用 2% 利多卡因局部麻醉,先注射皮下出现皮肤橘皮样皮丘改变,然后自皮至胸膜层进行逐次麻醉。术者以左手指与中指固定穿刺部位的皮肤,右手将穿刺针在局麻部位缓缓刺入,当针锋抵抗感突然消失时,表明已刺入胸膜腔。助手用止血钳协助固定穿刺针,以防刺入过深损伤肺组织。穿刺针可应用三通穿刺针或较粗的长针后接胶皮管,穿刺前应关闭三通针,先将胶皮管用止血钳夹住,然后进行穿刺。穿入胸膜腔后再转动三通活栓使其与外界相通,或松开胶皮管止血钳,抽取胸腔积液。抽液结束拔出穿刺针,覆盖无菌纱布,稍用力压迫片刻,用胶布固定后嘱患者静卧
注意事项	1. 操作过程中密切观察患者反应,如有头晕、面色苍白、出汗、心悸、胸部压迫感或剧痛、昏厥等胸膜反应;或出现持续性咳嗽、气短等现象,立即停止抽液,并皮下注射 0.1% 肾上腺素 0.3～0.5ml,或进行对症处理。 2. 一次抽液不应过多、过快,诊断性抽液,50～100ml 即可;减压抽液,首次不超过 600ml,以后每次不超过 1000ml,以防一次大量迅速抽液后出现复张后肺水肿;如为脓胸,每次尽量抽尽。疑为化脓性感染时,助手用无菌试管留取标本,行涂片

续表

操作流程	操作步骤
注意事项	革兰染色镜检、细菌培养及药敏试验。检查瘤细胞,为提高阳性检出率至少需100ml,并应立即送检,以免细胞自溶。 3. 严格无菌操作,操作中要防止空气进入胸腔,始终保持胸腔负压。 4. 应避免在第9肋间以下穿刺,以免刺破膈肌损伤腹腔脏器。进针部位沿肋骨上缘以免损伤肋间血管

【考试举例】

患者男性,18岁,经体检及X线透视诊断为右侧胸膜腔积液,现需做诊断性胸膜腔穿刺术(在医学模拟人上操作)。(20分)

1. 患者体位正确(2分)　模拟人取坐位面向椅背,两前臂置于椅背上,前额伏于前臂上。不能起床者可取半坐卧位,患侧前臂上举双手抱于枕部。

2. 穿刺点选择正确(3分)　穿刺点选在胸部叩诊实音最明显部位,一般常取肩胛线或腋后线第7、8肋间;也可选腋中线第6、7肋间或由超声波定位确定。

3. 消毒、铺巾、局麻、无菌操作正确(8分)　常规消毒皮肤范围,以穿刺点为中心消毒直径约15cm(1分)。戴无菌手套,打开手套包,取出手套,取出手套。左手捏住手套反折处,右手对准手套5指插入戴好。已戴手套的右手,除拇指外4指插入另一手套反折处,左手顺势戴好手套(5分)。覆盖消毒洞巾,抽取2%利多卡因5ml在穿刺点的下一肋骨上缘模拟自皮至胸膜壁层进行局部浸润麻醉(2分)。

4. 模拟穿刺操作正确(5分)　穿刺前先测量血压(1分)。考生以左手示指与中指固定穿刺部位的皮肤,右手将穿刺针的三通活栓转到与胸腔关闭处,再将穿刺针在麻醉处穿刺,转动三通活栓进行抽液。首次抽液不超过600ml,以后每次不超过1000ml。(1分)。助手用止血钳协助固定穿刺针,以防刺入过深损伤肺组织。注射器抽满后。转动三通活栓使其与外界相通排出液体(1分)。如用较粗的长穿刺针代替胸腔穿刺针时,应先将针座后连接的胶皮管用血管钳夹住,穿刺进入胸膜腔后再接注射器,松开钳子,抽液(1分)。抽液结束时,按压、穿刺口消毒,局部用消毒纱布覆盖、按压后固定(1分)。

5. 术后处理正确(1分)　术后再次测血压。严密观察,当可能发生胸部压迫、气胸,或昏厥等症状须立即诊治。

6. 提问　穿刺进针点为什么从肋骨上缘进入?(1分)

答:因为肋骨下缘有神经血管,肋骨上缘进针可避免损伤。

【课后作业】

在人体模型上练习胸腔穿刺术。

任务十六　腹腔穿刺术

【任务目标】

会按操作标准要求操作腹腔穿刺术,能回答腹腔穿刺术相关的提问。

【相关知识】

腹腔穿刺术是用穿刺针经腹壁刺入腹膜腔的穿刺技术。常用于检查积液的性质以协助明确病因,或进行腹腔内给药。当有大量腹水引起呼吸困难或腹部胀痛时,亦可穿刺放液以减轻症状。内科常用穿刺部位为脐与髂前上棘连线中外1/3 交点。

【操作流程】

操作流程	操作步骤
术前准备	器械准备:腹腔穿刺包、消毒剂、麻醉剂、无菌棉签、手套、洞巾、注射器、纱布以及胶布
	患者准备:应向患者阐明穿刺的目的和大致过程,以消除其顾虑,取得配合。根据病情和需要可取平卧位、半卧位或稍左侧卧位,并尽量使病人舒适,以便能耐受较长手术时间
操作前准备	选择适宜的穿刺点①左下腹部脐与髂前上棘连线的中、外1/3 交点处,不易损伤腹壁动脉;②侧卧位穿刺点在脐水平线与腋前线或腋中线交叉处较为安全,常用于诊断性穿刺;③脐与耻骨联合连线的中点上方1cm,稍偏左或偏右1.0～1.5cm 处,无重要器官且易愈合;④少数积液或包裹性积液,可在B 超引导下定位穿刺。戴无菌手套,穿刺部位常规消毒及铺洞巾,用2% 利多卡因自皮肤至腹膜壁层做局部麻醉
穿刺	术者用左手固定穿刺部皮肤,右手持针经麻醉处垂直刺入腹壁,然后倾斜45°～60°,进1～2cm 后再垂直刺于腹膜层,待感针峰抵抗感突然消失时,提示针头已穿过腹膜壁层即可抽取腹水,并将抽出液放入试管中送检。作诊断性穿刺时,可直接用20ml 或50ml 注射针及适当针头进行。大量放液时,可用8 号或9 号针头,并在针座接一橡皮管,再夹输液夹子以调节速度,将腹水引入容器中以备测量和化验检查。主要放液不宜过多过快,肝硬化患者一般一次不宜超过3000ml。放液后拔出穿刺针,覆盖消毒纱布,以手指压迫数分钟,再用胶布固定。大量放液后,需束以多头腹带,以防腹压骤降、内脏血管扩张起血压下降或休克
注意事项	1. 腹腔穿刺前须告知患者排尿,排空膀胱,以防穿刺时损伤充盈膀胱。 2. 放液不宜过快过多,一次放液通常3000～4000ml。 3. 术中应随时询问病人有无头晕、恶心、心悸等症状,并密切观察病人呼吸、脉搏及面色等,若有异常应停止操作,并作适当处理

【考试举例】

患者男性,31 岁,近2 个月来腹部逐渐膨隆,经检查为腹水,其原因不明,现需作诊断性穿刺,请你施行腹腔穿刺术(取腹穿包,在医学模拟人上操作)(20 分)。

1. 术前告知排尿、模拟人体位正确(2 分)　术前须排尿以防穿刺损伤膀胱;让模拟人坐在靠背椅上(衰弱者可取其他适当体位如半卧位、平卧位或侧卧位)。

2. 穿刺点选择正确(2 分)　选择适宜的穿刺点:①脐与耻骨联合连线中点上方1.0cm、偏左或偏右1.5cm 处,此处无重要器官且易愈合;②左下腹脐与髂前上棘连线中、外1/3 交点,此处不易损伤腹壁动脉;③(侧卧位)在脐水平线与腋前线或腋中线之延长线相交处。

3. 消毒、局麻操作正确(6 分)　消毒方法正确(2 分)。戴无菌手套:打开手套包,取出手套,左手捏住手套反折处,右手对准手套5 指插入戴好。已戴手套的右手,除拇指外4 指

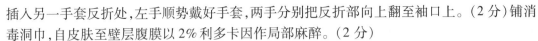

插入另一手套反折处,左手顺势戴好手套,两手分别把反折部向上翻至袖口上。(2分)铺消毒洞巾,自皮肤至壁层腹膜以2%利多卡因作局部麻醉。(2分)

4. 穿刺操作正确(8分) 穿刺前先测量血压(1分)。施术者左手固定穿刺部位皮肤,右手持20ml或50ml注射器,穿刺针经麻醉处刺入皮肤后,以45°角斜刺入皮下,再与腹壁成垂直角度刺入腹腔抽吸腹水(3分)。穿刺结束后,消毒针孔部位,并按压针孔(3分钟),防止腹水渗漏,纱布覆盖,胶布固定。(大量放液者需用腹带加压包扎)(1分)。

5. 提问 诊断性穿刺,抽出的腹水应进一步做哪些检查?(2分)
答:立即送验腹水常规、生化、细菌培养,如血性腹水还需送检脱落细胞。
【课后作业】
在人体模型上练习腹腔穿刺术。

(许 轲)

任务十七　脊柱损伤的搬运

【任务目标】
会按操作标准要求进行脊柱损伤的搬运,能回答脊柱损伤搬运相关的提问。
【相关知识】
对于脊柱外伤患者的搬运,必须掌握一定的救护知识及技巧。否则,很可能因为第一线救护措施的不当,造成损伤加重,甚至发生截瘫或死亡。钝性创伤者出现下列情况应行脊柱固定后再搬运:脊柱疼痛或触痛,出现神经性缺损主诉或体征,脊柱结构变形。
【操作流程】

操作流程	操作步骤
术前准备	器械准备:担架、木板或门板、绷带
	患者准备:告知患者配合搬运的方法,缓解患者的紧张情绪
脊柱损伤的搬运	操作者找来担架或门板或木板,同时需要两个助手
	先使患者两下肢伸直,两手相握在身体前面
	将担架或门板或木板摆放在患者身体的一侧
	操作者与两助手同时用手分别平托患者头颈、躯干及双下肢,三人同时用力,把患者成一整体平直托起,移到担架或木板或门板上。注意搬移时不能让躯体扭转,特别禁忌采用搂抱或一人抬头,一人抬足的搬运方法
	操作者分别在病人的胸、肱骨水平,前臂、腰水平,大腿水平,用固定带或绷带或带子,将患者固定在硬质担架或门板或木板上
	如为颈椎损伤的患者,移至担架或门板或木板后,必须专有一人托扶头部,并沿患者身体纵轴向头部略加力牵引
术后处理	告知患者将被送往附近医院进一步诊治及途中注意事项

【考试举例】
患者男性,65岁,因车祸致腰椎损伤,请你实施腰椎损伤伤员的搬运。(20分)

1. 能叙述脊柱损伤的搬运原则(4分)。保持患者脊柱伸直位,严禁弯曲。

2. 就地取材(4分)。木板床或硬质平板担架。

3. 搬运操作方法正确(10分)①用木板或门板搬运(2分);②搬运时必须保持脊柱伸直位,不能屈曲或扭转,三人或四人施以平托法,使患者平稳移到木版上(禁用搂抱或一人抬头一人抬足的方法搬运)(4分);③分别在病人的胸、肱骨水平,前臂、腰水平,大腿水平,用固定带或绷带或带子,将患者固定在硬质担架或门板或木板上(4分)。

4. 提问 伴有颈椎损伤患者的搬运还应注意什么?(2分)

答:①头颈牵引:人托住其头部,沿躯干纵轴向头部略加力牵引;②头部制动:用沙袋或衣物放在患者头颈两侧以限制头颈活动。

【课后作业】

患者女性,35岁,因摔倒导致颈椎损伤,请你实施颈椎损伤伤员的搬运(在医学模拟人上操作)。

任务十八 四肢骨折现场急救外固定术

【任务目标】

会按操作标准要求进行四肢骨折现场急救外固定术,能回答四肢骨折现场急救外固定术相关的提问。

【相关知识】

四肢骨折现场急救外固定术主要是骨折的临时固定,目的是防止骨折断端活动刺伤附近的血管、神经等周围组织造成继发性损伤,并能减少患者疼痛,便于抢救和运输。凡是疑为四肢骨折的患者,应做合理的外固定后才转运。如患者骨折的同时合并有心跳呼吸骤停、大出血、开放性气胸、或张力性气胸的等危急情况的,先处理危急情况,待病情稳定后,方进行骨折的固定处理。

【操作流程】

操作流程	操作步骤
术前准备	器械准备:木质、铁质、塑料制作的夹板或固定架。或就地取材,选用适合的木板、竹竿,纸板等简便材料。
	患者准备:告知患者固定的目的、方法,缓解患者的紧张情绪
上臂骨折的固定	患者取自然坐位或站位,操作者站立于患者的伤侧,将一与上臂等长的夹板放在骨折上臂的外侧,用绷带将木板与上臂包扎固定
	取一条三角巾平展于患者胸前,其顶角与伤肢肘关节平行,屈曲前臂置于三角巾内,提起三角巾下端,包绕过前臂与另一端在颈后打结,顶尖向胸前外折
	再另取一条三角巾围绕患肢于健侧腋下打结
	如无夹板固定上臂时,可先用三角巾将伤肢固定于胸廓,再用另一条三角巾将伤肢悬吊于胸前
前臂骨折的固定	患者取自然坐位或站位,操作者站立于患者的伤侧,将四块与前臂等长的夹板置于前臂四侧,用绷带固定腕部、肘关节

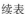

续表

操作流程	操作步骤
	用三角巾将前臂屈曲悬吊于胸前,用另一条三角巾将伤肢固定于胸廓
	如无夹板时,可先用三角巾将伤肢悬吊于胸前,再用另一条三角巾将伤肢固定于胸廓
股骨骨折的固定	方法一:患者取卧位,操作者用绷带或三角巾将伤侧肢体与健侧肢体捆绑在一起,在膝关节、踝关节及两腿之间的空隙处塞入棉垫。方法二:患者取卧位,操作者取一长夹板,将夹板从脚跟至腋下置于患腿外侧。再取一短夹板,将夹板从脚跟至大腿根部置于患腿内侧,再用绷带或三角巾捆绑固定
小腿骨折的固定	患者取卧位,操作者取长度由脚跟至大腿中部的两块夹板,分别置于小腿内外侧,再用绷带或三角巾捆绑固定。亦可用三角巾将患肢固定于健肢
术后处理	检查绷带松紧度是否合适,询问患者肢体有无麻木、疼痛等不适感

【考试举例】

患者男性,65 岁,因下楼梯时不慎摔倒导致左小腿闭合性骨折,你随救护车去到现场,请你做闭合性骨折的急救处理。(20 分)

1. 物品准备(2 分)　血压计、棉垫、绷带、胶布、夹板、70% 乙醇、生理盐水、消毒钳等。

2. 检查患者(4 分)　①全身检查主要包括神志、血压、脉搏及有无合并损伤。(2 分)②骨折部位有无肿胀、淤斑、畸形、反常活动、骨擦感、骨擦音、足背动脉是否存在。(2 分)

3. 向患者告知(2 分)　①可能发生骨折,要进行外固定后搬运。(1 分)②外固定的目的是减轻搬运过程中的疼痛,避免搬运过程中加重损伤。(1 分)

4. 夹板固定(8 分)　①夹板长度上方超过膝关节,下方达足底。(2 分)②夹板上端固定至大腿,中端固定在膝关节,下端固定至踝关节。(2 分)③膝关节、踝关节处垫以棉垫再以绷带捆扎。(2 分)④固定后注意检查绷带松紧度,并再次检查足背动脉搏动。(2 分)

5. 完成外固定后,询问患者有无麻木、疼痛加重等不适。(2 分)

6. 提问　骨折外固定的方法主要有哪几种?(2 分)

答:骨折外固定的方法主要有小夹板固定、石膏绷带、外展架、持续牵引、外固定器。

【课后作业】

患者女性,60 岁,因走路时不慎摔倒导致右股骨闭合性骨折,你应如何现场急救处理(在医学模拟人上操作)?

任务十九　心肺复苏

【任务目标】

能按操作标准要求进行心肺复苏,能回答心肺复苏术相关的提问。

【相关知识】

心肺复苏是指针对呼吸和心搏骤停所采取的紧急医疗措施,以人工呼吸代替病人的自主呼吸,以心脏按压形成暂时的人工循环并诱发心脏的自主循环。心肺复苏适应于各种原因导致的心脏呼吸骤停。如胸壁开放性损伤及肋骨骨折、心脏压塞的病人禁忌做心肺复苏。

【操作流程】

操作流程	操作步骤
术前准备	器械准备:纱布、木板或硬质床
	患者准备:无
心跳呼吸骤停的判断	轻拍患者双肩、在双耳边呼唤(禁止摇动患者头部,防止损伤颈椎)。如果清醒(对呼唤有反应、对痛刺激有反应),要继续观察,如果没有反应则为昏迷,进行下一个流程
	判断是否有呼吸:一看二听三感觉(维持呼吸道打开的姿势,将耳部放在病人口鼻处),一看:患者胸部有无起伏;二听:有无呼吸声音;三感觉:用脸颊接近患者口鼻,感觉有无呼出气流
	用右手的中指和示指从气管正中环状软骨划向近侧颈动脉搏动,颈动脉搏动消失
	高声呼救:"快来人啊,有人晕倒了。"接着联系打120求救,立即进行心肺复苏术
胸外心脏按压	操作者置病人平卧,背部垫一木板或平卧于地板上,去枕,解开衣扣,松解腰带。术者站于或跪于病人一侧,将一手掌根部置于患者胸骨下 1/2 处,另一手掌跟部覆于前手背上,手指互扣向上跷起,两臂伸直,借身体的重力垂直向患者胸骨按压,使胸骨下陷5cm以上(婴幼儿下陷 1.5~3.5cm)后,突然放松。注意按压频率100次/分以上,心脏按压与人工呼吸比为30:2;按压5个循环周期(约2分钟)对患者作一次判断
人工呼吸	操作者将示、中指伸入患者口内,沿颊部至舌根,再向外清除口内分泌物、异物。将一只手置于患者的前额,轻压患者头部使后仰,将另一手示指和中指指尖置于患者颏骨的下方,提起下颏至口角和耳垂连线与地面垂直
	操作者一手保持病人头部后仰,用压住额头的手以拇指示指捏紧患者鼻孔。深吸一口气,张口罩紧患者口唇,深而快向患者口内用力吹气,持续时间1秒钟以上,吹气量约500~600ml,直至患者胸廓向上抬起。此时,立刻脱离患者接触,吸气,并松开捏鼻子的手,待胸廓下降,吹第二口气。注意吹气频率12次/分
术后判断	判断复苏是否有效。有效指征为:自主呼吸恢复;大动脉搏动恢复;散大的瞳孔缩小,角膜反射及对光反射存在;面色,口唇,指甲由发绀转红润;肌张力恢复

【考试举例】

患者男性,38岁,因触电突发心跳、呼吸骤停,你在现场如何进行心肺复苏?(20分)

1. 患者体位,头部位置、开放呼吸道,保持气管通畅等操作正确(2分) 患者置于硬板床或地上,头向后仰,将下颌推向前上方,用拇指压下唇使口张开,清洁呕吐物,保持呼吸道通畅。

2. 口对口呼吸操作正确(6分) ①一手以拇指及示指捏住患者鼻孔,使其闭塞(2分);②然后口对口密切接触(2分);③向患者口内吹气,以见胸起伏为度(2分)。

3. 施术者手掌在患者胸前着力点选择正确。(6分) ①按压位置正确(2分)。考生两手掌重叠,一手掌置于患者胸骨中、下1/3交界处的正中线上,另一手掌置于其手背上,手指不触及胸壁。②按压动作正确(2分)。两臂伸直,借身体的重力垂直向患者胸骨按压。③按压频率与力度(按压深度)正确(2分)。速率80~100次/分,下压深度5cm以上。

4. 按压与吹气比例正确(2分) 按压与吹气之比为30∶2。

5. 提问 胸外心脏按压有效指标是什么？(2分)

答：①颈动脉搏动。②原扩大瞳孔再度缩小。③出现自主呼吸。④神志逐渐恢复,睫毛反射与对光反射出现。⑤面色、口唇、指甲及皮肤等色泽再度转红。

6. 提问 吹气时有效的标志是什么？(2分)

答：见胸廓明显起伏。

【课后作业】

在医学模拟人上熟练掌握人工呼吸、胸外心脏按压的技能操作。

任务二十　简易呼吸器的使用

【任务目标】

会按操作标准要求使用简易呼吸器,能回答简易呼吸器相关的提问。

【相关知识】

简易呼吸器的使用目的是维持和增加机体通气量、纠正威胁生命的低氧血症。适用于由于各种原因所导致的呼吸停止或呼吸衰竭的抢救及麻醉期间的呼吸管理、运送患者适用于机械通气患者作特殊检查、进出手术室等情况、临时替代呼吸机遇到故障或停电不能工作。

【操作流程】

操作流程	操作步骤
术前准备	器械准备:简易呼吸器、治疗盘、氧气装置、口咽通气管道、压舌板、消毒纱布
	操作者准备:洗手、戴口罩
呼吸器使用	操作者洗手、戴口罩、备齐操作用物,至病人床旁,将病人仰卧,去枕、头后仰
	清除口腔义牙等可见的异物
	插入口咽通气道,防止舌咬伤和舌后坠
	操作者站于患者头部的后方,将头部向后仰,并托牢下颌使其朝上,使气道保持通畅
	将面罩紧扣住口鼻,并用拇指和示指固定,其他的手指挺起下颌,使头后仰(使用EC技术)
	用另外一只有规律性地挤压呼吸囊,使气体通过吸气活瓣进入患者肺部,放松时,肺部气体随呼气活瓣排出;挤压的频率为(成人16～20次/分,儿童18～30次/分)
术后处理	抢救成功后取下面罩,关闭氧气小开关。取出口咽通气道,清洁口鼻及面部,患者取舒适体位

【考试举例】

患者男性,60岁,呼吸变浅,神志不清,来医院急诊,在急诊室抢救中已做气管切开,现在需用呼吸器辅助呼吸,请你用简易呼吸器辅助患者呼吸。(20分)

1. 能连接呼吸器各部件(3分);
2. 注意并能保证呼吸道通畅操作正确(3分);
3. 如已气管插管,接上呼吸器操作正确(6分);
4. 挤压气囊(气球)频率、力度正确(6分)
5. 提问 使用呼吸器的临床指征是什么?(2分)

答:呼吸变浅、慢不规则;极度呼吸困难;呼吸欲停或停止;意识障碍;呼吸频率大于35次/分。

【课后作业】

在医学模拟人上熟练掌握简易呼吸器操作技能。

任务二十一 穿、脱隔离衣

【任务目标】

会按操作标准要求进行穿脱隔离衣,能回答穿脱隔离衣相关提问。

【相关知识】

穿脱隔离衣的目的是保护工作人员和患者,防止病原微生物播散,避免交叉感染。适用于接触经接触传播的感染性疾病患者,如传染病患者、多重耐药菌感染患者时可能受到患者血液、体液、分泌物、排泄物喷溅时;对患者实行保护性隔离时,如大面积烧伤、骨髓移植等患者的诊疗、护理时。

【操作流程】

操作流程	操作步骤
术前准备	物品准备:口罩、帽子、隔离衣
	操作者准备:戴好口罩、帽子,取下手表,卷袖过肘,洗手
穿隔离衣	手持衣领从衣钩上取下隔离衣(衣领及隔离衣内面为清洁面),将清洁面朝向自己,将衣领的两端向外折齐,对齐肩缝,露出袖内口
	一手持衣领,另一手伸入袖内并向上抖动使手露出。换手持衣领,同法穿好另一袖
	两手持衣领,由前向后理顺领边,将领扣扣好,放下手臂,扣好袖扣或系上袖带(此时双手已被污染)
	解开腰带活结,自一侧顺带下约5cm处将隔离衣后身向前拉,见到衣边侧捏住,同法将另一边捏住(注意手不可触及隔离衣内面),双手在背后将衣边对齐,一齐向一侧折叠,以一手按住折叠处,另一手将腰带拉至背后,压住折叠处,将腰带在背后交叉,回到前面打一活结
脱隔离衣	解开腰带在前面打一活结
	解开袖口及肩部的扣子,在肘部将部分袖子塞入工作服袖下,使两手露出来
	用消毒剂从前臂至指尖顺序刷洗双手两分钟,清水冲洗,擦干;沿领边向后解开领扣,一手伸入另一侧衣袖内,拉下衣袖过手(用清洁手拉袖口内的清洁面),再

续表

操作流程	操作步骤
脱隔离衣	用衣袖遮住的手拉住另一衣袖的外面袖子拉下,两手在袖内使袖子对齐,双臂逐渐退出
	双手持领,将隔离衣两边对齐,挂在衣钩上(在半污染区,清洁面向外;若挂在污染区,则污染面向外)
术后处理	不再穿的隔离衣脱下后,将清洁面向外,卷好后投入衣袋中

【考试举例】

患者男性,45岁,现在正处于乙型病毒肝炎活动期住院,进出患者病房时,你应如何穿脱隔离衣?(20分)

1. 取衣正确(指挂在架上的隔离衣)(3分)　手持衣领取下隔离衣,清洁面朝穿衣者。

2. 开衣、穿衣正确(4分)　将衣领的两端向外折,对齐肩缝,露出袖笼。右手持衣领、左手伸入袖内上抖,右手将衣领向上拉,左手露出。依法穿好右袖,两手上举将衣袖尽量上举。

3. 结领扣、腰带顺序及方法(4分)　两手持衣领中央,顺边缘向后扣好领扣;双手分别两侧腰下约5cm处捏住隔离衣拉向前,用左手按右手抓住右身后隔离衣正面边缘,同法,左手抓住左身后隔离衣正面边缘,两边缘对齐,向后拉直并向一侧按压折叠,系好腰带。

4. 脱衣操作正确(4分)　解开腰带活结,再解袖口,在肘部将部分袖子塞入工作服袖下,尽量暴露双手前臂:双手消毒后,解开衣领,一手伸入另一袖口内,拉下衣袖包住手,用遮盖着的一手握住另一衣袖的外面将袖拉下过手。

5. 折叠衣服及挂衣正确(指下次将使用)(3分)　两手于袖内将解开的腰带尽量后甩,然后双手退出,手持衣领,将清洁面反叠向外,整理后,挂放在规定地方。

6. 提问　穿隔离衣的目的是什么?(2分)

答:保护工作人员和患者,防止病原微生物播散,避免交叉感染。

【课后作业】

患者男性,55岁,因患破伤风住院,进出患者病房时,你应如何穿脱隔离衣?

(陈剑龙)

项目六 辅助检查

学习目标

1. 掌握常用心电图、X线、颅脑CT影像诊断。
2. 熟悉常用心电图、X线、颅脑CT检查方法。
3. 学会解答心电图、X线、颅脑CT检查中出现的问题。

【任务描述】

心电图是心脏在每个心动周期中,由起搏点、心房、心室相继兴奋,伴随着生物电的变化,通过心电描记器从体表引出多种形式的电位变化的图形(简称ECG),是心脏兴奋的发生、传导及恢复过程的客观指标。心电图是诊断心律失常、冠心病最常用和最基本的诊断方法。X线、CT等医学影像技术发展速度的突飞猛进,影像诊断在临床工作中发挥着越来越大的作用,为临床医师应熟练掌握的诊断技术。

【分析要点】

1. 心电图的分析要点

(1)ST段,看有无上下偏移。

(2)P-R间期和Q-T间期,看其时间。

(3)P波看方向、形态、时间、振幅;QRS波看方向、形态、时间、振幅、Q波;T波:看方向、形态、振幅。

2. X线、颅脑CT的分析要点 结合病史及影像学的异常表现进行综合分析判断,要注意观察影像资料中的细微改变。

任务一 心电图检查

一、正常心电图

【任务目标】

会正常心电图的分析方法,能对正常心电图进行测量分析。

【相关知识】

心电图作为一种无创性的检查方法,在心血管疾病的诊治、危重病人抢救及手术、麻醉的监护过程中,发挥了重要作用,是必不可少的辅助检查手段。要对正常心电图进行测量分析,必须熟悉心电图波形及各部分的意义。

1. P波　心房除极波,反映心房除极时的电位、时间和方向的变化。时限<0.12s,振幅<0.25mV。P波方向在Ⅰ、Ⅱ、aVF、V₄～V₆导联向上,aVR导联向下,其余导联呈双向、倒置或低平。

2. PR间期　反映心房除极开始到心室除极开始的时间。正常时限0.12～0.20s,PR间期延长通常代表房室传导阻滞。

3. QRS波群　心室除极波,反映心室肌除极的电位、时间和方向的变化。正常QRS波群时间<0.12s。在肢体导联,每个导联QRS波群振幅的绝对值相加≥0.5mV,若<0.5mV称低电压。胸导联每个导联QRS波振幅绝对值相加应≥0.8mV。除aVR导联外,正常Q波时间一般<0.04s,振幅小于同导联R波的1/4。

4. J点　QRS波群的终末与ST段起始之交接点。

5. ST段　起自QRS波群终点至T波起点,代表心室缓慢复极,应在零电位线,可稍向上或向下偏移(向下偏移≤0.05mV,向上偏移≤0.1mV,但在V₁、V₂导联中向上偏移可达0.3mV,V₃≤0.5mV)。若ST段上下偏移超过正常范围,可见于心脏病变等。

6. T波　代表心室快速复极时的电压变化。正常情况下,T波方向与QRS波群主波方向一致(如在aVR导联T波倒置,而V5导联T波向上)。T波振幅应不小于同一心动周期R波的1/10。

7. QT间期　代表心室激动开始到复极完毕所需的时间,此段时间随心搏速率而改变。心率快,QT间期短;心率慢,QT间期较长。正常范围0.32～0.44s。QT间期延长可见于心肌病变。

8. U波　是在T波之后的一个较低的波,U波特别明显时可见于低血钾情况。

【分析要点】

窦性心律心电图特征:心率为60～100次/分,窦性P波在Ⅰ、Ⅱ、aVF导联直立,aVR导联倒置,P-R间期0.12～0.20秒。心率小于60次/分,称窦性心动过缓,心率大于100次/分,称窦性心动过速。

【考试举例】　图6-1

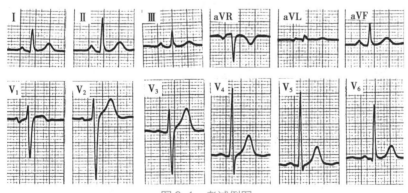

图6-1　考试例图

此心电图诊断为

A. 房性期前收缩　　　　　　　　　B. 窦性心动过速

C. 阵发性室上性心动过速　　　　　D. 正常心电图

E. 窦性心动过缓

【课后作业】

熟记正常心电图各波形正常值。

二、常见心律失常

【任务目标】

会常见的心律失常心电图的分析方法,能对常见的心律失常作出正确诊断。

【相关知识】

心律失常的主要表现取决于心律失常的类型、心室率的快慢、发作持续时间的长短及对血流动力学的影响,也与引发心律失常基础疾病的严重程度有关。

窦性心动过速病人可无症状或有心悸感;窦性心动过缓心率过慢时可引起头晕、乏力、胸痛等;期前收缩可无症状,也可有心悸或心跳暂停感,但频发室性期前收缩可引起乏力、头晕、胸闷、心悸,并可诱发或加重心绞痛、心力衰竭。听诊第一心音增强、第二心音减弱、后有一较长的代偿间歇;室上性阵发性心动过速在无器质性心脏病的年轻病人,多表现为心悸、胸闷、乏力,而心脏病病人发作时可出现头晕、黑矇、晕厥、心绞痛、心力衰竭等;室性阵发性心动过速多有晕厥、呼吸困难、低血压,甚至抽搐、心绞痛等;心房颤动多有心悸、胸闷,严重者发生心力衰竭、休克、晕厥和心绞痛发作,体检有心音强弱不等、心律绝对不规则、有脉搏短绌;心室颤动病人意识丧失、心音消失、大动脉搏动消失、血压测不到,继以呼吸停止、瞳孔散大、发绀;重度的房室传导阻滞容易发生阿-斯综合征。

【分析要点】

(一) 窦性心动过速(图6-2)

心率大于100次/分,称窦性心动过速。其心电图特征是:窦性P波;P波频率:成人>100次/分。(一般为101~150次/分,偶见180次/分);P-R间期≥0.12秒;常伴ST-T改变。

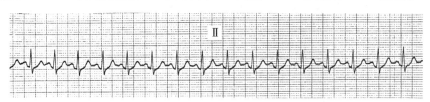

图6-2 窦性心动过速

(二) 窦性心动过缓(图6-3)

如心率小于60次/分,称窦性心动过缓。其心电图特征是:窦性P波;P波频率:成人<60次/分;P-R间期≥0.12秒;常伴窦性心律不齐。

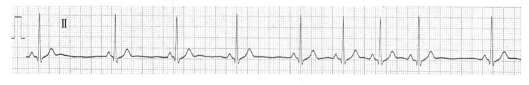

图6-3 窦性心动过缓及窦性心律不齐

(三) 房性期前收缩(图6-4)

1. 提前出现的P′波,其形态与窦性P波不同;

2. P′R间期≥0.12秒;

3. 期前收缩的QRS波群和T波形态多正常;

4. 代偿间歇不完全,即期前收缩前后两个窦性R-R间期之和小于两个正常R-R间期。

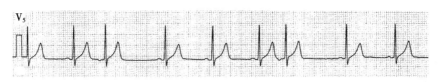

图 6-4　房性期前收缩

（四）心房颤动（图 6-5）

1. 窦性 P 波消失，代之以大小、形态、间隔不规则的 f 波，频率 350～600 次/分；

2. R-R 间隔绝对不等；

3. QRS 波群形态多正常。

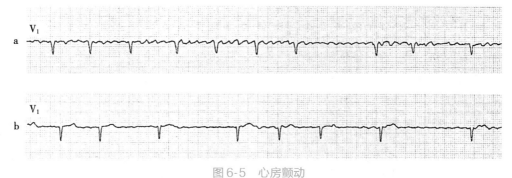

图 6-5　心房颤动

a. 颤动波较粗大；b. 颤动波较细小

（五）阵发性室上性心动过速（图 6-6）

1. 出现连续三个或三个以上的房性或房室交界性期前收缩，频率达 160～220 次/分，节律规则；

2. QRS 波群形态正常；

3. P 波不易辨认；

4. S-T 段压低，T 波倒置。

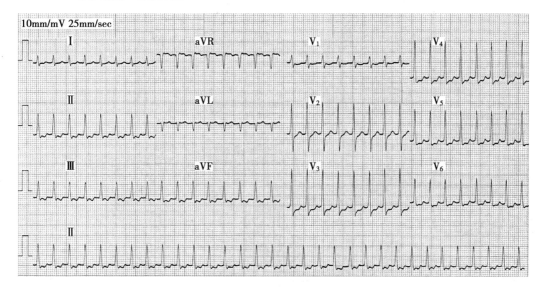

图 6-6　室上性心动过速

211

（六）室性期前收缩（图6-7）

1. 提前出现宽大畸形的 QRS 波群,时间≥0.12 秒;

2. 其前无相关 P 波;

3. T 波与 QRS 波群主波方向相反;

4. 有完全代偿间歇。

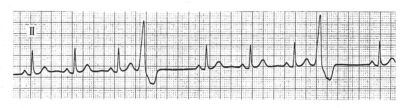

图6-7 室性期前收缩

（七）室性心动过速（图6-8）

1. 出现连续三个或三个以上的室性期前收缩,频率达 140～220 次/分,节律略不规则;

2. QRS 波群宽大畸形,时间≥0.12 秒;

3. ST-T 方向与 QRS 波群主波方向相反;

4. 可有心室夺获或室性融合波。

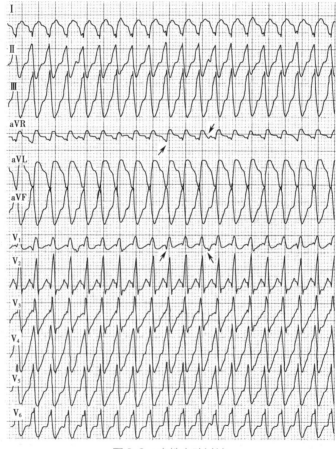

图6-8 室性心动过速

12 导联心电图同步记录;箭头示 P 波,PR 间期无固定关系,心室率快于心房率

（八）心室颤动（图6-9）

P-QRS-T 波群消失，代之以形态、频率、振幅完全不规则的室颤波，频率为 150 ~ 300 次/分。

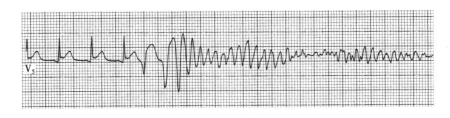

图6-9　心室颤动

急性冠脉综合征患者，发生室性心动过速并迅速演变为心室颤动，电除颤成功

（九）房室传导阻滞（图6-10、图6-11、图6-12）

1. 一度房室传导阻滞　①P-R 间期超过 0.20 秒；②每个 P 波后均有 QRS 波群。

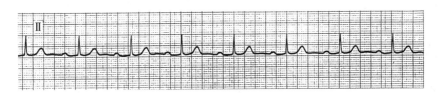

图6-10　一度房室传导阻滞

PR 间期 0.30 秒

2. 二度房室传导阻滞　①Ⅰ型（又称文氏现象）：P-R 间期逐渐延长，直至 P 波后脱落一个 QRS 波群，以后又周而复始进行；②Ⅱ型：P-R 间期固定，每隔 1、2 或 3 个 P 波后有 QRS 波群脱漏。

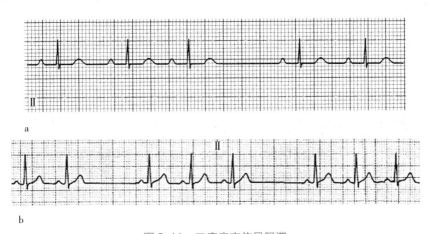

图6-11　二度房室传导阻滞

a. 二度Ⅰ型房室传导阻滞；b. 二度Ⅱ型房室传导阻滞

3. 三度房室传导阻滞　①P-P 间隔相等，R-R 间隔相等，但 P 波与 QRS 波群互不相关；②心房率快于心室率；③QRS 波群形态正常或宽大畸形，心室率 40 ~ 60 次/分。

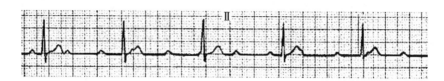

图 6-12 三度房室传导阻滞

【考试举例】 图 6-13、图 6-14、图 6-15、图 6-16、图 6-17、图 6-18、图 6-19、图 6-20、图 6-21

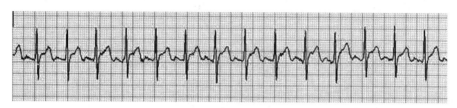

图 6-13 考试举例 1

举例 1：

此心电图诊断为

A. 房性期前收缩 B. 窦性心动过速

C. 阵发性室上性心动过速 D. 正常心电图

举例 2：

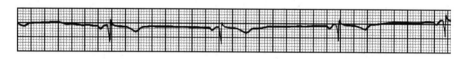

图 6-14 考试举例 2

此心电图诊断为

A. 房性期前收缩 B. 窦性心动过缓

C. 窦性心律不齐 D. 正常心电图

举例 3：

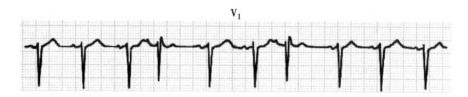

图 6-15 考试举例 3

此心电图诊断为

A. 房性期前收缩 B. 室性期前收缩

C. 窦性心律不齐 D. 正常心电图

举例4：

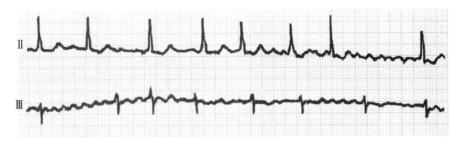

图6-16　考试举例4

此心电图诊断为

A. 房性期前收缩　　　　　　　　B. 室性期前收缩

C. 窦性心律不齐　　　　　　　　D. 心房颤动

举例5：

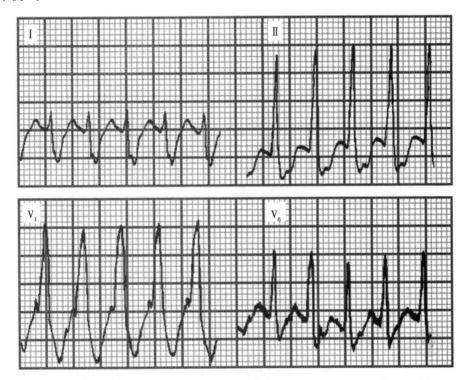

图6-17　考试举例5

此心电图诊断为

A. 房性期前收缩　　　　　　　　B. 室性期前收缩

C. 阵发性室上性心动过速　　　　D. 心房颤动

举例 6：

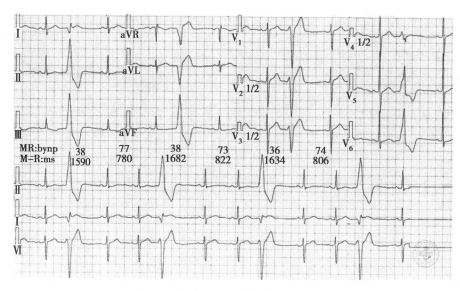

图 6-18 考试举例 6

此心电图诊断为

A. 房性期前收缩 　　　　　　　　B. 室性期前收缩

C. 阵发性室上性心动过速 　　　　D. 心房颤动

举例 7：

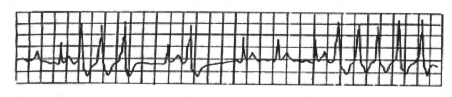

图 6-19 考试举例 7

此心电图诊断为

A. 房性期前收缩 　　　　　　　　B. 室性期前收缩

C. 阵发性室性心动过速 　　　　　D. 心房颤动

举例 8：

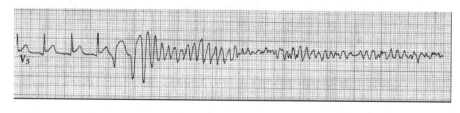

图 6-20 考试举例 8

此心电图诊断为

A. 房性期前收缩 　　　　　　　　B. 心室颤动

C. 阵发性室性心动过速 　　　　　D. 心房颤动

举例9：

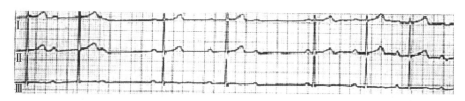

图6-21 考试举例9

此心电图诊断为

A. 房性期前收缩   B. 一度房室传导阻滞

C. 二度房室传导阻滞   D. 心房颤动

【课后作业】

熟记各种常见心律失常心电图的表现。

三、心肌梗死

【任务目标】

会心肌梗死心电图的分析方法，能对心肌梗死心电图进行测量分析。

【相关知识】

急性心肌梗死是指在冠状动脉病变的基础上，发生冠状动脉血供急剧减少或中断，使相应心肌严重而持久的缺血而坏死。心电图对心肌梗死有定性和定位的诊断价值。

【分析要点】

1. 特征性改变　有Q波心肌梗死者，其心电图特点为（图6-22）：

（1）病理性Q波：宽而深的Q波，在面向心肌坏死区的导联上出现。

（2）ST段抬高呈弓背向上型：在面向坏死区周围心肌损伤区的导联上出现。

（3）T波倒置：在面向损伤区周围心肌缺血区的导联上出现。

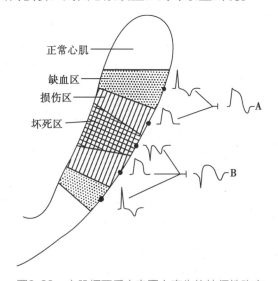

图6-22 心肌梗死后心电图上产生的特征性改变

2. 动态性改变　有Q波心肌梗死者，其心电图特点为（图6-23）：

217

（1）超急性期：发病数小时内，可出现异常高大两肢不对称的 T 波。

（2）急性期：数小时后，ST 段明显抬高，弓背向上，与直立的 T 波形成单向曲线，1～2 日内出现病理性 Q 波。

（3）亚急性期：如不进行治疗干预，ST 段抬高持续数日至两周左右，逐渐回到基线水平，T 波变为平坦或倒置。

（4）陈旧期：数周至数月后，T 波呈 V 形对称性倒置，可永久存在，也可在数月至数年内恢复，病理性 Q 波常永久存在。

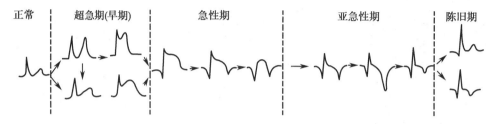

图 6-23　典型的急性心肌梗死的图形演变过程及分期

3. 定位和范围　有 Q 波心肌梗死定位和定范围可根据出现特征性改变的导联来判断（表 6-1，图 6-24、图 6-25、图 6-26）。

表 6-1　心肌梗死的心电图定位诊断

心肌梗死部位	出现心肌梗死的导联
前间壁	V_1　V_2　V_3
前壁	V_3　V_4　V_5
前侧壁	V_5　V_6　I aVL
广泛前壁	V_1　V_2　V_3　V_4　V_5　V_6
高侧壁	I　aVL
下壁	II　III　aVF
正后壁	V_7　V_8　V_9（V_1 出现间接征象）

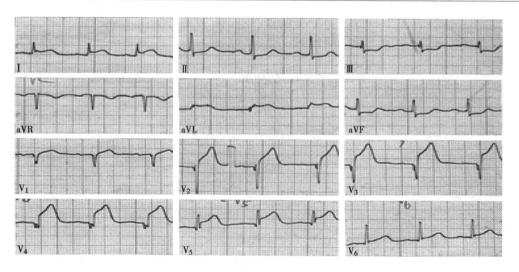

图 6-24　广泛前壁心肌梗死

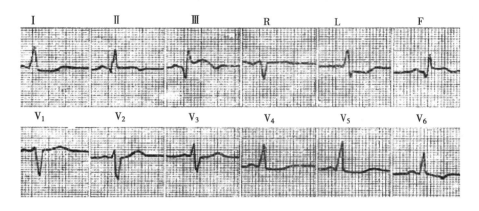

图 6-25　下壁心肌梗死

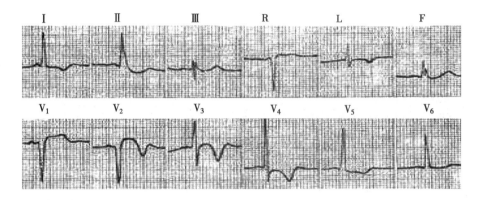

图 6-26　前间壁心肌梗死

【考试举例】　图 6-27

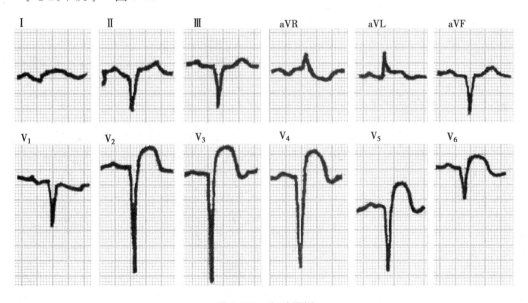

图 6-27　考试图例

此心电图诊断为

A. 前壁心肌梗死　　　　　　　　　B. 前间壁心肌梗死

C. 广泛前壁心肌梗死　　　　　　　D. 下壁心肌梗死

【课后作业】

熟记心肌梗死心电图的表现。

（农子文）

任务二　X线平片影像诊断

一、正常胸片

【任务目标】

学会正常胸片的分析方法,能根据简要病史及X片进行X线诊断。

【相关知识】

1. 肺野　指正位胸片上自纵隔、肺门向外的透光区域。正常时双侧肺野透亮度相同。为便于定位,分别沿第2、4前肋下缘划水平线,将肺野分为上、中、下三部分,即上肺野、中肺野和下肺野,同时又将肺野纵行均分为内、中、外带。

2. 肺门　正位胸片上肺门阴影位于两肺中野内带,左侧略高,由肺动脉、肺静脉、支气管和淋巴组织等组成。主要组成成分为肺动脉和肺静脉。

3. 肺纹理　自肺门向外周放射状分布的树枝状影,逐渐变细,是肺动脉、肺静脉和支气管的投影。

4. 肺叶　右肺分为上、中、下三叶,左肺分为上、下两叶,肺叶由叶间胸膜分隔而成。

5. 纵隔　位于胸骨之后,胸椎之前,两肺之间,上为胸廓入口,下为横膈。主要由心脏、大血管、气管、大支气管、食管、胸腺等构成。胸片上仅能显示气管、主支气管及与肺邻接的纵隔轮廓。

6. 横膈　介于胸腹腔之间,呈圆顶状,右膈顶一般在第5~6前肋间水平,通常右膈较左膈略高。横膈与胸壁和心脏分别构成肋膈角和心膈角。

7. 胸壁软组织　能显示胸锁乳突肌、锁骨上皮肤皱褶、胸大肌、女性乳房及乳头等软组织阴影。

8. 骨骼　能显示肋骨、肩胛骨、锁骨、部分胸骨及胸椎。

【分析要点】

正常胸片表现为两侧胸廓对称、所见骨质未见异常;两侧肺野透亮度正常,未见异常密度增高影;两肺纹理清晰,无增粗、增多、变形;两肺门无增大、增浓;心影大小、形态如常,主动脉未见异常;纵隔居中,两膈面光整,肋膈角清晰锐利(图6-28)。

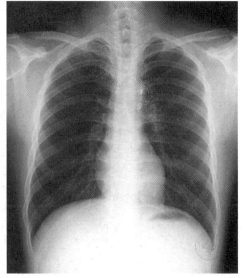

图6-28　正常后前位胸片

【考试举例】 图6-29

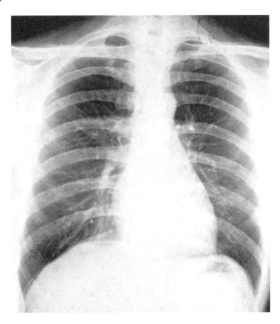

图6-29 考试例图

患者男性,42岁,咳嗽1周。X线诊断为

A. 大叶性肺炎 　　　　B. 肺结核 　　　　C. 正常胸片
D. 气胸 　　　　E. 肺气肿 　　　　F. 支气管扩张

【课后作业】

收集正常胸片并相互对比。

二、肺炎

【任务目标】

学会肺炎胸片的分析方法,能根据简要病史及X线片对肺炎病例进行诊断。

【相关知识】

1. 大叶性肺炎　多由肺炎球菌感染引起,可以累及整个肺叶或某一肺段或肺段的一部分。青壮年好发。临床起病急,有高热、寒战、胸痛、咳嗽、咳铁锈色痰等症状。病理上分充血水肿期、红色肝样变期、灰色肝样变期和溶解消散期四期。

2. 支气管肺炎　又称小叶性肺炎,是发生在细支气管及肺小叶的炎症性改变。致病菌常为葡萄球菌、肺炎球菌和嗜血流感杆菌等多种病原体。多见于婴幼儿、老年或为手术后并发症。临床起病急,发热、咳嗽、咳痰、呼吸困难等。

【分析要点】

1. 大叶性肺炎X线表现　充血水肿期可正常或仅出现病变区肺纹理增多,透明度略低或出现淡片状模糊阴影;实变期(包括红色肝样变和灰色肝样变期)为与解剖部位一致的大片状均匀致密影。当累及至叶间裂时,病变边缘清楚。有时在实变的致密影中可见支气管气象;溶解消散期为实变的致密影范围逐渐缩小,密度逐渐减低,为散在分布大小不等、密度不均的斑片状阴影(图6-30)。

221

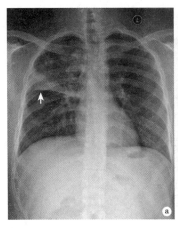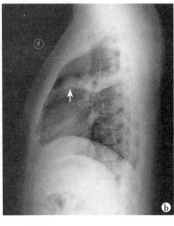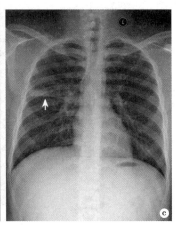

图 6-30 大叶性肺炎

a. b. 正侧位胸片、右肺上叶大片状密度增高影,水平叶间裂显示清楚(↑);

c. 与 a、b 为同一病人,抗感染治疗后 1 周,病变范围缩小

2. 支气管肺炎 X 线表现 病变多见于两肺中下野的内、中带。肺纹理增多、增粗且模糊,可见沿肺纹理分布的斑片状模糊致密影,密度不均,病灶可融合成大片状模糊阴影,并可见肺门影增大、模糊,合并肺气肿或肺不张时,可见其相应的 X 线征象。

【考试举例】 图 6-31

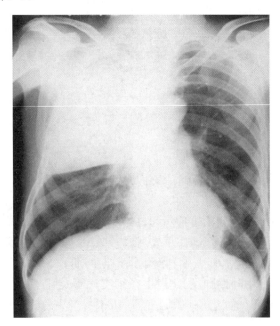

图 6-31 考试例图

患者男性,65 岁,高热伴呼吸困难 2 天。X 线诊断为

A. 右上肺炎   B. 右上肺结核

C. 右上肺包裹性胸腔积液   D. 右上肺癌

E. 右上肺脓肿

【课后作业】

收集大叶性肺炎胸片并相互对比。

三、浸润型肺结核

【任务目标】

学会浸润型肺结核胸片的分析方法,能根据简要病史及 X 线片对浸润型肺结核病例进行诊断。

【相关知识】

肺结核是由结核杆菌侵入人体后引起的肺部慢性传染性疾病。基本病理变化是渗出、增殖和纤维化,常同时存在或以一种病变为主。临床可无明显病状,或有咳嗽,咳痰,咯血,胸痛等呼吸系统症状,或有低热、盗汗,乏力等结核中毒症状。临床上最常见的类型是浸润型肺结核。

【分析要点】

浸润型肺结核好发于肺尖或锁骨下区,可发生于一侧或两侧肺。X 线表现多种多样,以"云絮状"阴影为主,但也可见斑点状,呈"梅花瓣"样边缘较清楚、密度较高的增殖性病灶;或可见空洞阴影,呈圆形或椭圆形,空洞壁薄,有时可见厚壁不规则空洞;病变内还可见密度较高的硬结及钙化灶。

【考试举例】 图 6-32

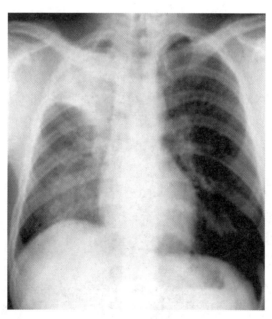

图 6-32 考试例图

患者男性,28 岁,低热 2 周。X 线诊断为

A. 右上肺癌   B. 右上肺炎

C. 右上肺结核   D. 正常胸片

E. 右上肺脓肿

【课后作业】

收集肺结核胸片并相互对比。

四、肺癌

【任务目标】

学会肺癌胸片的分析方法,能根据简要病史及 X 线片对肺癌病例进行诊断。

【相关知识】

1. 支气管肺癌　是肺部最常见的原发性恶性肿瘤。X 线按肺癌发生部位分为三型:①中央型:肿瘤发生在肺段和肺段以上的较大支气管;②周围型:肿瘤发生在肺段以下支气管;③弥漫型:肿瘤发生在细支气管或肺泡,少见。临床可有咳嗽、咯血、胸痛等症状。中央型肺癌咳嗽、咯血症状出现较早,肿瘤累及胸膜及胸壁时引起胸痛。周围型肺癌早期可无症状,有时在查体中偶然发现。

2. 肺转移瘤　人体许多部位的恶性肿瘤可经血行、淋巴或直接蔓延等途径转移至肺。临床多有原发肿瘤的表现,以及咳嗽、咯血、胸痛等呼吸系统症状。

【分析要点】

1. 中心型肺癌　肺门区肿块影为直接征象,但早期主要表现为肿瘤引起支气管不同程度狭窄而致的继发性改变,称为间接征象,包括局部阻塞性肺气肿、阻塞性肺炎(同一部位反复发作)和阻塞性肺不张,可见相应的 X 线征象。中、晚期可见肺门肿块影和阻塞性肺不张征象。右上肺中央型肺癌时,可见右上叶肺不张影的下缘与肺门肿块影的下缘连在一起形成典型的"反 S 征"。

2. 周围型肺癌　早期表现为密度中等、边缘模糊的结节状影,有时呈小片状炎症浸润阴影。当瘤体直径大于 2cm 时,表现为孤立的分叶状肿块影,边缘毛糙,可见短细毛刺及与邻近胸膜形成线状或幕状的胸膜凹陷征。生长快较大的肿块可发生坏死而形成癌性空洞(图 6-33)。

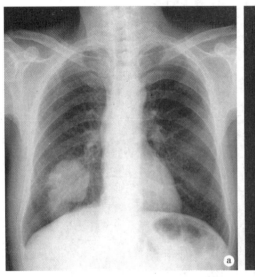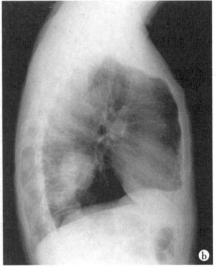

图 6-33　右肺周围型肺癌 X 线平片表现

a. 后前位;b. 侧位。显示右下肺肿块,有分叶,远侧有阻塞性肺炎表现

3. 弥漫型肺癌　两肺多发小结节状或斑片状阴影。密度相似,可融合成大片癌性实变影。

4. 肺转移瘤　血行性肺转移瘤表现为单发或多发大小不等、密度均匀的结节或肿块阴影,病变边缘清楚,以两肺中下野多见。有时病灶内可见空洞影。小结节及粟粒样病变多见于甲状腺癌、胰腺癌、肝癌等转移。较大结节及肿块病变多见于肾癌、结肠癌、骨肉瘤等转移。

【考试举例】　图 6-34

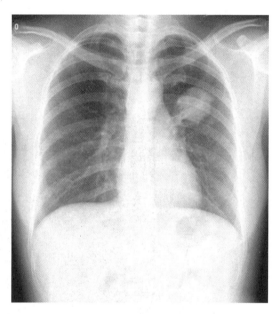

图 6-34　考试例图

患者女性,48 岁,咳嗽、痰中带血 2 周,X 线诊断为

A. 左上肺结核　　　　　　　　　　　B. 左叶间裂积液

C. 左上肺炎　　　　　　　　　　　　D. 左上肺癌

E. 右上肺脓肿

【课后作业】

收集肺癌胸片并相互对比。

五、心脏增大

【任务目标】

学会心脏增大胸片的分析方法,能根据简要病史及 X 线片对心脏增大病例进行诊断。

【相关知识】

心脏增大是心脏病的重要征象,包括心肌肥厚、心腔扩张或两者并存。可为一个或多个房室增大,也可为全心的增大。

1. 左心房增大　常见于风湿性心脏病二尖瓣病变、左心衰竭、动脉导管未闭和室间隔缺损等。

2. 左心室增大　常见于高血压性心脏病、主动脉瓣病变、二尖瓣关闭不全及动脉导管未闭等。

3. **右心房增大** 常见于三尖瓣关闭不全、右心衰竭、房间隔缺损等。

4. **右心室增大** 常见于二尖瓣狭窄、肺源性心脏病和房室间隔缺损等。

【分析要点】

1. **左心房增大** 后前位见心左缘肺动脉段的下方左心耳扩张出现新三弓而使心脏左缘呈四弓影,心右缘呈双弧征,心底部出现双房影;右前斜位可见吞钡的食管局限性压迹或受压迫移位征象;左前斜位可见心后缘上段左心房向后上方隆起,左主支气管受压变窄或移位,支气管分叉角度开大。临床常以压迹和移位程度判断左心房增大的程度。

2. **左心室增大** 后前位可见心脏呈主动脉型,左心室段延长,心尖向左下移位;左前斜位可见心后缘下段向后下膨凸及延长,心后缘与脊柱重叠即心后间隙消失。(图6-35)

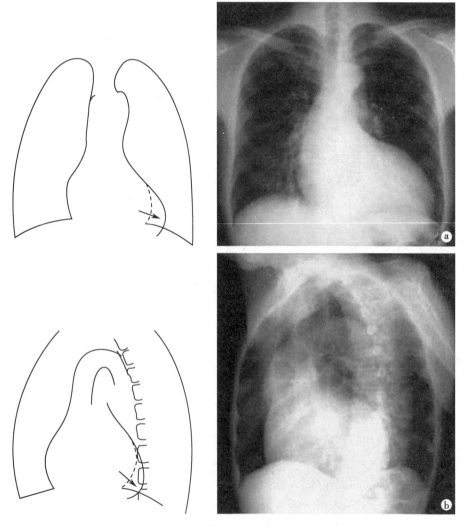

图6-35 左心室增大示意图

a. 后前位,左心缘向左增大、凸出、相反转动点上移,心尖向下、向外移位;b. 左前斜位,左心缘向后凸出,左前斜位转到60°时左室仍与脊椎重叠,室间沟前移

3. **右心房增大**　后前位见右心缘下段延长向右膨凸;右前斜位心后缘下段向后突出;左前斜位心前缘上段向前或向下膨凸可与其下方的心室段成角。

4. **右心室增大**　后前位见心脏向两侧增大主要向左增大,心尖上翘、圆隆,肺动脉段突出;右前斜位心前缘之圆锥部明显膨凸,心前间隙变窄或消失;左前斜位心前下缘向前膨凸,心前间隙变窄或消失。

【考试举例】　图 6-36

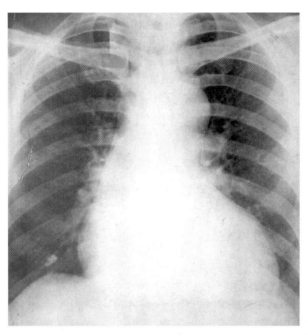

图 6-36　考试例图

患者男性,72 岁,劳力性呼吸困难 6 年,加重 5 天。X 线诊断为

A. 左心室增大　　　　　　　　　　B. 右心室增大

C. 左心房增大　　　　　　　　　　D. 右心房增大

E. 左右心室增大

【课后作业】

收集心脏增大胸片并相互对比。

六、气胸

【任务目标】

学会气胸胸片的分析方法,能根据简要病史及 X 片对气胸病例进行诊断。

【相关知识】

气体通过胸膜的裂口进入胸膜腔形成气胸。此时胸膜腔内压力升高,甚至负压变成正压,使肺脏被压缩,静脉回心血流受阻,产生不同程度的肺、心功能障碍。由胸外伤、针刺治疗等所引起的气胸,称为外伤性气胸。最常见的气胸是因肺部疾病使肺组织和脏层胸膜破裂,或者靠近肺表面的肺大泡自行破裂,肺和支气管内空气逸入胸膜腔,称为自发性气胸。

【分析要点】

气胸的 X 线表现为肺体积缩小,被压缩的肺边缘呈纤细的线状致密影,与胸壁间呈无肺纹理的透明区。大量气胸时可将肺完全压缩,表现为肺门区密度均匀的软组织影,并可见患侧膈肌下降,肋间隙增宽,纵隔向健侧移位。胸腔内液体和气体并存时称液气胸。X 线立位胸片可见气液平面,液面上方为气体和压缩的肺组织。

【考试举例】 图 6-37

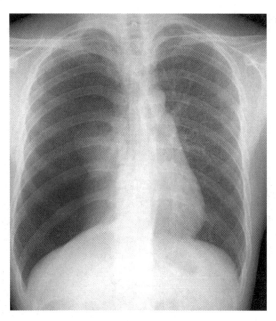

图 6-37 考试例图

患者男性,20 岁,胸闷憋气 2 小时,X 线诊断为

A. 正常胸片 B. 右肺炎

C. 右肺癌 D. 右侧气胸

E. 右肺结核

【课后作业】

收集气胸胸片并对比。

七、胸腔积液

【任务目标】

学会胸腔积液胸片的分析方法,能根据简要病史及 X 线片对胸腔积液病例进行诊断。

【相关知识】

在正常情况下脏层胸膜和壁层胸膜表面上有一层很薄的液体,在呼吸运动时起润滑作用。任何因素使胸膜腔内液体形成过快或吸收过缓,即产生胸腔积液。可以是渗出液,也可以是漏出液。

【分析要点】

1. 游离性胸腔积液 少量积液最先积聚于位置最低的后肋膈角,因而站立后前位检查多难以发现。液量达 250ml 左右时,于站立后前位检查也仅见肋膈角变钝,变浅或填平。

2. 包裹性积液　胸膜炎时,脏、壁层胸膜发生粘连使积液局限于胸膜腔的某一部位,多见于胸下部侧后胸壁。切线位片上,包裹性积液表现为自胸壁向肺野突出之半圆形或扁丘状阴影,其上下缘与胸壁的夹角呈钝角,密度均匀,边缘清楚,常见于结核性病变。

3. 叶间积液　局限于水平裂或斜裂的叶间裂积液,可单独存在,也可与游离性积液并存。发生于斜裂者,正位 X 线检查多难以诊断,侧位则易于发现,典型表现是叶间裂部位的梭形影,密度均匀,边缘清楚。游离性积液进入叶间裂时多局限于斜裂下部,表现为尖端向上的三角形密度增高影。

【考试举例】　图 6-38

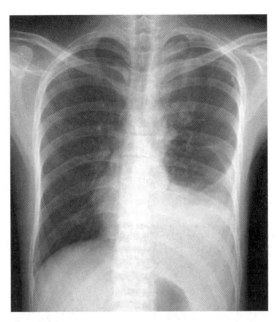

图 6-38　考试例图

患者男性,73 岁,咳嗽、胸痛 3 天,X 线诊断为

A. 左下肺结核　　　　　　　　　　B. 左下胸腔积液

C. 左下肺癌　　　　　　　　　　　D. 左下肺炎

E. 左下肺脓肿

【课后作业】

收集胸腔积液胸片并对比。

八、正常腹平片

【任务目标】

学会正常腹平片的辨识。

【相关知识】

1. 空腔脏器　胃内常有气体和液体。卧位片上胃内气体一般积于胃体或胃窦部。立位片气体集中在胃底或胃体上部,并常形成一个液平面,称胃泡。胃底部的少量气体,可在膈下显示为一带状透亮区,不可误认为气腹。十二指肠仅球部有时可见少量零星散布的片状积气影,显示出花纹状黏膜纹。而婴幼儿,在正常情况下,小肠即有气体,但不扩张,表现

为多边形网状结构,不可误认为肠梗阻。大肠内常有积气,位于小肠四周的不定型的积气阴影;有时为似结肠袋型的原型积气影;在气体对比之下,常见粪便阴影。

2. 实质脏器 肝脏位于右上腹部,为密度均匀一致的软组织影像,上与膈肌及右肺底相接,下极达肋缘,一般在右胁腹部及季肋部可清楚显示其外缘及下缘。胆囊仅在肥胖体型或邻近肠管充气衬托时偶尔可见。脾脏位于横膈膜外下方,其下极恰在左 12 肋骨下缘。肥胖者、深吸气时、附近有充气肠管时显示清楚。胰腺不易显影。由于腹膜后脂肪的对比,常可显示肾脏轮廓和两侧腰大肌的外缘。膀胱如充满尿液,则在小盆腔内耻骨联合上方显示为类圆形软组织影像,如上方出现弧形压迹,则为女性子宫所压。从两侧胁腹部直达大骨盆两侧,可见两条纵行透亮线条状阴影,为介于腹壁肌肉与腹膜之间的腹膜外脂肪所形成,称为腹脂线。双侧盆壁内缘可以看见一条细的透亮脂肪线,称为盆脂线。

【分析要点】

正常 X 线平片观察主要内容:

1. 骨性结构、软组织结构有无异常改变;

2. 主要脏器位置、大小、形态、轮廓和密度;

3. 胃肠道位置、内腔形态及其结构特点;

4. 胃肠道液体气体的量及其分布;

5. 肠道各段充气状态下的影像特点(外形、管径、内腔、黏膜及位置)。

【考试举例】 图 6-39

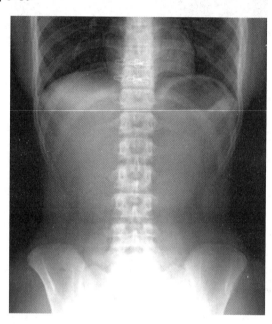

图 6-39 考试例图

患者女性,26 岁,上腹痛 2 小时,X 线诊断为

A. 胃穿孔   B. 肠梗阻   C. 泌尿系结石

D. 正常腹平片   E. 胆石症

【课后作业】

收集正常腹平片并对比。

九、消化道穿孔

【任务目标】

学会消化道穿孔的 X 线片分析方法,能根据简要病史及 X 线片对消化道穿孔病例进行诊断。

【相关知识】

消化道穿孔最常见的原因是消化性溃疡。大多发生在胃、十二指肠后壁溃疡穿孔,肠伤寒可引起肠穿孔,消化道恶性肿瘤也可引起穿孔,一些外伤病人(比如枪伤、刀伤等)也可导致消化道的破裂穿孔。

【分析要点】

X 线腹部平片表现有气腹、腹腔积气、腹脂线异常和麻痹性肠胀气,其中以游离性气腹最重要且出现最早。腹腔内游离气体可上浮到横膈与肝或胃之间,立位片表现为一侧或双侧膈下透亮的线条状或新月形气体影;气体可进入小网膜囊,在中腹部腰椎右侧见气腔或气液腔;气体也可进入腹膜后间隙,衬托出肾脏的外形轮廓。小肠及阑尾、胃后壁穿孔等有时可无气腹征象,因此,X 线检查未见气腹也不能排除胃肠穿孔。

【考试举例】 图 6-40

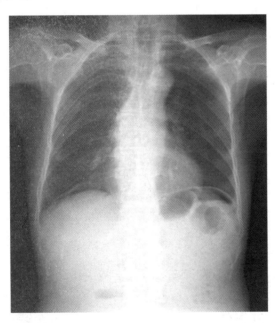

图 6-40 考试例图

男,50 岁,腹痛 10 小时,X 线诊断为

A. 消化道穿孔   B. 正常胸片   C. 气胸

D. 肺炎   E. 胆石症

【课后作业】

收集消化道穿孔腹平片并对比。

十、肠梗阻

【任务目标】

学会肠梗阻的 X 线分析方法,能根据简要病史及 X 片对肠梗阻病例进行诊断。

【相关知识】

肠梗阻分为机械性、动力性和血运性 3 类。机械性肠梗阻根据有无肠管血运障碍分为单纯性和绞窄性。动力性肠梗阻分为麻痹性与痉挛性肠梗阻。血运性肠梗阻有肠管血液循环障碍和肠肌运动功能失调。

【分析要点】

1. 单纯性小肠梗阻　立位透视和平片可见梗阻近端小肠积气扩张,肠腔内积液。积气肠管一般呈弓拱形,出现高低不等和长短不一的多个气液平面,呈阶梯状排列,透视下可见液平面随肠蠕动而上下活动,为特征性表现。卧位片见空肠呈鱼肋状或弹簧状黏膜皱襞,空肠呈光滑管状影。

2. 绞窄性肠梗阻　X 线表现除小肠扩张、积气和积液外,还可出现特殊征象:如假肿瘤征、空回肠换位征、咖啡豆征、长液面征等。

3. 单纯性结肠梗阻　典型 X 线表现为近段结肠充气扩张或有宽大液平面。充气扩张的结肠位于腹部周围,并可显示出结肠袋间隔借以与小肠区别。

4. 麻痹性肠梗阻　X 线表现为胃、小肠和结肠均积气扩张。肠内气体多、液体少,致肠内气液面较低,甚至肠腔内几乎全为气体。

【考试举例】　图 6-41

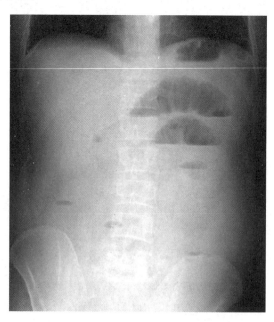

图 6-41　考试例图

患者男性,60 岁,腹痛 1 天,X 线诊断为

A. 小肠梗阻　　　　　　　B. 结肠梗阻　　　　　　　C. 消化道穿孔

D. 正常腹平片　　　　　　E. 幽门梗阻

【课后作业】

收集肠梗阻腹平片并对比。

十一、泌尿系统阳性结石

【任务目标】

学会泌尿系统阳性结石的X线分析方法,能根据简要病史及X线片对泌尿系统阳性结石病例进行诊断。

【相关知识】

尿路结石是泌尿系统常见病之一,可发生在泌尿系统的任何部位。典型的临床症状为急性发作的肾绞痛、血尿、排尿困难与继发感染等。多数结石含钙,密度较高,能在X线片上显影,为阳性结石;少数含钙少,X线平片上不能显影,称为阴性结石,需尿路造影诊断。

【分析要点】

肾结石X线平片显示肾结石多位于肾窦部,可为单个或多个、单侧或双侧,表现为肾区圆形、卵圆形、桑葚状或鹿角状高密度影,密度可以均匀一致,也可浓淡不均或分层,边缘光滑或不光滑。结石充满肾盂或肾盏时其形态与肾盂或肾盏形态一致,呈珊瑚状或鹿角状,此为肾结石的特征性表现。尿路造影能确定结石是否在肾内,阴性结石在造影上可显示为充盈缺损。

输尿管结石多数为肾结石脱落入输尿管,多停留于输尿管的生理狭窄处。正位片在输尿管走行区可见椭圆形或米粒状的致密影,长轴与输尿管走行相平行。输尿管结石与腰椎横突或与骶骨重叠时,易被遗漏。

膀胱结石多为阳性结石。在骨盆中下部耻骨联合上方,呈圆形或椭圆形、单发或多发、密度均匀或呈分层状致密影。大小不一,边缘光滑或毛糙,结石可随体位而改变位置。

【考试举例】 图6-42

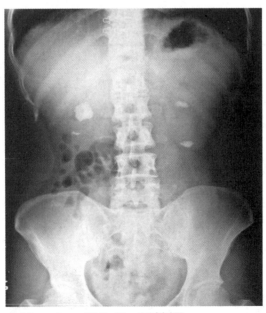

图6-42 考试例图

患者女性,42岁,腰痛3天,X线诊断为

A. 肠梗阻   B. 肾结核   C. 肾囊肿

D. 肾结石   E. 肾肿瘤

【课后作业】

收集肠梗阻腹平片并对比。

十二、长骨骨折

【任务目标】

学会长骨骨折的 X 线分析方法,能根据简要病史及 X 片对长骨骨折病例进行诊断。

【相关知识】

1. 小儿长骨   主要特点是:有骺软骨,且未完全骨化;可分为骨干、干骺端、骨骺和骨骺板等部分。

2. 成人长骨   成人长骨的外形与小儿长骨相似,但骨骺线完全消失,骨发育完全。可分为骨干和由松质骨构成的膨大的骨端两部分。

【分析要点】

1. X 线表现   局部不规则的透明线,称骨折线,是骨折常见的基本 X 线征象。于骨皮质显示清楚整齐,松质骨则表现为骨小梁中断、扭曲、错位。有些骨折可看不到骨折线,如儿童青枝骨折、骨骺分离、嵌入性或压缩性骨折等。

2. 常见部位的骨折   ①桡骨远端 Colles 骨折:又称伸展型桡骨远端骨折,为桡骨远端距关节面 2～3 cm 内的横行骨折,骨折远端向背侧或桡侧移位,向掌侧成角畸形,可伴有尺骨茎突骨折;②肱骨髁上骨折:多见于儿童,骨折线横过喙突窝或鹰嘴窝,远侧端多移向背侧;③股骨颈骨折:多见于老年,骨折可发生在股骨头下、中部或基底部。股骨头下骨折在关节囊内,造成关节囊损伤,影响囊内血管对股骨头、颈部的血供,使骨折愈合缓慢,还可发生股骨头缺血性坏死。

【考试举例】   图 6-43

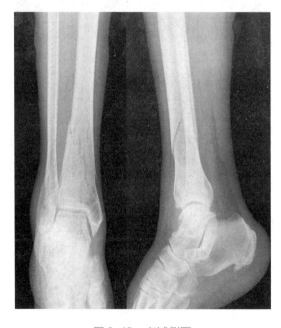

图 6-43 考试例图

患者男性,60 岁,摔伤 20 分钟,X 线诊断为

A. 右股骨骨折 　　　　　　　　　　　B. 右胫腓骨双骨折

C. 单纯右胫骨骨折 　　　　　　　　　D. 单纯右腓骨骨折

E. 单纯左腓骨骨折

【课后作业】

收集长骨骨折图片并对比。

任务三　颅脑 CT 影像诊断

一、颅脑外伤

【任务目标】

会颅脑外伤的 CT 分析方法,能根据简要病史及 CT 片对颅脑外伤病例进行诊断。

【相关知识】

脑外伤是由外力直接或间接作用于头部造成的损伤。不同区域的脑损害可引起不同的症状,局灶性症状包括运动、感觉、言语、视觉、听觉异常等症状。而弥散性脑损害常影响记忆、睡眠或导致意识模糊和昏迷。

【分析要点】

根据出血部位分为脑内和脑外血肿,后者又分为硬膜外及硬膜下血肿。

1. 硬膜外血肿　表现为颅骨内板下方梭形均匀高密度影,常有轻度占位表现。两周后,血肿内红细胞及蛋白质逐渐被分解和吸收,其密度也相应下降为等密度或低密度。硬膜外血肿常伴发局部骨折及头皮下血肿。

2. 硬膜下血肿　表现为颅骨内板下方新月状,薄层广泛均匀高密度区。由于血肿体积大并以外周包绕和压迫大脑半球,压迫脑室,中线结构被推向对侧。亚急性期,形状不变,呈等密度,可借助于灰、白质界线与颅骨间距离增宽来确定(表6-2)。

3. 急性脑内血肿　表现为脑内圆形或不整形均匀高密度区,轮廓锐利,周围有脑水肿。如血液流入脑室或蛛网膜下腔,则积血处呈高密度影。CT 对诊断多发与复合血肿较为可靠。

表6-2　硬膜下与硬膜外血肿鉴别

	范围	边缘	骨折	跨颅缝	形态	脑挫伤	作用点
硬膜外	小	光滑	多	极少	梭形	少	同侧
硬膜下	大	波浪	少	常见	新月形	多	同、对侧

【考试举例】 图 6-44

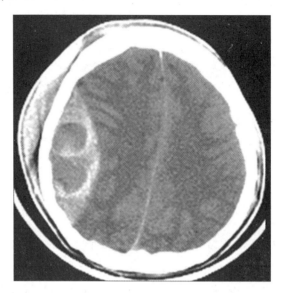

图 6-44 考试例图

患者男性,45 岁,头部外伤 2 天,X 线诊断为

A. 硬膜外血肿
B. 硬膜下血肿
C. 缺血性脑梗
D. 脑挫裂伤
E. 脑出血

【课后作业】

收集颅脑病变 CT 片并对比。

二、脑出血

【任务目标】

会脑出血的 CT 分析方法,能根据简要病史及 CT 片对脑出血病例进行诊断。

【相关知识】

脑出血是指原发性非外伤性脑实质内的出血,也称自发性脑出血,表现为失语、偏瘫,重者意识不清,半数以上患者伴有头痛、呕吐。

【分析要点】

急性期血肿:表现典型高密度影、边界清楚、密度均匀,伴水肿及占位效应。

吸收期血肿:表现边缘始变模糊、密度下降,向心性密度减低,CECT 原血肿边缘处(富含毛细血管的肉芽组织增生、缺乏血-脑脊液屏障)出现环形强化。

囊变期:出血 >2 月,表现为脑脊液样密度囊腔。

【考试举例】 图 6-45

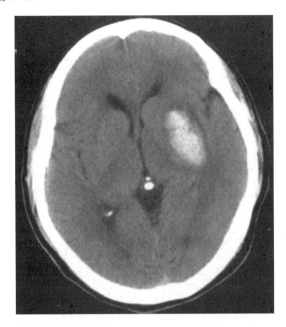

图 6-45 考试例图

患者男性,72 岁,昏迷 3 小时,X 线诊断为

A. 硬膜外血肿
B. 脑出血
C. 缺血性脑梗
D. 脑挫裂伤
E. 硬膜下血肿

【课后作业】

收集颅脑病变 CT 片并对比。

三、脑梗死

【任务目标】

会脑梗死的 CT 分析方法,能根据简要病史及 CT 片对脑梗死病例进行诊断。

【相关知识】

脑梗死是指由于脑供血障碍引起脑组织缺血、缺氧而发生坏死、软化形成梗死的脑血管疾病。临床上最常见的类型有脑血栓形成和脑栓塞。

【分析要点】

1. 缺血性脑梗死 较常见,系供养区缺血、缺氧致脑组织坏死。发病 24 小时内 CT 可无阳性发现;1 ~ 2 周内由于缺血性脑水肿,累及皮质和髓质,多为楔形轻度低密度区,水肿范围大时可有占位征象;2 ~ 3 周病灶变为等密度,与脑水肿消失和巨噬细胞反应有关;4 ~ 6 周病灶发生液化和瘢痕形成,呈边缘锐利的低密度区,邻近脑室发生牵拉扩大,脑皮层沟增宽,甚至中线结构移向患侧。

2. 腔隙性脑梗死 因小的终末动脉闭塞,好发于基底节区和脑干,表现为直径小于 1.0cm 的边缘清楚的低密度灶。

3. 出血性脑梗死 因抗凝治疗后血栓碎裂变小,向远侧游动并再度发生栓塞,已坏死的血管因血液再通,动脉压增高致血管破裂而出血。好发皮层和基底节区。表现为大片低密度区内出现点片状高密度影。

【考试举例】 图 6-46

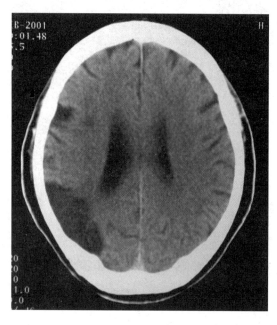

图 6-46 考试例图

患者女性,67 岁,语言不清伴右侧肢体无力 3 天,X 线诊断为

A. 硬膜外血肿   B. 脑出血

C. 缺血性脑梗   D. 脑挫裂伤

E. 蛛网膜下腔出血

【课后作业】

收集颅脑病变 CT 片并对比。

(许 轲)

参 考 文 献

［1］葛均波,徐永健.内科学.第 8 版.北京:人民卫生出版社,2013.

［2］陈文彬,潘祥林.诊断学.第 8 版.北京:人民卫生出版社,2013.

［3］梁振华.农村医学专业实践技能实训.西安:第四军医大学出版,2012.

［4］陈孝平,汪建平.外科学.第 8 版.北京:人民卫生出版社,2013.

［5］白人驹,张雪林.影像诊断学.第 3 版.北京:人民卫生出版社,2011.

［6］卫生部医师资格考试委员会.医师资格考试大纲(临床执业助理医师).北京:人民卫生出版社,2013.

［7］陈红.中国医学生临床技能操作指南.第 2 版.北京:人民卫生出版社,2014.